Elogios a *O Espectro da Inflamação*

"Will Cole é um dos profissionais de saúde mais curiosos e compassivos com os quais trabalhamos na Goop. Em *O Espectro da Inflamação*, ele compartilha suas técnicas úteis e simples de aplicar, além de sua perspectiva convincente e empoderadora de recuperar e otimizar sua saúde."

— GWYNETH PALTROW, fundadora da Goop e autora de *The Clean Plate*, best-seller do *New York Times*

"O Dr. Cole fez um excelente trabalho destacando o papel da inflamação como um elemento essencial em um amplo espectro de nossos problemas de saúde mais difundidos e persistentes. Focar a inflamação crônica e as modificações no estilo de vida capazes de facilitar a desinflamação é fundamental para recuperar e preservar a saúde, e esses objetivos são maravilhosamente alcançados em *O Espectro da Inflamação*."

— DAVID PERLMUTTER, MD, FACN, autor de *Amigos da Mente: Nutrientes e bactérias que vão curar e proteger seu cérebro*, best-seller do *New York Times*

"*O Espectro da Inflamação* é o livro de que todos nós estávamos precisando. Assim como fez com *Ketotarian*, Dr. Will Cole nos impressionou novamente, trazendo uma nova perspectiva sobre a inflamação com uma solução inovadora. Com este livro, você não apenas aprenderá como a inflamação afeta sua saúde, mas também descobrirá os alimentos específicos que seu corpo ama e odeia, para começar a curar seus problemas de saúde — sem suposições."

— ALEJANDRO JUNGER, MD, autor de *Clean Gut* e *Clean Eats*, best-seller do *New York Times*

"*O Espectro da Inflamação* é para quem está cansado de dietas da moda. Meu colega, Dr. Will Cole, usou seus anos de experiência em medicina funcional para elaborar, de maneira brilhante, um plano que qualquer um pode usar para se sentir e se apresentar em sua melhor forma. Alcance a liberdade alimentar descobrindo, finalmente, quais alimentos são realmente ideais para o seu corpo e como isso pode se manifestar em um bem-estar sustentável ao longo da vida."

— MARK HYMAN, MD, diretor da Cleveland Clinic Center for Functional Medicine e autor de F

"A inflamação é um tópico muito popular no mundo do bem-estar, e *O Espectro da Inflamação* finalmente nos fornece as respostas para todas as nossas perguntas. Dr. Will Cole explica como a inflamação existe em um continuum e mostra como descobrir onde você está nesse espectro. Se já ficou confuso com sua saúde, este é o livro a ser lido para começar a fazer mudanças positivas naturalmente, por meio de alimentos medicinais deliciosos."

— JOSH AXE, DNM, DC, CNS, autor dos best-sellers *Keto Diet* e *Eat Dirt*

"Dr. Will Cole é um especialista confiável sobre tudo que diz respeito à medicina funcional para os problemas de saúde de meus clientes. *O Espectro da Inflamação* facilita a identificação de quais alimentos funcionam melhor para o seu corpo. Ele dá um passo além, fornecendo as ferramentas para aplicar esse conhecimento à sua vida de uma maneira muito prática, descobrindo quais alimentos o seu corpo adora. É isso que significa comer com prazer."

— KELLY LEVEQUE, nutricionista de celebridades e autora de *Body Love*

"A inflamação é a raiz de todo mal quando se trata de saúde. É um problema sério com o qual muitos de nós convive sem nem saber! Com *O Espectro da Inflamação* do Dr. Will Cole, finalmente há um programa e um protocolo para nos colocar no caminho do combate à inflamação e alcançar melhores níveis de saúde e felicidade."

— JASON WACHOB, fundador e co-CEO da MindBodyGreen, e autor de *Wellth*

"Se você pudesse resumir o que está na raiz de todas as doenças da civilização, sem dúvida, chegaria à inflamação. Em *O Espectro da Inflamação*, Dr. Will Cole oferece sua inestimável sabedoria clínica sobre como se alimentar para manter os processos inflamatórios sob controle. Este livro o ajudará a aplacar a inflamação que o mantém gordo e doente, com uma dieta cetogênica baseada em alimentos integrais feita sob medida para você."

— JIMMY MOORE, autor do best-seller de *Keto Clarity* e
coautor de *The Complete Guide to Fasting*

"Médicos como Will Cole são a grande promessa — e o futuro — da medicina preventiva. Em sua clínica, Dr. Cole oferece atendimento altamente individualizado e intuitivo, que leva o paciente para um espectro de bem-estar

— com o objetivo de mantê-lo com sua vitalidade máxima. No mundo altamente estressante de hoje, em que doenças autoimunes são muito comuns entre as mulheres, ele traz um foco muito necessário para interromper as doenças crônicas antes que elas ocorram."

—ELISE LOEHNEN, diretora de conteúdo da Goop

"Finalmente! *Todas* as perguntas inteligentes que você *deseja* que seu médico faça! Meu prezado colega, Dr. Will Cole, é certeiro com *O Espectro da Inflamação*. Como especialista em saúde intestinal, sei que a raiz da maioria das inflamações crônicas é o intestino, e sei como as prescrições individualizadas e personalizadas para a saúde por meio de dieta, receitas e planos de refeições podem mudar vidas. O livro do Dr. Cole apresenta testes baseados na medicina funcional que podem ajudar todos a descobrir seu perfil único de inflamação e saúde."

— VINCENT PEDRE, MD, autor do best-seller *Happy Gut*

"Em *O Espectro da Inflamação*, Dr. Will Cole explica eloquentemente a causa principal dos problemas de saúde e oferece um plano divertido e inovador para começar a diminuir a inflamação e recuperar o bem-estar ideal."

— TERRY WAHLS, MD, IFMCP, autor de *The Wahls Protocol*

"Mais uma vez, meu amigo Dr. Will Cole criou um meio de educar a respeito de um tópico que é extremamente controlável, mas muitas vezes negligenciado. Como um chef dedicado a mudar o mundo a partir da comida, estou animado para que você aproveite a educação épica encontrada nas próximas páginas."

— DAN CHURCHILL, autor de *DudeFood*

"Em *O Espectro da Inflamação*, meu amigo Dr. Will Cole traz o amor e a graça de volta ao bem-estar. Abolindo o dogma da dieta, Will nos ensina a descobrir quais alimentos nos fazem sentir em nosso melhor."

— KELLY RUTHERFORD, atriz

"Dr. Will Cole faz um trabalho incrível ao nos mostrar como a inflamação desempenha um papel vital em nossa saúde. Ele explica brilhantemente a raiz dos problemas crônicos de saúde e oferece esperança e maneiras práticas e inovadoras de superar a inflamação e recuperar uma saúde restaurada para uma vida próspera."

— DHRU PUROHIT, apresentador do *The Broken Brain*

—O ESPECTRO— DA INFLAMAÇÃO

Descubra seus gatilhos alimentares
e restaure seu corpo

— O ESPECTRO —
DA INFLAMAÇÃO

DR. WILL COLE
com **Eve Adamson**

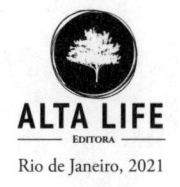

ALTA LIFE
EDITORA
Rio de Janeiro, 2021

Produção Editorial	**Produtores Editoriais**	**Coordenação de Eventos**	**Editor de Aquisição**
Editora Alta Books	Illysabelle Trajano	Viviane Paiva	José Rugeri
	Thiê Alves	eventos@altabooks.com.br	j.rugeri@altabooks.com.br
Gerência Editorial			
Anderson Vieira	**Assistente Editorial**	**Assistente Comercial**	**Equipe de Marketing**
	Maria de Lourdes Borges	Filipe Amorim	Livia Carvalho
Gerência Comercial		vendas.corporativas@altabooks.com.br	Gabriela Carvalho
Daniele Fonseca			marketing@altabooks.com.br

Equipe Editorial	**Equipe de Design**	**Equipe Comercial**	
Ian Verçosa	Larissa Lima	Daiana Costa	
Luana Goulart	Marcelli Ferreira	Daniel Leal	
Raquel Porto	Paulo Gomes	Kaique Luiz	
Rodrigo Ramos		Tairone Oliveira	
Thales Silva		Vanessa Leite	

Tradução	**Revisão Gramatical**	**Diagramação**	**Capa**
Daniel Edgardo	Thaís Pol	Joyce Matos	Marcelli Ferreira
	Wendy Campos		
Copidesque			
Edite Siegert			

Publique seu livro com a Alta Books. Para mais informações envie um e-mail para autoria@altabooks.com.br

Obra disponível para venda corporativa e/ou personalizada. Para mais informações, fale com projetos@altabooks.com.br

Erratas e arquivos de apoio: No site da editora relatamos, com a devida correção, qualquer erro encontrado em nossos livros, bem como disponibilizamos arquivos de apoio se aplicáveis à obra em questão.

Acesse o site **www.altabooks.com.br** e procure pelo título do livro desejado para ter acesso às erratas, aos arquivos de apoio e/ou a outros conteúdos aplicáveis à obra.

Suporte Técnico: A obra é comercializada na forma em que está, sem direito a suporte técnico ou orientação pessoal/exclusiva ao leitor.

A editora não se responsabiliza pela manutenção, atualização e idioma dos sites referidos pelos autores nesta obra.

Ouvidoria: ouvidoria@altabooks.com.br

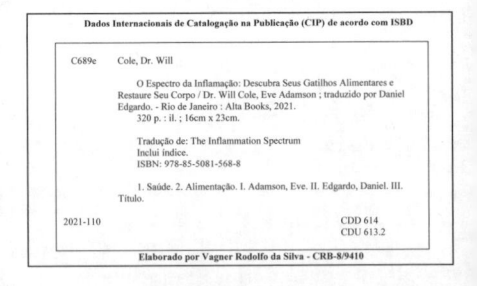

Dados Internacionais de Catalogação na Publicação (CIP) de acordo com ISBD

C689e   Cole, Dr. Will

     O Espectro da Inflamação: Descubra Seus Gatilhos Alimentares e Restaure Seu Corpo / Dr. Will Cole, Eve Adamson ; traduzido por Daniel Edgardo. - Rio de Janeiro : Alta Books, 2021.
     320 p. : il. ; 16cm x 23cm.

     Tradução de: The Inflammation Spectrum
     Inclui índice.
     ISBN: 978-85-5081-568-8

     1. Saúde. 2. Alimentação. I. Adamson, Eve. II. Edgardo, Daniel. III. Título.

2021-110   CDD 614
                     CDU 613.2

Elaborado por Vagner Rodolfo da Silva - CRB-8/9410

Rua Viúva Cláudio, 291 — Bairro Industrial do Jacaré
CEP: 20.970-031 — Rio de Janeiro (RJ)
Tels.: (21) 3278-8069 / 3278-8419
www.altabooks.com.br — altabooks@altabooks.com.br
www.facebook.com/altabooks — www.instagram.com/altabooks

ALTA BOOKS EDITORA

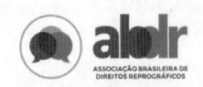 ASSOCIAÇÃO BRASILEIRA DE DIREITOS REPROGRÁFICOS

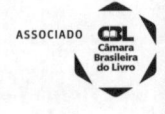 ASSOCIADO CBL — Câmara Brasileira do Livro

Para Amber, Solomon e Shiloh:

Quando olho para vocês, vejo o coração de Deus — amor, graça e aceitação incondicionais. Que essas qualidades permeiem as páginas deste livro.

SUMÁRIO

AGRADECIMENTOS

Amber, Solomon e Shiloh: minha família. Eu amo vocês. Os três são meu coração fora do meu corpo. A cada respiração, sou de vocês.

Minha equipe: Andrea, Ashley, Yvette, Emily e Janice. Vocês são parte da minha família e são meus amigos mais próximos. Obrigado pela incansável devoção e paixão pelos pacientes com quem tanto nos preocupamos.

Meus pacientes: obrigado por me deixarem fazer parte de sua jornada sagrada pelo bem-estar. Eu não assumo essa responsabilidade levianamente. Servi-los é uma honra.

Heather, Megan, Marian, Michael e todos da Avery e Waterbury: vocês são a melhor equipe com a qual eu poderia ter sonhado. Muito obrigado por acreditarem em mim e por tornarem este livro realidade.

Eve: este livro foi nosso trabalho de amor. Obrigado por seguir essa jornada comigo.

Jason, Colleen e minha família da MindBodyGreen: obrigado por tudo que vocês fizeram por mim. Por me darem uma voz e um lar ao longo dos anos. Sou eternamente grato.

Elise, Gwyneth, Kiki e minha família da Goop: sou imensamente grato por vocês. Obrigado por me darem a chance de compartilhar meu coração com o mundo.

Dr. Terry Wahls, Dr. Alejandro Junger, Dr. Josh Axe e Melissa Hartwig: obrigado por serem meus heróis, mentores e amigos neste espaço de bem-estar e alimentação.

Lee, Jason, Ed e minha família da Amplify: obrigado por serem meus professores, amigos e comunidade.

Finalmente, obrigado a todos no mundo da medicina funcional e do bem-estar: vocês transformam o mundo.

SOBRE O AUTOR

Dr. Will Cole, quiroprata, certificado pelo Institute for Functional Medicine's Certification Program, é um dos principais especialistas em medicina funcional e formou-se na Southern California University of Health Sciences. Possui extensa educação e treinamento pós--doutoral em medicina funcional e nutrição clínica. Dr. Cole consulta pessoas em todo o mundo via webcam em www.drwillcole.com [conteúdo em inglês] e, presencialmente, em Pittsburgh, Pensilvânia. Ele é especialista em investigação clínica de fatores subjacentes a doenças crônicas e em personalizar programas de saúde para problemas de tireoide, doenças autoimunes, disfunções hormonais, distúrbios digestivos e problemas neurológicos.

Foi nomeado um dos cinquenta melhores médicos funcionais e integrativos do país. Um convidado carismático e popular da TV, frequentemente chamado para oferecer conselhos sobre questões de saúde, Dr. Cole é um palestrante nacional em temas de medicina funcional, especialista em saúde e instrutor de cursos no MindBodyGreen e Goop, dois dos maiores sites de bem-estar do mundo, para os quais escreveu centenas de artigos e conduziu videoaulas populares. Ele também escreveu e foi destaque em artigos populares da *Vogue, Bustle* e *Reader's Digest*.

Também recebeu treinamento extensivo em ciências biológicas — anatomia, fisiologia, fisiopatologia, epidemiologia, histologia, química do sangue, neurologia e farmacologia —, bem como em diagnóstico médico convencional, nutrição clínica, botânica médica e orientação de estilo de vida. Ele está empenhado em encontrar a raiz dos problemas, em vez de tratar os sintomas com medicamentos. Seu foco é promover a saúde e o funcionamento ideal por meio de métodos naturais e não invasivos, como terapia nutricional, ervas, suplementos, técnicas de controle do estresse e mudanças no estilo de vida.

TERMINOLOGIAS

CORE4: a palavra Core remete a básico, fundamental ou nuclear. O número 4 está associado à duração de quatro semanas desta fase de eliminação. São as 4 semanas base do processo.

Os termos fazem um trocadilho com as palavras em inglês e a pronúncia do número oito (eight). O oito marca a duração de oito semanas necessárias para os processos:

- ELIMIN8 — *eliminate* (eliminar)
- ANTICIP8 — *antecipate* (antecipar)
- INVESTIG8 — *investigate* (investigar)
- INCORPOR8 — *incorporate* (incorporar)
- INITI8 — *initiate* (iniciar)
- DEDIC8 — *dedicate* (dedicar)
- REINTEGR8 — *reintegrate* (reintegrar)
- CRE8 — *create* (criar)

INTRODUÇÃO

Seu corpo está vivo graças a uma bioquímica incrível. Ao mesmo tempo em que uma vasta extensão de 96.500km de vasos sanguíneos percorre seu corpo, ele está produzindo 25 milhões de novas células a cada segundo. Existem conexões mais intricadas em seu cérebro do que estrelas na galáxia. Na verdade, os trilhões de células variadas em seu corpo foram formados a partir do mesmo carbono, nitrogênio e oxigênio de estrelas que brilharam bilhões de anos atrás. Em outras palavras, você é literalmente feito de poeira estelar. Embora esses trilhões de células tenham seu objetivo único, também têm uma coisa em comum: elas existem para que você possa prosperar. Você é assim tão intrincado e profundamente especial. Por eras, ao longo do tempo e da existência humana, ninguém — nem uma única pessoa — jamais teve a sua confluência ímpar de genes, bioquímica e beleza, até você surgir.

Para cada um de nós, todo alimento que ingerimos instrui nossa bioquímica. Toda refeição, cada porção de alimento que ingerimos, influencia constante e dinamicamente como nos sentimos. Mas como mais ninguém é você, não existem regras rígidas que revelem uma lista universal de alimentos bons e ruins. Os alimentos que funcionam bem para uma pessoa podem não ser adequados para você e sua bioquímica ímpar. Este livro é feito para você. É o seu guia pessoal para descobrir quais alimentos o *seu corpo* ama, odeia e precisa para se sentir bem.

Como praticante de medicina funcional, sou especializado em ajudar as pessoas a aprender a linguagem de seus corpos, para que possam descobrir exatamente o que estão fazendo (ou não) ao longo de cada dia que pode estar ajudando ou prejudicando sua bioquímica ímpar. Ajudei milhares de pacientes a perder peso e recuperar a vitalidade, ensinando-os a explorar sua própria sabedoria interna. Quais alimentos causam inflamação e quais alimentos são nutritivos e benéficos para você? Seu corpo sabe. Sua dieta deve ser exclusiva, mas como saber quais são os alimentos certos para o seu organismo? Como aprender a ouvir o que seu corpo está dizendo para que possa nutri-lo e prosperar?

Quais alimentos causam inflamação e quais alimentos são nutritivos e benéficos para você?

A ERA DA INFLAMAÇÃO

Descobrir sua dieta exclusiva é importante para otimizar a saúde, mas há uma razão ainda mais importante para modificar os hábitos alimentares e de estilo de vida que não lhe servem. Há uma tempestade se formando. As nuvens estão se acumulando no horizonte e vindo em nossa direção. É a tempestade da inflamação. Os sinais já estão diante de nós. Assustadores 60% dos adultos norte-americanos têm uma doença crônica e 40% têm duas ou mais.[1] Hoje, a cada 40 segundos alguém sofre um infarto,[2] o câncer é a segunda principal causa de morte no mundo,[3] 50 milhões de norte-americanos têm uma doença autoimune[4] e quase metade da população dos Estados Unidos tem pré-diabetes ou diabetes.[5]

Os problemas de saúde mental também estão aumentando. Cerca de 20% dos adultos têm um distúrbio mental diagnosticável.[6] A depressão é, hoje, a principal causa de incapacidade em todo o mundo. Cerca de uma em cada cinco crianças norte-americanas de 3 a 17 anos (cerca de 15 milhões de crianças) tem um distúrbio mental, emocional ou comportamental diagnosticável. A depressão grave está piorando, especialmente entre os adolescentes, com a taxa de suicídio entre as meninas atingindo seu ponto mais alto em quarenta anos.[7] A ansiedade afeta mais de 40 milhões de norte-americanos, e a doença de Alzheimer é a sexta principal causa de morte nos Estados Unidos. Desde 1979, as mortes por doenças mentais aumentaram 66% nos homens e 92% nas mulheres.[8] Uma em cada 59 crianças está agora no espectro do autismo.[9]

Por que isso está acontecendo? Há um ponto em comum por trás de todos esses diferentes problemas de saúde — um elo entre todas essas atrocidades. Cada um desses problemas de saúde é de natureza inflamatória. Infelizmente, esta é a era da inflamação.

Qual é a principal e, muitas vezes, a única opção dada pela medicina tradicional para esses problemas de saúde inflamatórios crônicos? Medicamentos farmacêuticos.

> **Esta é a era da inflamação.**

Um número impressionante de 81% de nós toma pelo menos um medicamento por dia. Mas todas essas "soluções" farmacêuticas estão realmente ajudando?

Os Estados Unidos gastam mais dinheiro do que qualquer outro país em assistência médica,[10] no entanto, a expectativa de vida é menor, a obesidade é mais generalizada e a taxa de mortalidade materna e infantil é maior do que em qualquer outra nação industrializada do mundo. Na verdade, diz-se, hoje, que os medicamentos prescritos matam mais pessoas do que heroína e cocaína juntas.[11] Certamente algumas pessoas estão vivas por causa de medicamentos, e a medicina moderna nos trouxe avanços surpreendentes no atendimento de emergência. Mas quem pode examinar essas estatísticas e concluir que a abordagem convencional para os problemas de saúde crônicos é eficaz ou sustentável?

Mas por que temos que escolher entre a medicina moderna e ficar saudável? Há um tempo e um lugar para a medicina convencional que salva vidas. Para cada decisão de saúde que tomamos, acredito que devemos perguntar: "Qual é a opção mais eficaz para mim que causa menos efeitos colaterais?" Para alguns, os medicamentos se encaixam nesse critério, mas para muitos outros, não. Os medicamentos não são a opção mais eficaz para muitas pessoas com muitos tipos diferentes de problemas de saúde, embora sejam frequentemente a única opção que a medicina convencional tem a oferecer. E a maioria dos medicamentos farmacêuticos modernos tem uma longa lista de possíveis efeitos colaterais (você já leu uma bula de remédio). Como podemos chamar esse sistema moderno de *assistência à saúde*? Atualmente, há pouca *assistência* ou *saúde* na medicina convencional. "Gerenciamento de doenças" ou "assistência à doença" seria uma descrição melhor.

Os pacientes vêm me ver ou me consultam online do mundo todo por várias razões, mas uma das mais comuns é que a medicina convencional não forneceu soluções ou alívio para seus problemas crônicos de saúde. Esses problemas de saúde podem variar bastante, mas o que vejo com mais frequência são casos de dificuldade digestiva, doenças autoimunes, desequilíbrios hormonais, ansiedade ou depressão persistente, resistência à perda de peso e fadiga constante. Meus pacientes desejam resolver a causa de um problema, em vez de apenas mascará--lo com produtos farmacêuticos que geralmente têm efeitos colaterais tão ruins quanto (ou piores que) os sintomas que devem aliviar.

Quando os pacientes vêm me ver, converso e os ouço bastante. Dou a eles vários questionários (que adaptei para este livro) para realmente investigar onde seus sintomas estão enraizados e onde eles são mais vulneráveis à inflamação. Então, diferentemente dos médicos convencionais, que são ensinados a seguir um modelo de combinar sintomas a um diagnóstico e um medicamento correspondente, eu trabalho com meus pacientes para descobrir as facetas subjacentes de seus problemas de saúde crônicos. Não estou interessado apenas em "Como parar os sintomas?", mas sim em "Como encontramos e corrigimos a causa principal dos sintomas para que eles desapareçam por conta própria?" Para mim, essa é uma abordagem mais sensata e direta, porque, no fim das contas, quem acaba tendo problemas de saúde decorrentes da deficiência farmacêutica?

Essa é uma diferença importante, até crítica, entre a maneira como pratico a medicina funcional (falarei mais sobre isso em breve) e a maneira como os médicos treinados de modo convencional a praticam. Você provavelmente já ouviu a citação de Hipócrates: "Deixe o alimento ser teu remédio e o remédio ser teu alimento". O quanto nos desviamos do caminho quando as palavras do pai da medicina moderna são consideradas radicais e ameaçadoras para a medicina convencional? Na medicina convencional, o alimento é uma consideração posterior, se é que chega a ser contemplado.

Mas o alimento não deve ser uma consideração posterior. Ele é um remédio poderoso. O problema é que é improvável que você obtenha muitas informações sobre esse tipo de "prescrição" do seu médico treinado no modelo convencional. Hoje, nas faculdades de medicina dos EUA, os alunos recebem, em média, apenas cerca de dezenove horas de educação nutricional nos quatro anos de estudo,[12] e apenas 29% das faculdades de medicina dos EUA oferecem aos estudantes as 25 horas recomendadas de educação nutricional.[13] Um estudo do *International Journal of Adolescent Medicine and Health* avaliou o conhecimento básico em nutrição e saúde de graduados em faculdades de medicina que ingressam em um programa de residência em pediatria e descobriu que eles eram capazes de responder corretamente uma média de apenas 52% das dezoito perguntas. Em suma, a maioria dos médicos seria reprovada em um exame básico de nutrição, porque simplesmente não detêm o treinamento necessário nesse campo.[14]

É irônico que a nutrição tenha tão baixa prioridade para a medicina convencional, uma vez que 80% das doenças crônicas mais comuns (doenças cardíacas, câncer, autoimunes, diabetes) são quase sempre evitáveis e reversíveis com escolhas de estilo de vida.[15] Se quase todos os problemas crônicos de saúde que enfrentamos no mundo hoje são evitáveis, reversíveis, improváveis, gerenciáveis ou superáveis naturalmente, por que nos contentaríamos com menos? Só porque algo é comum não significa que seja normal. Problemas inflamatórios crônicos de saúde e uma lista crescente de prescrições certamente são onipresentes, mas definitivamente *não* são normais.

MEDICINA FUNCIONAL: O FUTURO DO CUIDADO COM A SAÚDE

A medicina funcional é um modo emergente de assistência à saúde que difere da medicina convencional. Os profissionais de medicina funcional consideram a medicina de alimentos e o estilo de vida os principais modos de restauração da saúde, em vez de priorizar a intervenção farmacêutica como a primeira (e às vezes única) opção para o gerenciamento de doenças crônicas. Por esse motivo, aqueles entre nós com experiência nesse método de assistência médica têm treinamento extensivo nos poderosos efeitos da alimentação e do estilo de vida. Não temos problemas com medicamentos quando necessário, mas o foco está no quadro geral da vida de um paciente, porque sabemos que o que você come e como vive influencia diretamente sua saúde e seu bem-estar. Como os médicos convencionais normalmente não têm o treinamento para orientar as pessoas nas mudanças de estilo de vida, as pessoas que dependem deles para obter ajuda (em especial aquelas cujos sintomas não se encaixam no modelo padrão) geralmente não ganham nada além de problemas de saúde não resolvidos e uma lista crescente de medicamentos prescritos e seus efeitos colaterais. A medicina funcional oferece outra maneira, na qual os alimentos exercem o papel principal.

Um dos métodos mais poderosos que ensino aos meus pacientes para começar a controlar sua saúde e chegar à raiz de seus problemas é como usar as refeições como remédio. Começamos por aí, quase sempre, porque, a cada porção de alimento que você ingere, está promovendo ou prejudicando sua saúde. Toda refeição é uma oportunidade para fomentar ou atrapalhar o bem-estar — para avançar no espectro em direção a aumentar a inflamação ou a acalmá-la e melhorar os sintomas e a saúde geral. Não há alimentos neutros, algo como a Suíça dos gêneros alimentícios.

Mas aqui está a parte complicada: os alimentos que o aproximam ou afastam da saúde podem ser completamente diferentes dos alimentos que fazem isso para outra pessoa qualquer. Estamos todos em algum lugar do espectro, com base no grau de inflamação que temos em nossos organismos — mas o que nos move em uma direção ou outra é tudo menos universal. A razão pela qual pratico medicina funcional é que ela coloca a individualidade em primeiro lugar. Os profissionais de medicina funcional entendem que nenhuma dieta ou receita funcionará para todos — mesmo para aqueles com os mesmos sintomas — porque muitos outros fatores influenciam a maneira como os sintomas se apresentam e qualquer sintoma pode ter muitas causas possíveis.

Mas como saber quais alimentos escolher? Como você sabe quais alimentos e hábitos de estilo de vida estão melhorando sua saúde e quais podem piorar seus sintomas, contribuindo para sua resistência à perda de peso, drenando sua energia ou causando dor? A verdade é que existe apenas uma maneira comprovada de fazer isso, inquestionável e sem comparação: fazendo uma dieta de eliminação.

Não há alimentos neutros.

O PODER E A FINALIDADE DE UMA DIETA DE ELIMINAÇÃO

Até o momento, nenhum teste de laboratório é capaz de detectar de maneira confiável e consistente suas intolerâncias e sensibilidades alimentares. Nenhum teste de laboratório pode lhe dizer definitivamente que este ou aquele alimento causará sintomas para você da mesma forma que os resultados comprovados obtidos com uma dieta de eliminação cuidadosamente planejada e executada. Uma dieta de eliminação pode identificar com precisão os alimentos que são inflamatórios para determinado indivíduo. No entanto, o problema com a maioria das dietas de eliminação — que médicos e nutricionistas usam há décadas — é que elas são chatas, genéricas e insustentáveis, mesmo durante o breve período pelo qual são prescritas. E uma dieta de eliminação correta deve ser superior a uma semana. Você pode acabar se sentindo como se estivesse em uma prisão alimentar!

Mas não precisa ser assim.

A dieta de eliminação que prescrevo aos meus pacientes é diferente. Sei, por anos de experiência, que nem todo mundo é sensível ou reativo a tudo, e de fato as pessoas com certos sintomas têm maior probabilidade de serem intolerantes a certos tipos de alimento, além de se beneficiarem de certos tipos de alimentos medicinais. Conhecer e agir de acordo com essa verdade pode tornar a prática de uma dieta de eliminação mais personalizada, sustentável e interessante.

O novo plano de dieta de eliminação que você encontrará neste livro foi projetado para ser personalizado, em vez de baseado em alguma ideia genérica de uma pessoa não saudável. Ele leva em consideração os sintomas mais incômodos e as maiores preocupações, e adiciona recomendações personalizadas com base no seu perfil único de sintomas. Ele também vai um passo além, incluindo não apenas alimentos, mas hábitos de estilo de vida a serem adicionados e eliminados, a fim de melhorar a saúde em todos os aspectos, além da alimentação. Minha dieta de eliminação é direcionada especificamente para você — não importa quem é você, onde mora ou o que gosta de comer e fazer. É mais divertida, interessante e mais provável de mantê-lo envolvido no processo, porque a verdade é que uma dieta de eliminação não lhe ajudará muito se não segui-la até o fim.

Os questionários e testes que preparei para você neste livro o ajudarão a definir suas áreas de preocupação; e as ferramentas, dicas e informações especiais permitirão que encontre seu próprio caminho para a boa saúde. Neste livro você encontrará:

- Informações valiosas sobre onde você está no espectro da inflamação, o que determinará qual dos dois programas de eliminação deve seguir.

- Alimentos e terapias medicinais personalizados para lidar com os sintomas em sua origem, bem organizados em sua caixa de ferramentas personalizada.

- Orientação passo a passo durante o processo para que nunca tenha dúvidas sobre o que fazer.

- Instruções para criar uma lista de vida personalizada com os alimentos mais nutritivos e benéficos para você.

- Acima de tudo, um novo nível de conhecimento de seu corpo e perspectiva sobre como viver bem daqui em diante, tudo totalmente personalizado de acordo com suas necessidades, objetivos, desejos e sonhos.

Você nunca experimentou algo assim em um livro antes.

Embora acredite que existam alguns alimentos que não são bons para ninguém (eu não recomendaria junk food cheio de aditivos como xarope de milho com alto teor de frutose ou alimentos que contenham gordura trans para ninguém, por exemplo), dentro do mundo dos alimentos integrais e reais, a melhor dieta para você realmente está relacionada à sua bioquímica singular, genética, preferências pessoais e equilíbrio de microbiomas intestinais. Vi o alimento natural "mais saudável" funcionar maravilhosamente bem para uma pessoa e desencadear inflamação em outra, e o planejamento neste livro é a sua chave para encontrar sua prescrição alimentar pessoal.

Isso significa que você pode finalmente terminar sua busca frustrante pela "dieta perfeita". Não lhe direi que todos devem se tornar veganos ou cetogênicos para serem saudáveis. Nunca farei declarações gerais e abrangentes de que todos deveriam comer apenas vegetais todos os dias ou que todos deveriam ser carnívoros. Embora meu primeiro livro, *Ketotarian* [sem publicação no Brasil], seja um guia de alimentos cetogênicos à base de vegetais, somos todos diferentes, e foi por isso que fiz *Ketotarian* com opções diferentes para cetogênicos veganos, vegetarianos e pescatários. Mesmo dentro do paradigma de ter uma dieta à base de vegetais, cetogênica, ou qualquer outra maneira de alimentação, as escolhas alimentares ideais nessas dietas variam de pessoa para pessoa. Se você gosta de comer de uma certa maneira, tudo bem! Mas os alimentos que, de fato, escolhe exigem um pouco de autoconhecimento, e este livro o ajudará a obter esse conhecimento e agir de acordo com ele.

Essa é a beleza de *O Espectro da Inflamação*. Vou ajudá-lo a descobrir a única maneira de se alimentar certa para *você*. Independentemente de preferir uma dieta à base de vegetais, cetogênica, paleo ou mediterrânea, ou comer o que quiser, poderá alcançar uma saúde melhor e retroceder no espectro da inflamação para um estado de bem-estar radiante, descobrindo quais alimentos funcionam ou não para você, de uma forma agradável, nutritiva, deliciosa e, acima de tudo, factível. Acredito que a comida e o bem-estar devem ser divertidos e mágicos, e tento transmitir isso aos meus pacientes e nos meus livros: *Ketotarian* era a alquimia entre as dietas à base de vegetais e as dietas cetogênicas. *O Espectro da Inflamação* é a transmutação da confusão em liberdade alimentar.

Nós, na medicina funcional, sabemos que a saúde é uma força complexa e dinâmica. Alguém que parece adotar uma dieta pobre pode ter uma saúde radiante em decorrência das influências positivas de um estilo de vida de baixo estresse, um grupo social acolhedor e muito exercício. Outra pessoa pode comer como uma estrela pop da saúde, consumindo kombucha e saladas de couve diariamente, mas estar definhando de solidão ou devido ao estresse esmagador que pode desencadear sérios problemas de saúde. Mesmo se limitarmos nosso foco apenas à alimentação, o alimento saudável de uma pessoa pode ser inflamatório para outra — a couve que lhe faz bem pode causar problemas digestivos a outra pessoa, e o chocolate amargo que seu amigo parece apreciar sem consequências, pode lhe causar enxaqueca. Por isso o dogma da dieta é antiquado e não tem espaço aqui.

Em vez disso, nós, da comunidade de medicina funcional, observamos as pessoas no contexto de seu ambiente, para analisar sua dinâmica e avaliar o quadro geral: o que comem, como vivem e como todos os aspectos de sua vida podem impactá-las física, emocional e espiritualmente. Meu objetivo é fazer com que você caminhe ativamente em direção à saúde, ajudando-o a descobrir os alimentos, hábitos de estilo de vida e outras terapias que melhor nutram e atendam às suas necessidades individuais no contexto da sua vida. Essa é a sua abordagem global, e ela começa com análise detalhada de como você vive.

Com seu perfil e processo de eliminação personalizados e reintegração clara e organizada dos alimentos, o programa de *O Espectro da Inflamação* pode ajudar qualquer pessoa a descobrir o que é benéfico ou prejudicial para comer, tomar, experimentar e fazer. Ele põe fim à batalha interna entre as escolhas de estilo de vida e as necessidades de saúde ao responder a pergunta definitiva: "O que *eu* preciso?" Vamos iluminar seu caminho pessoal em direção à saúde.

1

ANTECIP8: COMO A BIOINDIVIDUALIDADE DETERMINA O QUE SEU CORPO AMA E ODEIA

Todos nós temos aproximadamente a mesma forma, os mesmos membros externos e órgãos internos, os mesmos processos básicos que acontecem no interior. Nossos corações batem. Nosso sangue circula por nossas veias e artérias. Nossos músculos se flexionam e se distendem. Nossos ossos nos sustentam. No entanto, as sutis flutuações na bioquímica de cada corpo são singulares em cada indivíduo.

Parte dessa variabilidade tem a ver com genética (o conjunto único de variações em seu DNA) e epigenética (como seu estilo de vida e ambiente influenciam a expressão de seus genes). Parte disso tem a ver com o equilíbrio e a diversidade das bactérias intestinais, a regulação do sistema imunológico, as flutuações nos seus hormônios e o nível de inflamação em um dado período. De fato, o que causa inflamação em você pode ser completamente diferente do que causa em outra pessoa, e a maneira como a inflamação afeta sua saúde e o funcionamento de seu corpo também é singular.

Todas essas coisas e muitas outras estão interconectadas e se influenciam mutuamente, criando o milagre complexo e em constante mudança que o faz ser exatamente como é. Você é diferente de qualquer outra pessoa, de 1 trilhão de minúsculas maneiras. Tem seus pontos fortes e desafios únicos. Existem fatores cotidianos (alimentos, atividades e pensamentos) que o fazem se sentir bem e outros que o fazem se sentir péssimo. Você, provavelmente, também tem seu próprio conjunto de sintomas — talvez seja propenso a enxaquecas, fadiga, dores nas articulações, erupções cutâneas ou ansiedade. Talvez tenha problemas digestivos, seus hormônios estejam desequilibrados ou tenha problemas para perder peso. Cada uma dessas questões está relacionada à sua saúde e provavelmente é influenciada de várias maneiras, não apenas pela sua genética e microbioma, mas também pelo que come, seu nível de atividade, seu estilo de vida — e até mesmo o que pensa.

Tudo o que você faz aumenta ou diminui sua saúde — e, em muitos casos, isso significa que *tudo* que faz aumenta ou diminui a sua inflamação. Mas o que gera qual efeito em você é algo exclusivamente pessoal. O que o torna mais saudável ou menos não é necessariamente o mesmo que torna outra pessoa mais ou menos saudável. Que belo quebra-cabeça você é!

Esse quebra-cabeça, com suas peças de formato único, é chamado de bioindividualidade. Reconhecer a bioindividualidade é um dos aspectos fundamentais da medicina funcional e, como praticante desta, sei que a bioindividualidade é a fonte mais poderosa de informações sobre você e sua saúde. Vejo a bioindividualidade se manifestando em meus pacientes todos os dias. Quando eles chegam até mim, a maioria já está comendo muito melhor do que a dieta ocidental padrão. Eles já estão bem informados sobre bem-estar e estão em sua jornada pela saúde há algum tempo quando descobrem a medicina funcional. Não importa que dieta estejam seguindo, já consomem principalmente alimentos integrais de verdade. No entanto, apesar de suas intenções saudáveis, todos eles me procuram com algum nível de disfunção de saúde. Parte do motivo é que a dieta que estão ingerindo não está funcionando de maneira ideal *para eles*

A indústria da dieta se baseia na noção de que algumas dietas funcionarão muito bem para algumas pessoas. É por isso que vemos tantos livros, artigos e postagens de blog sobre a próxima "dieta milagrosa", *a única coisa que finalmente gerou resultados.* Mas aquela "única coisa" que alguém descobriu só funcionou porque, por acaso, era certo para aquela pessoa — veio a ser bioindividualmente apropriada *para ela.* Você já prestou atenção às notas de rodapé nesses anúncios de televisão que dizem "resultados não típicos"? Se outras pessoas tentarem replicar esses resultados, provavelmente não terão êxito porque, para elas, essa *coisa única* provavelmente é algo diferente — talvez drasticamente diferente. Talvez seja o oposto exato do que está sendo anunciado. O quebra-cabeça deles contém peças completamente diferentes.

O alimento medicinal de uma pessoa é o problema alimentar de outra. A bioindividualidade é o motivo disso. Se você não conhece suas intolerâncias ou sensibilidades, pode, sem saber, estar consumindo um alimento, talvez até diariamente, que agrava seus sintomas, aumenta sua inflamação ou o impede de perder peso (talvez tudo isso ao mesmo tempo). Você pode acreditar que esse alimento é saudável, mas muitos "alimentos saudáveis" podem causar reações em algumas pessoas. Isso é a bioindividualidade em ação.

> O alimento medicinal de uma pessoa é o problema alimentar de outra.

Alergias, intolerâncias e sensibilidades alimentares: Qual é a diferença?

Nosso mundo passou por uma mudança rápida em um período relativamente curto. Comparados com a extensão total da existência humana, os alimentos que ingerimos agora, a água que bebemos, o solo empobrecido em que cultivamos nossos alimentos e nosso ambiente poluído são todos acontecimentos relativamente novos. Pesquisas investigam essa incompatibilidade entre nosso DNA e o mundo ao nosso redor como o principal fator causador de problemas inflamatórios crônicos de saúde. Cerca de

99% de nossos genes foram formados antes do desenvolvimento da agricultura, aproximadamente 10.000 anos atrás.[1] Por causa dessa incompatibilidade, estamos vendo reações alimentares como nunca vimos antes na história da humanidade.

As reações alimentares podem ocorrer por três razões principais: alergia, intolerância ou sensibilidade. As pessoas geralmente misturam, confundem ou usam indevidamente esses termos, então vamos esclarecer as diferenças.

- **Alergias alimentares:** envolvem o sistema imunológico e têm a resposta mais imediata e potencialmente grave. Os sintomas de uma reação alérgica podem incluir erupções cutâneas, comichão, urticária, inchaço ou mesmo anafilaxia — um inchaço das vias aéreas que pode ser fatal.

O programa personalizado deste livro não é para descobrir esse tipo de reação alimentar com risco de vida. Meu objetivo é ajudá-lo a descobrir se você tem um destes dois tipos de reatividade alimentar, que podem levar à inflamação:

- **Intolerâncias alimentares:** ao contrário das alergias, elas não envolvem o sistema imunológico diretamente. Em vez disso, as intolerâncias acontecem quando seu corpo não consegue digerir certos alimentos (como laticínios) ou quando seu sistema digestivo fica irritado com eles. São geralmente o resultado de deficiências enzimáticas.

- **Sensibilidades alimentares:** são imunomediadas, como alergias, mas as sensibilidades alimentares podem resultar em uma reação mais tardia. Você pode digerir uma pequena quantidade de comida sem problemas, mas, se exagerar ou ingeri-la todos os dias, pode aumentar gradualmente sua inflamação a ponto de sua saúde começar a sofrer.

Os sintomas de intolerâncias e sensibilidades alimentares incluem:

- Inchaço
- Enxaquecas
- Coriza
- Confusão mental

- Dores articulares e musculares
- Ansiedade ou depressão
- Fadiga
- Comichão, erupções cutâneas

- Palpitações cardíacas
- Sintomas como os da gripe
- Dor de estômago
- Síndrome do intestino irritável

BIOINDIVIDUALIDADE E ESTILO DE VIDA

A bioindividualidade é uma consideração crucial ao formular uma estratégia dietética, mas se aplica a mais do que apenas alimentos. Ela envolve quase tudo relacionado ao seu modo de vida:

- **Exercício.** Alguns dos meus pacientes prosperam com exercícios vigorosos — para eles, isso não só faz bem para o sistema cardiovascular, mas também melhora o humor e reduz a inflamação. Para outros, exercícios vigorosos causam fadiga e estresse — para essas pessoas, exercícios vigorosos podem ser inflamatórios e elas se saem muito melhor com caminhadas rápidas na natureza, aulas de ioga ou alongamentos suaves.

- **Socializar.** Uma pessoa pode receber uma descarga de endorfinas decorrente de uma vida social intensa. A atividade social pode realmente ser anti-inflamatória para elas. Enquanto, para outras, o excesso de contato social pode ser motivo de estresse, de modo a desencadear inflamações. Elas se sentiriam melhor se pudessem desfrutar de um tempo a sós.

- **Tolerância ao estresse.** Algumas pessoas têm uma alta tolerância ao estresse e até gostam de um dia agitado e desafiador, enquanto outras têm uma baixa tolerância e precisam se conscientizar da necessidade de desacelerar, ter tempo para desconectar e gerenciar os aspectos mais desgastantes da vida.

Sabemos que o estresse é inflamatório, por isso é importante saber o que o estressa.

- **Imunidade.** Algumas pessoas ficam resfriadas com facilidade, enquanto outras raramente adoecem. Isso pode ser devido ao impacto da inflamação na sua imunidade — quanto mais inflamado você estiver, maior a probabilidade de ficar doente.

- **Tolerância ao ambiente.** Algumas pessoas reagem a qualquer contato com poluição, produtos químicos, mofo e fungos, enquanto outras parecem estar imunes. Novamente, para muitos, essas toxinas ambientais podem desencadear uma resposta inflamatória, e aqueles que já têm mais inflamação também podem ser mais sensíveis a essas toxinas.

- **Personalidade.** Copo meio cheio ou meio vazio? Artístico ou lógico? Somos todos diferentes de muitas maneiras, e esse também é um aspecto da bioindividualidade — e está relacionado à inflamação.

A bioindividualidade também é o principal motivo pelo qual uma abordagem de medicina convencional ajuda algumas pessoas, mas não outras, a resolver seus sintomas ou a descobrir a raiz de seus problemas de saúde ou peso. Isso ocorre porque os médicos que praticam medicina convencional são treinados em um sistema orientado a agrupar e categorizar, em vez de se concentrar no indivíduo.

É assim que a medicina convencional diagnostica e trata doenças: quando muitas pessoas diferentes têm o mesmo conjunto geral de sintomas e resultados de exames laboratoriais, sua condição recebe um nome, como hipotireoidismo, artrite reumatoide ou depressão. Esses nomes recebem códigos de diagnóstico, que são um conjunto de números e letras.

Medicamentos são, então, atribuídos a esses códigos de diagnóstico com base em resultados de estudos que demonstram que esses remédios normalizam os exames laboratoriais e diminuem os sintomas em certo percentual de grupos selecionados de pessoas.

Por exemplo, se o medicamento X alivia os sintomas de fadiga em 52% daqueles cujos sintomas correspondem ao hipotireoidismo, esse medicamento pode se tornar padrão para o tratamento do hipotireoidismo.

Mas e as pessoas cujos problemas de saúde não se enquadram em um conjunto predeterminado de sintomas? E os outros 48% das pessoas cujos sintomas não foram aliviados pelo medicamento recomendado? Esse jogo de correspondência medicinal joga com as probabilidades, então tudo que lhe resta é torcer para ser um dos sortudos, mas muitas pessoas não são. Para muitos, não há medicação associada aos seus sintomas, então esses indivíduos são simplesmente mandados para casa sem ajuda. Para outros, o medicamento prescrito não ajuda nos sintomas porque sua causa é diferente da pessoa para quem o medicamento funciona. Ou o medicamento pode aliviar os sintomas, mas também causar efeitos colaterais insuportáveis — às vezes piores que os sintomas originais! E há quem questione se realmente é necessário tomar qualquer medicamento. Querem saber se não existem maneiras mais naturais e mais eficazes de resolver seus sintomas e interromper ou reverter o processo da doença.

Além disso, e se seus sintomas forem vagos e os resultados dos exames laboratoriais forem "normais"? Se seus sintomas se enquadrarem perfeitamente na categoria correta e o medicamento padrão funcionar para gerenciar seus sintomas, ótimo. Mas e se você for uma exceção, com sintomas atípicos ou reações aos medicamentos? Ou se estiver mais interessado em curar sua condição do que em mascarar os sintomas com remédios? Pode ter problemas em obter ajuda usando esse modelo de medicina convencional.

Como pode ver, existem muitas exceções às regras que definem a medicina convencional. Os pacientes que se enquadram nessas exceções são os que mais costumam me procurar quando o sistema médico convencional não funciona para eles. Eles estão no grupo de pessoas que não são ajudadas pelos medicamentos que recebem, ou cujos sintomas desafiam a categorização convencional, ou que simplesmente não estão recebendo a ajuda de que precisam.

Mas o verdadeiro problema não é que os sintomas da pessoa não se encaixam em algum modelo predeterminado. O problema é que o modelo não leva em conta a bioindividualidade. Se reuníssemos cinco pessoas com o mesmo código de diagnóstico da medicina convencional em uma sala, todas sob o mesmo tratamento, e perguntássemos a cada uma como estava indo o tratamento, provavelmente receberíamos cinco respostas diferentes, porque cada uma dessas pessoas têm genética, microbioma e bioquímica diferentes e podem ter razões bastante diferentes para sintomas aparentemente semelhantes. É um quadro complexo. Mas, felizmente, existe um denominador comum.

O ESPECTRO DA INFLAMAÇÃO

Entender a inflamação é um dos aspectos mais importantes para compreender como a bioindividualidade pode ser usada para melhorar *sua saúde*. Quando analisamos com atenção quase todos os problemas de saúde que enfrentamos no mundo hoje — ansiedade, depressão, fadiga, dificuldades digestivas, desequilíbrios hormonais, diabetes, doenças cardíacas ou condições autoimunes —, percebemos que todos são de natureza inflamatória ou têm um componente inflamatório.

Mas a inflamação é insidiosa e começa a se infiltrar no corpo muito antes de essas doenças se tornarem visíveis e diagnosticáveis. Quando um problema de saúde está avançado o bastante para ser oficialmente diagnosticado, em geral a inflamação já causou danos significativos ao corpo. Por exemplo, um diagnóstico de problemas adrenais autoimunes (como a doença de Addison) requer uma destruição de 90% das glândulas suprarrenais.[2] Isso se aplica a muitos outros problemas crônicos — um grande dano precisa ocorrer para que se possa diagnosticar problemas neurológicos inflamatórios, como esclerose múltipla, ou condições inflamatórias do intestino, como a doença celíaca.

Mas o ataque inflamatório que ocorre nessas condições não se desenvolve da noite para o dia; é o evento final da inflamação. Quando alguém é diagnosticado com uma doença autoimune, por exemplo, essa pessoa experimenta uma inflamação autoimune que já dura de quatro a dez anos.[3] O mesmo vale para outras condições inflamatórias crônicas, como diabetes e doenças cardíacas. Você não se torna diabético da noite para o dia. Não manifesta doença cardíaca do nada. A inflamação vem se formando há anos até que o açúcar no sangue em jejum seja alto o suficiente para justificar um diagnóstico, ou até que a pessoa tenha um ataque cardíaco. Todos nós nos encontramos em algum ponto de um espectro de inflamação, que vai de nenhuma inflamação, passa por inflamação leve ou moderada até uma inflamação em um nível capaz de ser diagnosticada e que resultou em uma doença.

Sabendo disso, por que alguém esperaria até chegar ao extremo desse espectro de inflamação para fazer algo a respeito? Não seria muito melhor cuidar da inflamação nos estágios iniciais, quando é muito mais fácil combatê-la?

O foco da minha prática em medicina funcional é abordar as causas e manifestações da inflamação, porque a hora de começar a se preocupar com ela é muito *antes* de ter um problema sério de saúde. Quando você atinge o estágio do diagnóstico, as únicas opções normalmente oferecidas são os remédios. Creio que podemos fazer algo muito melhor. Minha prática e este livro são sobre tomar medidas proativas para combater a inflamação antes que ela leve a algo mais grave.

Mas mesmo que você já esteja no ponto "crítico", ainda há muitas coisas que podem ser feitas para recuperar sua saúde. Os estudos apontam para o que muitos profissionais de medicina funcional vêm dizendo há décadas: o estilo de vida e os alimentos influenciam significativamente o bem-estar ou a falta dele, e eu acrescentaria que o estilo de vida e os alimentos são *os principais métodos* para reduzir a inflamação que leva à doença. Na verdade, estudos estimam que cerca de 77% das reações inflamatórias são determinadas por fatores sobre os quais temos pelo menos algum controle — nossas dietas, nossos níveis de estresse e nossa exposição a poluentes — sendo o restante determinado pela genética.[4] Isso significa que há muito que você pode fazer aqui e agora para diminuir o espectro da inflamação, em vez de avançar em direção a doenças crônicas.

Na minha experiência, a grande maioria de nós possui um poder considerável. Podemos assumir o controle de nossa saúde na forma de intervenções positivas no estilo de vida agora mesmo. Independentemente de essas alterações melhorarem nossa qualidade de vida em 25% ou 100%, elas nos levam na direção certa no espectro da inflamação. No lugar de fazer repetidamente a mesma coisa que sempre fez, esperando resultados diferentes, é preciso tentar algo novo. Essa é a única maneira de transformar mudanças negativas em positivas.

Provavelmente você está lendo este livro porque tem alguns sintomas que gostaria de resolver ou está enfrentando algum problema de saúde crônico. Eis um fato simples para considerar ao refletir sobre a bioindividualidade e seu lugar no espectro da inflamação: o que *causa inflamação* em você (certos alimentos, certas exposições, certos tipos de estresse) é bioindividual, e o que *a inflamação gera* em você (ganho de peso, fadiga, refluxo ácido) também é bioindividual. No entanto, embora a inflamação gere muitos problemas, é também uma espécie de chave-mestra para descobrir reações bioindividuais a estressores internos e externos. O bom de focar a inflamação é que:

1. A inflamação *precede* os sintomas, o que significa que pode causar ou agravar muitos deles. Portanto, a solução da inflamação pode, por sua vez, reduzir ou eliminar a cascata de sintomas posteriores gerada pela inflamação — vários sintomas resolvidos com um único plano de ação.

2. A inflamação também ocorre após alguns gatilhos. Uma confluência de fatores, como reações alimentares, estresse, problemas

intestinais, infecções (bacterianas, por leveduras ou virais), toxicidade por fungos ou metais pesados e genética são, frequentemente, a causa. Amenizar a inflamação geralmente permite que seu corpo repare a disfunção inicial por conta própria, resolvendo os sintomas naturalmente pela eliminação da causa. A inflamação prejudica a capacidade natural de cura do corpo. Se conseguir descobrir seus próprios gatilhos inflamatórios (o que está causando a inflamação em você) e onde reside a sua inflamação, poderá aprender a extinguir a fonte.

É assim que resolvemos seus problemas de saúde: reduza a inflamação personalizando sua dieta e estilo de vida para eliminar os fatores que aumentam sua inflamação e acrescentar os que a combatem. É provável que isso resolva diretamente seus problemas de saúde crônicos, em vez de apenas mascarar os sintomas.

E como personalizamos sua dieta e estilo de vida? Usamos as informações que obtemos de uma dieta de eliminação personalizada e cuidadosamente organizada.

O que é inflamação exatamente?

Inflamação é a resposta de defesa natural do seu corpo. Em sua forma mais aguda, a inflamação é a vermelhidão, o inchaço e a dor que sentimos no local de uma lesão, como arranhões, cortes ou torções no tornozelo. É um produto do sistema imunológico. Em uma resposta inflamatória, o sistema imunológico gera uma descarga de células pró-inflamatórias no local da lesão para impedir a entrada de bactérias, vírus e infecções subsequentes. É assim que seu corpo se cura. Todos nós estaríamos perdidos sem uma resposta inflamatória saudável e equilibrada.

Os problemas começam quando a inflamação fica fora de controle ou desproporcional ao problema, não desaparece depois que a lesão é curada ou que o invasor é derrotado, ou ainda quando o corpo a ativa por engano em resposta a algo que não é realmente um invasor. Quando qualquer uma dessas coisas acontece, a inflamação se torna o problema e pode desencadear muitos tipos de sintomas em diferentes áreas do corpo, dependendo da causa e do local da inflamação. Quando ela não cessa como deveria, persistindo por longos períodos em um nível baixo, nós a chamamos de inflamação crônica. Nesse estado, o sistema imunológico pode se tornar supersensível e super-reativo, liberando citocinas inflamatórias constantemente, espalhando a inflamação por todo o organismo.

Em suma, quando se trata de uma resposta saudável à inflamação, o que está em jogo é o princípio Cachinhos Dourados: você não quer inflamação de menos, mas também não quer demais. O ideal é que sua inflamação seja precisa — ocorrendo quando necessário, em uma quantidade apropriada para o problema, e depois desaparecendo quando o trabalho estiver concluído.

....

Uma dieta de eliminação o ajudará a descobrir quais alimentos e comportamentos estão causando inflamação e onde. Como a localização da inflamação em uma área específica do corpo é bioindividual, influenciada pela genética, atividades, lesões passadas, escolhas de estilo de vida e, provavelmente, outros fatores que ainda não descobrimos, conhecer sua suscetibilidade à inflamação e sua posição no espectro da inflamação o ajudará a descobrir a melhor maneira de aprimorá-la. A inflamação tende a se desenvolver em oito sistemas básicos:

1. Cérebro e sistema nervoso.

2. Trato digestivo.

3. Fígado, rins e sistema linfático (juntos, compõem o sistema de destoxificação do seu corpo).

4. Receptores de insulina no fígado, no pâncreas e nas células, que controlam o equilíbrio entre açúcar e insulina no sangue.

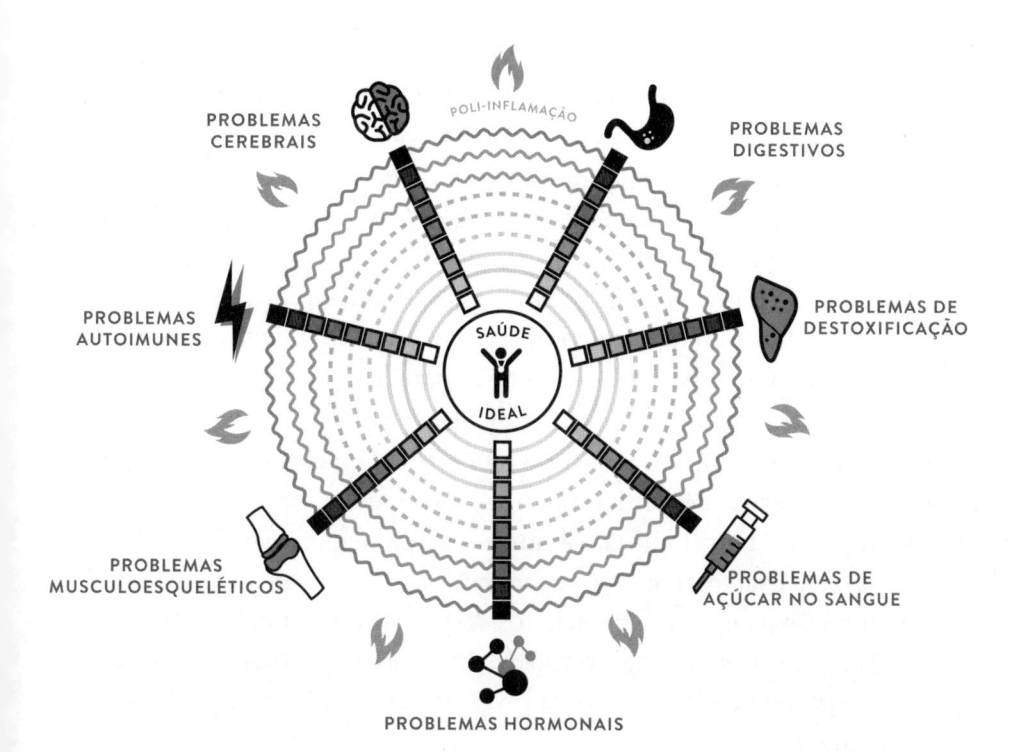

PROBLEMAS CEREBRAIS

POLI-INFLAMAÇÃO

PROBLEMAS DIGESTIVOS

PROBLEMAS AUTOIMUNES

SAÚDE IDEAL

PROBLEMAS DE DESTOXIFICAÇÃO

PROBLEMAS MUSCULOESQUELÉTICOS

PROBLEMAS DE AÇÚCAR NO SANGUE

PROBLEMAS HORMONAIS

5. Sistema endócrino (a comunicação do cérebro com o sistema hormonal: tireoide, suprarrenais e ovários ou testículos).

6. Músculos, articulações e tecido conjuntivo (seu sistema musculoesquelético).

7. Sistema imunológico, que pode se voltar contra o seu corpo, causando autoimunidade.

8. Muitos lugares ao mesmo tempo. Algumas pessoas (muitos dos meus pacientes, na verdade) têm inflamação em mais de uma dessas áreas e/ou em todo o corpo, inclusive nas artérias que percorrem todo o corpo (o que pode afetar o coração e o cérebro). Isso pode ser gerado por uma sensibilidade incomum ou por ignorar a inflamação por muito tempo. Refiro-me a esse problema como "poli-inflamação".

Dentro de cada uma dessas áreas, a inflamação existe em um espectro, que pode ser ausente, leve, moderado ou extremo — cada área tem seu próprio espectro de inflamação.

O gráfico anterior mostra como a inflamação em qualquer área existe em um continuum, de leve a extrema, e as diferentes áreas interconectadas do corpo que ela pode impactar. O Questionário do Espectro da Inflamação no próximo capítulo o ajudará a determinar seu nível de inflamação nessas diferentes áreas e também onde você se enquadra no espectro de cada uma, para que possa focar as áreas problemáticas com mudanças de dieta e estilo de vida.

Se está preocupado com a possibilidade de receber más notícias com esse teste, não tenha medo — não importa onde você esteja no espectro da inflamação, é raro ser tarde demais para mudar as coisas, e é exatamente isso que vamos fazer. Ao usar uma dieta de eliminação avançada e personalizada para diminuir os gatilhos de inflamação em sua dieta e estilo de vida, você logo aprenderá exatamente o que precisa fazer para reverter sua direção no espectro da inflamação.

....

Exames Laboratoriais do Espectro da Inflamação

Além dos questionários que responderá no próximo capítulo, outra maneira de avaliar em que ponto estão seus níveis de inflamação agora é por meio de exames. A seguir estão alguns dos exames laboratoriais que realizo em meus pacientes para obter uma perspectiva abrangente de onde estão no espectro da inflamação. Embora você não precise fazer exames laboratoriais para começar a combater a inflamação, pode pedir ao seu médico alguns ou todos esses exames para ter um parâmetro da inflamação antes de iniciar sua jornada. Ter essas informações adicionais pode motivá-lo a manter o rumo e progredir. É provável que um profissional de medicina funcional seja sua melhor fonte para alguns desses testes, pois são mais abrangentes do que o padrão pedido pela medicina convencional. (Prescrevo e analiso esses exames para pessoas de todo o mundo.)

- **PCRus:** a proteína C reativa é uma proteína inflamatória e este exame mostra o quanto dela você possui. O exame PCR ultrassensível é também um substituto para medir a IL-6, outra proteína pró-inflamatória. Ambas estão associadas a problemas de saúde inflamatórios crônicos. A faixa ideal é de menos de 1 mg/L. Níveis mais altos são um fator de risco para doenças cardíacas e podem contribuir para muitos outros problemas de saúde gerados pela inflamação.

- **Homocisteína:** este aminoácido inflamatório está ligado a doenças cardíacas, destruição da barreira hematoencefálica e demência. Também é comumente alto em pessoas com problemas autoimunes. A faixa ideal na medicina funcional é inferior a 7 μmol/L.

- **Ferritina:** normalmente, este exame é executado para observar os níveis de ferro armazenados, mas níveis altos também podem ser um sinal de inflamação. O intervalo ideal para homens é 33–236 ng/L; mulheres na pré-menopausa: 50-122 ng/mL; mulheres na pós-menopausa: 150–263 ng/mL.

- **Exames de microbiomas:** este painel ajuda a avaliar a saúde do intestino, responsável por 80% do sistema imunológico. Observando o crescimento excessivo de bactérias e leveduras, bem como marcadores inflamatórios como calprotectina e lactoferrina, podemos avaliar inflamações no intestino.

- **Permeabilidade intestinal:** este exame de sangue procura anticorpos contra as proteínas que determinam a integridade do seu revestimento intestinal (ocludina e zonulina), além de toxinas bacterianas chamadas lipopolissacarídeos, que podem causar inflamação em todo o corpo.

- **Vários testes de reatividade autoimune:** exames que mostram se seu sistema imunológico está criando anticorpos contra múltiplas partes do corpo, como cérebro, tireoide, intestino e glândulas suprarrenais. Os testes não têm como objetivo diagnosticar doenças autoimunes, mas sim procurar possíveis evidências de atividade anormal da inflamação autoimune.

- **Testes de reatividade cruzada:** este painel é útil para pessoas sensíveis ao glúten que o eliminaram da alimentação e seguem uma dieta limpa, mas ainda apresentam sintomas como problemas digestivos, fadiga e sintomas neurológicos. Nesses casos, proteínas alimentares relativamente saudáveis — como grãos sem glúten, ovos, laticínios, chocolate, café, soja e batatas — podem ser confundidas com glúten pelo sistema imunológico, desencadeando a inflamação. Para o sistema imunológico, é como se a pessoa nunca tivesse ficado sem glúten.

- **Testes de metilação de genes:** a metilação é uma via bioquímica que regula muitas funções necessárias para um sistema imunológico, cérebro, hormônios e intestino saudáveis. Um processo que ocorre cerca de 1 bilhão de vezes a cada segundo em seu corpo, a metilação precisa funcionar bem para que seu corpo funcione bem. Mutações nos genes de metilação, como o MTHFR, estão intimamente associadas à inflamação autoimune. Por exemplo, eu tenho uma mutação dupla no gene MTHFR C677t; isso significa que meu corpo não é bom em gerenciar um aminoácido chamado homocisteína, que pode causar inflamação em algumas pessoas. Também há doenças autoimunes em ambos os lados da minha família, o que é um sinal de alerta de que preciso ter ainda mais cuidado com minha posição no espectro da inflamação. Você não pode alterar seus genes, mas, ao conhecer suas fraquezas genéticas, é possível auxiliar os processos específicos em seu corpo a fim de reduzir ao máximo os fatores de risco.

- **Gene canabinoide CNR1 rs1049353:** nosso sistema endocanabinoide regula tudo, desde sono, apetite, dor, inflamação, memória e humor à reprodução. O gene canabinoide CNR1 rs1049353 é um gene importante nesse sistema, e as alterações nesse gene estão significativamente correlacionadas com sensibilidades alimentares e problemas de inflamação autoimune. Estudos indicam que o sistema nervoso intestinal é o principal local dos receptores canabinoides CB1.[5]

- APOE4 e APOA2: variantes desses genes afetam a maneira como o corpo metaboliza gorduras saturadas. Para essas variantes genéticas, a ingestão de alimentos mais ricos em gorduras saturadas está associada a problemas inflamatórios de saúde e ganho de peso, respectivamente. Pessoas com essas variantes genéticas devem limitar ou evitar alimentos como laticínios, carnes vermelhas, ovos, produtos de coco e outros alimentos com maior teor de gorduras saturadas. Concentre-se em gorduras vegetais, como abacate, azeitonas, nozes e sementes.

O QUE ESSE PROGRAMA FARÁ PARA VOCÊ?

O Questionário do Espectro da Inflamação, no próximo capítulo, determinará seu perfil de inflamação, que ressaltará as áreas de seu corpo mais reativas e onde você se enquadra no espectro da inflamação. Depois de saber em que ponto está, você seguirá uma dieta de eliminação personalizada para os resultados específicos do Questionário para então começar a diminuir a inflamação de maneira proativa. Se sua inflamação for leve, você seguirá o programa simplificado do Core4. Se for extrema ou alta em várias áreas, o programa Elimin8, mais avançado. Também receberá um conjunto de técnicas apenas para sua área específica de inflamação, com alimentos medicinais, terapias, dicas e truques especiais para direcionar e atacar sua inflamação de todos os ângulos.

Depois de seguir o programa de eliminação prescrito, sua inflamação será visivelmente reduzida. Nesse ponto, você trará de volta os alimentos que eliminou, um de cada vez, para ver se, nesse estado claro de inflamação reduzida, ainda reage a eles. Então finalmente saberá ao que é reativo e ao que não é.

Aqui está um resumo do que fazer:

1. Responder o Questionário do Espectro da Inflamação para determinar onde está apresentando inflamação com base em seus sintomas, onde está no espectro de gravidade nessas áreas, qual área deve ser seu alvo para intervenção no seu plano de eliminação e qual programa seguirá: Core4 ou Elimin8.

2. Aprender sobre os alimentos Core4 que todos eliminarão (temporariamente) e os quatro alimentos adicionais que você eliminará (temporariamente), se os resultados do questionário sugerirem que precisa de uma intervenção mais forte. Esses são os alimentos mais frequentemente associados a inflamações, não importa onde ocorram.

3. Obter uma lista dos oito hábitos de estilo de vida prejudiciais à saúde a serem evitados, e informações específicas sobre como eliminá-los gradualmente de sua vida (e coisas divertidas para substituí-los!).

4. Receber um conjunto de técnicas personalizadas para os resultados específicos do questionário, que incluirá alimentos medicinais seguros e terapêuticos para tratar suas áreas específicas de inflamação, além de terapias específicas — como ervas, suplementos, exercícios físicos e práticas de estilo de vida — recomendadas para o seu conjunto de sintomas e área principal de inflamação.

5. Inicie seu plano eliminando um item de sua lista a cada dia, "entrando aos poucos" no modo de dieta de eliminação completa ao final de quatro ou oito dias (dependendo de estar no programa básico Core4 ou o avançado Elimin8).

6. De acordo com sua pontuação no questionário, desfrute de quatro ou oito ótimas semanas de bem-estar anti-inflamatório, livre de alimentos e hábitos que o prejudicam. Vou orientá-lo a cada semana com apoio, incentivo, coisas divertidas para fazer, refeições deliciosas e ainda mais maneiras de ajudar seu corpo enquanto você se cura e se recupera. E não se preocupe com privação ou tédio alimentar — você terá muito o que fazer e muito o que comer. Receberá substituições fáceis para tudo o que está abandonando e muitas receitas deliciosas para desfrutar. Assim, tudo de que sentir falta poderá ser substituído por algo que o fará se sentir ainda melhor.

7. Entrar na fase Reintegr8 trazendo de volta os alimentos que eliminou usando um sistema organizado de reintrodução. Você aprenderá como testar cada alimento, em que ordem e em que quantidade, e como rastrear qualquer recorrência de sintomas.

8. Use os resultados do Reintegr8 para criar sua lista de alimentos de vida personalizada seguros para desfrutar e alimentos para deixar para trás, com base em como você se curou e recuperou, quais alimentos que agora sabe que são nutritivos e quais ainda são inflamatórios. Isso lhe permitirá avançar a um novo nível de saúde que pode continuar a desenvolver e manter, livre de dogmas e vergonha alimentar. Isso se baseia no que seu corpo — e somente seu corpo — lhe comunicou nesse processo personalizado.

O DIFERENCIAL POR TRÁS DESSE PROGRAMA

Quando falamos em eliminar alimentos por um período, é importante lembrar do porquê estamos fazendo isso em primeiro lugar. Transtornos alimentares como ortorexia — ansiedade obsessivo--compulsiva focada em alcançar a perfeição nos hábitos alimentares e de saúde — são, infelizmente, comuns demais, em especial entre pessoas passando por problemas reais de saúde e que estão apenas tentando descobrir como se sentir melhor. Este programa não trata de restrição, vergonha ou autodesprezo, e não é uma tentativa de punir seu corpo restringindo alimentos. Esse tipo de consciência dogmática de dieta é contrária a tudo que envolve meu trabalho — e esse programa. Você não pode curar um corpo que odeia. Com a autoestima nasce o desejo de fazer escolhas saudáveis e a consciência de saber do que seu corpo precisa para prosperar. Use esse tempo para trazer tranquilidade e levar seu corpo de volta ao centro, oferecendo-lhe gentileza, leveza e perdão, talvez pela primeira vez em sua vida. A ideia central de *O Espectro da Inflamação* diz respeito a amar o seu corpo o suficiente para nutri-lo com alimentos deliciosos e curativos. Trata-se de se preocupar consigo mesmo o suficiente para descobrir quais alimentos seu corpo ama e depois saboreá-los. Saber quais alimentos o fazem se sentir mal e conscientemente evitá-los não é um castigo — é um ato de amor-próprio.

E TODOS ESSES 8S?

Caso você não tenha notado, este livro está cheio de números 8, incluindo o programa Elimin8 do programa de oito semanas para aqueles que se enquadram no limite superior do espectro da inflamação, as oito áreas de inflamação, os oito itens em todos os conjuntos de técnicas, os oito capítulos e outros. Pode me chamar de nerd, mas sou fascinado pela sabedoria antiga. Uma das coisas que aprendi é o significado antigo do 8, que simboliza estar um passo além da ordem natural e de suas limitações (7 é um número de conclusão e 8 é ultrapassar as limitações). Enquanto eu trabalhava no material deste livro, o número 8 continuava aparecendo. A princípio, não foi de propósito — percebi que havia oito maneiras principais de ver a inflamação se manifestando no corpo. Costumo fazer minha dieta de eliminação por pelo menos oito semanas (quatro para casos mais leves). Existem oito hábitos de estilo de vida que normalmente aconselho as pessoas a abandonarem, e oito capítulos que queria escrever. Oito parecia certo para este livro — até mesmo místico. Oito é a liberdade de ir além de suas limitações, e este programa é sobre encontrar o seu caminho único para essa liberdade — o sopro indescritível de ar fresco que acontece quando nos sentimos bem e com ótima aparência, irradiando bem-estar. Descubra o que funciona e o que não funciona para o seu corpo. Este livro é o seu manual para recuperar sua saúde de uma vez por todas. Está pronto para aprender mais sobre como levar seu *corpo* de volta aos trilhos e obter paz e liberdade alimentar e corporal para sua vida ao entender melhor o seu corpo? Deixe o número 8 ser o seu guia.

2

INVESTIG8: DESCUBRA SEU PERFIL DE INFLAMAÇÃO PERSONALIZADO

Agora que já foi devidamente apresentado à bioindividualidade e à inflamação, é hora de virar o espelho para si mesmo e descobrir onde a inflamação está enraizada no *seu* organismo e qual sua posição no espectro da inflamação. Você tem sintomas desconfortáveis, como resistência à perda de peso, dores nas articulações, confusão mental, problemas de pele ou alterações de humor? Tem problemas digestivos ou desejos irresistíveis por comida? O seu médico lhe disse que seus exames estão anormais, como colesterol alto, pressão alta ou níveis altos de açúcar no sangue? Há uma razão para cada problema de saúde que enfrenta, tenha ele sido diagnosticado ou não. A chave para entender por que sofre com esses sintomas é o seu *perfil de inflamação bioindividual*. A medicina funcional também é conhecida como *medicina de sistemas*. Em qual dos oito sistemas passíveis de inflamação você tem problemas? Vamos descobrir, mas primeiro analisaremos as possibilidades. Ao ler cada uma delas, pense sobre quais podem ser relevantes em termos de sintomas e problemas de saúde que está enfrentando no momento:

1. **O cérebro e o sistema nervoso**, especialmente quando a inflamação gerou uma barreira hematoencefálica mais permeável — o que é chamado de síndrome cerebral orgânica (SCO), semelhante à síndrome do intestino permeável — ou está causando problemas como

confusão mental, depressão, ansiedade, dificuldade de concentração, falta de memória ou uma sensação geral de mal-estar.

2. O trato digestivo, incluindo o estômago e os intestinos delgado e grosso, resultando em problemas digestivos, além de um revestimento intestinal "permeável" ou hiperpermeável que pode levar à inflamação sistêmica e até a doenças autoimunes. Prisão de ventre, diarreia, dor de estômago, inchaço e azia são apenas alguns dos sintomas.

3. O sistema de destoxificação, consistindo nas ações sinérgicas do fígado, rins, vesícula biliar e sistema linfático. Quando estão inflamados, eles não conseguem processar os resíduos com a mesma eficiência, o que significa que podem voltar ao seu organismo, exacerbando ainda mais a inflamação, a dor e o inchaço, como quando seus braços, pernas e barriga parecem maiores que o normal, e você tem uma sensação geral de desconforto ou de dor, ou erupções cutâneas com frequência.

4. O sistema açúcar/insulina no sangue, controlados pelo fígado e pâncreas e locais receptores celulares de insulina. Quando a inflamação atinge esse sistema, você pode acabar tendo instabilidade de açúcar no sangue e excesso de insulina, o que pode causar síndrome metabólica, pré-diabetes ou diabetes tipo 2. Fome e sede descontroladas, bem como aumento repentino de peso ou resistência à perda de peso são sintomas, assim como níveis elevados de açúcar no sangue em jejum, que podem ser avaliados com um teste simples no consultório do seu médico.

5. O sistema endócrino, que consiste na comunicação do cérebro com as glândulas que produzem hormônios. A inflamação pode atingir qualquer parte deste sistema, afetando os hormônios da tireoide, as glândulas suprarrenais e as glândulas sexuais (ovários ou testículos), causando uma ampla gama de sintomas variados — desde queda de cabelo, pele seca e unhas fracas até ansiedade, mudança de humor, menstruação irregular e desejo sexual reduzido —, porque os hormônios controlam muitos aspectos do bem-estar.

6. O sistema musculoesquelético ou estrutural, incluindo músculos, articulações e tecido conjuntivo. A inflamação nesse sistema pode causar dor nas articulações, dores musculares, rigidez nas articulações, fibromialgia (uma condição frequentemente relacionada à autoimunidade), uma sensação geral de dor, entre outras coisas.

7. O sistema imunológico, que governa a inflamação, pode reagir exageradamente e atacar os órgãos, tecidos ou estruturas do corpo. Isso é chamado de autoimunidade e pode acontecer quando a inflamação estiver aumentando. A autoimunidade pode afetar todos os sistemas do corpo, especialmente o sistema digestivo (como na doença celíaca ou na doença inflamatória intestinal), o cérebro e o sistema nervoso (como na esclerose múltipla), as articulações e o tecido conjuntivo (como na artrite reumatoide e no lúpus), a glândula tireoide (como na tireoidite de Hashimoto), bem como condições inflamatórias da pele.

8. Poli-inflamação, o que significa que você tem inflamação em mais de uma área — uma ocorrência comum, uma vez que a inflamação progride insidiosamente.

Você já deve ter uma ideia sobre quais seriam suas áreas principais de inflamação, mas vamos descobrir de uma maneira mais objetiva. Veremos exatamente quais áreas foram mais afetadas em você nos últimos meses. Este questionário investigará seus sintomas em cada uma das áreas citadas. Marque todas as opções aplicáveis. Depois, eu o ajudarei a classificar suas respostas para determinar em quais áreas a inflamação está causando mais problemas.

O QUESTIONÁRIO DO ESPECTRO DA INFLAMAÇÃO

Este questionário o ajudará a determinar onde a inflamação está causando mais problemas. O objetivo não é diagnosticá-lo, mas sim identificar sua posição no espectro da inflamação e sua área de foco para o plano de eliminação a fim de determinar qual programa e conjunto de técnicas são ideais para você. Para cada seção, responda de acordo com a frequência com que enfrentou a condição descrita *nos últimos um a três meses*. Se costumava ter um problema, mas não o possui agora, não marque esse campo. A inflamação pode migrar e seus antigos padrões de inflamação podem ter sido resolvidos. Depois de conhecer suas áreas de inflamação atualmente ativas, seu plano de dieta de eliminação o ajudará a combatê-las.

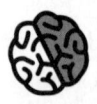 ## Avaliação de Inflamação do Cérebro e do Sistema Nervoso

	NUNCA: 0	POUCAS VEZES: 1	ÀS VEZES: 2	MUITAS VEZES: 3	SEMPRE: 4
Você anda mais esquecido que o normal — perdendo coisas, compromissos ou esquecendo o que está fazendo ou dizendo?					
Você está deprimido sem motivo aparente? Perdeu a motivação e o interesse por coisas de que gostava?					

	NUNCA: 0	POUCAS VEZES: 1	ÀS VEZES: 2	MUITAS VEZES: 3	SEMPRE: 4
Você está mais ansioso ou preocupado do que o normal? Tem ansiedade, ataques de pânico ou uma sensação geral e constante de inquietação ou pressentimentos?					
Você tem "confusão mental" ou dificuldade em se concentrar, focar ou realizar uma tarefa até o final, mais do que o normal?					
Você experimenta mudanças de humor inexplicáveis?					
Você diz palavras que não quer dizer, chama as coisas pelo nome errado e só percebe depois de dizê-lo ou quando alguém chama sua atenção?					

	NUNCA: 0	POUCAS VEZES: 1	ÀS VEZES: 2	MUITAS VEZES: 3	SEMPRE: 4
Você tem problemas sensoriais — ou seja, está experimentando som, luz ou toque de uma maneira diferente do normal para você?					
Você foi diagnosticado com (ou suspeita de) deficit cognitivo leve e/ou tem histórico familiar de demência, como a doença de Alzheimer?					

PONTUAÇÃO DE INFLAMAÇÃO DO SISTEMA CEREBRAL E NERVOSO:
_____

Avaliação de Inflamação do Sistema Digestivo

	NUNCA: 0	POUCAS VEZES: 1	ÀS VEZES: 2	MUITAS VEZES: 3	SEMPRE: 4
Você está frequentemente inchado ou com gases e/ou seu estômago se distende após ou entre as refeições, fazendo com que pareça grávida(o)?					
Você tem diarreia ou fezes aquosas que são difíceis de controlar ou vêm subitamente?					
Você fica constipado ou passa mais de 24 horas sem evacuar, ou tem fezes duras e difíceis de passar, parecendo pequenas bolinhas?					
Você tem diarreia e constipação alternadas com mais frequência do que fezes normais (firmes, mas macias e fáceis de passar)?					

	NUNCA: 0	POUCAS VEZES: 1	ÀS VEZES: 2	MUITAS VEZES: 3	SEMPRE: 4
Você sofre de azia ou refluxo ácido depois de comer, quando fica muito tempo sem comer e/ou à noite?					
A sua língua está coberta por uma camada de aparência felpuda e/ou você tem mau hálito crônico mesmo quando pratica uma boa higiene bucal?					
Você tem dor ou espasmo no estômago, ou passa mal ou fica enjoado depois de comer, podendo associar isso a algum alimento em particular, ou não?					
Você sente desconforto no estômago ou outros sintomas gástricos (como gases, inchaço ou diarreia) quando experimenta emoções extremas, como nervosismo, medo ou ansiedade?					

PONTUAÇÃO DE INFLAMAÇÃO DO SISTEMA DIGESTIVO: _____

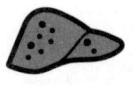 ## Avaliação da Inflamação do Sistema de Destoxificação

	NUNCA: 0	POUCAS VEZES 1	ÀS VEZES: 2	MUITAS VEZES: 3	SEMPRE: 4
Você retém água com facilidade e/ou sente que seu corpo parece muito maior em alguns dias e muito menor e mais firme em outros, de maneira extrema ou repentina demais para estar relacionada a ganho ou perda de gordura? Se você pressionar o dedo na parte inferior da perna, ele deixa uma marca por alguns segundos?					
Seu peso varia mais de dois quilos da manhã para a noite ou de um dia para o outro?					
Você já foi diagnosticado com alguma infecção crônica, como intoxicação por fungos, doença de Lyme ou infecção viral?					
Você tem uma vaga sensação de "estar intoxicado", mesmo que não consiga identificar isso com algum sintoma específico?					

	NUNCA: 0	POUCAS VEZES 1	ÀS VEZES: 2	MUITAS VEZES: 3	SEMPRE: 4
Você notou um tom amarelado na pele ou no branco dos olhos?					
Você tem sensibilidade abdominal que parece não ter relação com a alimentação, especialmente no quadrante superior direito do tronco, ou que se espalha para a parte superior das costas ou ombro?					
Sua urina tende a ser amarelo-escuro e/ou suas fezes tendem a flutuar?					
Você tem comichão, descamação ou erupções cutâneas inexplicáveis nas mãos e/ou pés?					

PONTUAÇÃO DE INFLAMAÇÃO DO SISTEMA DE DESTOXIFICAÇÃO: _____

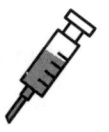

Avaliação de Inflamação do Sistema Açúcar/ Insulina no Sangue

	NUNCA: 0	POUCAS VEZES: 1	ÀS VEZES: 2	MUITAS VEZES: 3	SEMPRE: 4
Você tem desejo por alimentos açucarados ou ricos em amido, mesmo quando já comeu o suficiente ou se sente satisfeito (como após uma grande refeição ou muito cedo entre as refeições)?					
Você notou um aumento no apetite e/ou na sede e na urinação recentemente?					
Você tem visão turva que vai e vem?					
Você está estranhamente cansado, mesmo que tenha dormido o suficiente, mas percebe que seu cansaço é aliviado ao comer alguma coisa?					

	NUNCA: 0	POUCAS VEZES: 1	ÀS VEZES: 2	MUITAS VEZES: 3	SEMPRE: 4
Você se sente tonto, confuso, trêmulo, nervoso, irritável ou "famirioso" (uma combinação de faminto com furioso) quando não come por algumas horas ou pula uma refeição?					
A circunferência da sua cintura é igual ou superior à circunferência do seu quadril?					
Você tem dificuldade em perder peso, mesmo ao cortar calorias e/ou se exercitar?					
Você já fez exame de glicemia em jejum com resultado de 100 dl/ml ou superior e/ou fez um teste de hemoglobina A1C, com resultado de 5,7 ou superior e/ou tem um diagnóstico de pré-diabetes, síndrome metabólica ou diabetes tipo 2?					

PONTUAÇÃO DE INFLAMAÇÃO DO SISTEMA AÇÚCAR/INSULINA DO SANGUE: _____

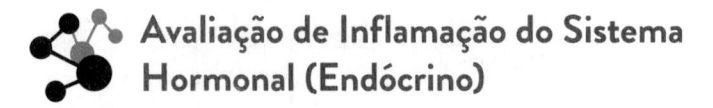

Avaliação de Inflamação do Sistema Hormonal (Endócrino)

	NUNCA: 0	POUCAS VEZES: 1	ÀS VEZES: 2	MUITAS VEZES: 3	SEMPRE: 4
Você costuma ter fadiga e/ou dores de cabeça à tarde e depois ganha um segundo fôlego à noite, o que faz você ficar acordado até tarde?					
Você sente tontura quando se levanta rápido?					
Você costuma desejar alimentos salgados?					
Suas mãos e pés estão frequentemente frios, mesmo quando o ambiente está quente?					
Você dorme em excesso ou sente como se pudesse dormir o dia todo e ainda dormir à noite?					
A terça parte externa das suas sobrancelhas está diminuindo ou desaparecendo?					

	NUNCA: 0	POUCAS VEZES: 1	ÀS VEZES: 2	MUITAS VEZES: 3	SEMPRE: 4
O seu desejo sexual desapareceu? Você raramente, ou nunca, tem estado "no clima"?					
Para as mulheres: Você está passando por períodos menstruais irregulares, dolorosos ou estranhamente intensos? **Para os homens:** Você teve recentemente alguma nova ocorrência de disfunção erétil?					

PONTUAÇÃO DE INFLAMAÇÃO DO SISTEMA HORMONAL (ENDÓCRINO): _____

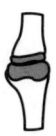

Avaliação de Inflamação do Sistema Musculoesquelético

	NUNCA: 0	POUCAS VEZES: 1	ÀS VEZES: 2	MUITAS VEZES: 3	SEMPRE: 4
Suas articulações doem periodicamente, constantemente ou em picos, em lugares aleatórios, com a dor indo e vindo, aparentemente sem relação com lesões?					
Você é hipermóvel, "duplo articulado" ou suas articulações são hiperflexíveis?					
Você é propenso a acidentes, muitas vezes torcendo o tornozelo, tropeçando, caindo ou deixando coisas cair? Você se considera desajeitado? Costuma ferir seus tendões e/ou ligamentos?					
Suas articulações estalam, crepitam, rangem ou ficam presas em determinadas posições constantemente?					

	NUNCA: 0	POUCAS VEZES: 1	ÀS VEZES: 2	MUITAS VEZES: 3	SEMPRE: 4
Você acorda com articulações e/ou músculos rígidos e/ou doloridos, mas consegue aliviar a rigidez pelo movimento, para depois descobrir que ela retorna ao final de um dia ativo?					
Você sente dor, rigidez e tensão crônica no pescoço ou nas costas?					
Você sente pontadas, dores fortes aleatórias e/ou dormência nas mãos e nos pés ou dores nos braços ou pernas?					
Massagens costumam ser dolorosas, especialmente nos braços, pernas e nádegas?					

PONTUAÇÃO DE INFLAMAÇÃO DO SISTEMA
MUSCULOSQUELÉTICO: _____

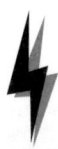

Avaliação de Inflamação Autoimune

	NUNCA: 0	POUCAS VEZES: 1	ÀS VEZES: 2	MUITAS VEZES: 3	SEMPRE: 4
Você está experimentando reações extremas evidentes a certos alimentos ou depois de comer — reações como vômitos, diarreia, dor, reações na pele ou episódios neurológicos como confusão mental ou ataques de pânico?					
Você é intolerante ao frio ou ao calor e/ou suas mãos ou pés ficam azulados ou cinza quando estão frios? E/ou sua pele, boca ou olhos estão secos além do normal?					
Você tem histórico familiar de problemas autoimunes, como artrite reumatoide, lúpus, esclerose múltipla, doença celíaca, doença inflamatória intestinal/ doença de Crohn ou tireoidite de Hashimoto?					
Você sente dor e inchaço nas articulações e/ou dormência e formigamento bilateralmente (no mesmo local nos dois lados do corpo, como nas mãos, cotovelos, joelhos e/ou pés)?					

	NUNCA: 0	POUCAS VEZES: 1	ÀS VEZES: 2	MUITAS VEZES: 3	SEMPRE: 4
Você tem erupções cutâneas inexplicáveis, acne crônica, furúnculos recorrentes ou acne cística no rosto ou no corpo?					
Você sente fadiga extrema, constante e incessante que não pode ser aliviada pelo sono, alimento ou outros remédios?					
Você sente fraqueza muscular inexplicável ou percebeu que está arrastando o pé ou está deixando cair as coisas com mais frequência?					
Algum dos sintomas anteriores é episódico, intensificando-se, às vezes em grau extremo, e depois desaparecendo por um tempo, apenas para retornar dias, semanas ou até meses depois?					

PONTUAÇÃO DE INFLAMAÇÃO AUTOIMUNE: _____

Para determinar sua pontuação total no questionário, some todos os seus resultados. Escreva esse número aqui. Você precisará consultá-lo em breve:

SUA PONTUAÇÃO TOTAL NO QUESTIONÁRIO: _____

Avaliação de Poli-inflamação

Lidaremos com essa categoria de maneira um pouco diferente, porque ela não é um sistema de inflamação em si, mas uma coleção dos sistemas anteriores. Examine as respostas do questionário e marque as categorias nas quais você obteve oito pontos ou mais:

- ☐ Cérebro e sistema nervoso
- ☐ Sistema digestivo
- ☐ Sistema de destoxificação
- ☐ Sistema açúcar/ insulina no sangue
- ☐ Sistema hormonal (endócrino)
- ☐ Sistema musculoesquelético
- ☐ Autoimunidade

Se você marcou mais de um desses campos, considere-se na categoria da Poli-inflamação. Não se preocupe — muitos dos meus pacientes se enquadram nessa categoria. Isso significa que a inflamação é mais disseminada em seu sistema, mas essa é mais uma razão para agir agora, antes que piore!

Pontuação

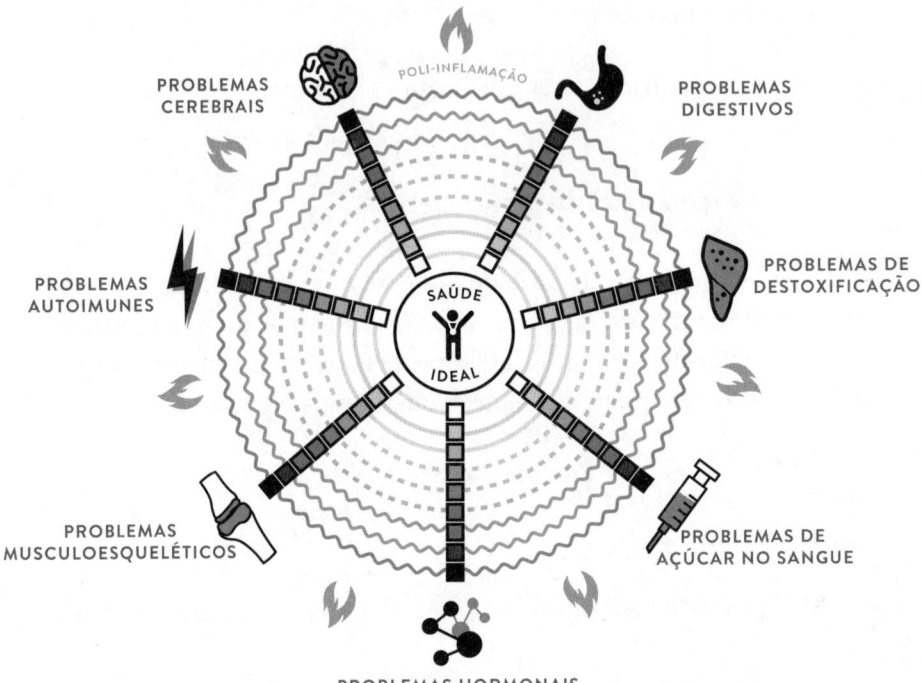

O próximo passo é determinar o que o seu questionário está lhe dizendo sobre onde a inflamação causa mais danos ao seu organismo e qual sua gravidade — em outras palavras, onde você se enquadra no Espectro da Inflamação. Sua pontuação determinará qual nível do programa você fará: o Core4 ou o Elimin8. Também o direcionará para sua caixa de ferramentas apropriada e personalizada.

Você deve ter sete pontuações, uma para cada área propensa a inflamação; um sim ou um não em relação à sua qualificação para a categoria de poli-inflamação; e uma pontuação total no questionário, que é o valor combinado das outras sete pontuações. Para retomá-los facilmente, copie-os aqui:

RESUMO DA PONTUAÇÃO DO QUESTIONÁRIO

PONTUAÇÃO DE INFLAMAÇÃO DO SISTEMA NERVOSO E CEREBRAL _____

PONTUAÇÃO DE INFLAMAÇÃO DO SISTEMA DIGESTIVO _____

PONTUAÇÃO DE INFLAMAÇÃO DO SISTEMA DE DESTOXIFICAÇÃO _____

PONTUAÇÃO DE INFLAMAÇÃO DO SISTEMA AÇÚCAR/INSULINA DO SANGUE _____

PONTUAÇÃO DE INFLAMAÇÃO DO SISTEMA HORMONAL (ENDÓCRINO) _____

PONTUAÇÃO DE INFLAMAÇÃO DO SISTEMA MUSCULOESQUELÉTICO _____

PONTUAÇÃO DE INFLAMAÇÃO AUTOIMUNE _____

POLI-INFLAMAÇÃO: Você obteve 8 ou mais pontos em mais de uma categoria acima? Sim/Não

SUA PONTUAÇÃO TOTAL DO QUESTIONÁRIO _____

Cada sistema separado no espectro de inflamação existe em um continuum de inflamação que vai de leve a grave. Aqui está o que suas pontuações em cada sistema individual significam:

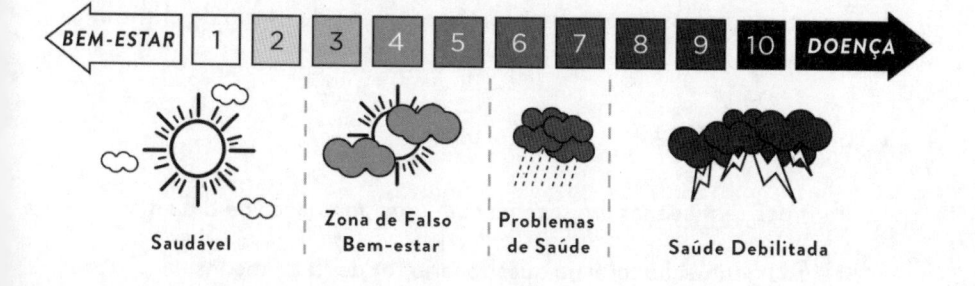

BEM-ESTAR 1 2 3 4 5 6 7 8 9 10 DOENÇA

Saudável   Zona de Falso   Problemas   Saúde Debilitada
               Bem-estar   de Saúde

Zero a 2: Parabéns! Você está praticamente livre de inflamação nessa área em particular e não precisa se concentrar neste sistema por enquanto.

Entre 3 e 5: Você tem alguma inflamação nessa área, mas seus sintomas provavelmente ainda não são significativos ou óbvios e não afetarão muito sua vida. Mas cuidado — chamo isso de Zona de Falso Bem-estar, quando as pessoas se sentem muito bem a maior parte do tempo, sem suspeitar que uma tempestade de inflamação está se formando. Se você não tratar a inflamação em suas áreas mais graves, essas zonas de "falso bem-estar" poderão em breve se juntar à festa (muito pouco divertida) e sua saúde vai se deteriorar.

Entre 6 e 7: A inflamação está progredindo aqui, não é grave ainda, mas é o suficiente para ter sua atenção total. No entanto, esta área merece sua atenção porque a tempestade de inflamação está definitivamente se desenvolvendo e começando a irritar seu organismo e a apresentar alguns sintomas.

8 ou mais: Áreas com pontuação igual ou superior a 8 são as áreas em que a inflamação progrediu significativamente. Essas devem ser suas áreas de preocupação mais imediatas.

ESCOLHENDO SEU PROGRAMA

Há várias maneiras de escolher qual programa do plano de eliminação você fará. Veja como decidir:

FAÇA O PROGRAMA CORE4 SE:

- Você tem apenas um sistema com uma pontuação de 8 ou mais.

- Sua pontuação total no questionário for de 15 ou menos.

- Você só quer se ater a esse processo de uma maneira mais fácil e que considere factível neste momento da sua vida.

FAÇA O PROGRAMA ELIMIN8 SE:

- ■ Você pontuou 8 ou mais em dois ou mais sistemas (ou seja, seu perfil de inflamação bioindividual é a Poli-inflamação).

- ■ Sua pontuação total no questionário for 16 ou superior.

- ■ Você quer "tudo ou nada" e se sente pronto para enfrentar sua inflamação o quanto puder agora.

Vamos resumir seus resultados:

1. Seu **perfil de inflamação bioindividual** é a área em que você obteve a maior pontuação. Isso determinará qual conjunto de técnicas você receberá. Registre o resultado abaixo e, se duas ou mais áreas estiverem vinculadas, liste todas elas.

2. Seu **programa** é o plano que fará, Core4 ou Elimin8. Isso determinará sua lista de alimentos e opções de plano de refeições. Registre seu resultado a seguir.

....

Meu perfil de inflamação bioindividual — área(s) de maior preocupação — é:

Meu programa é (circule uma): Core4 / Elimin8

....

Por fim, gostaria que você listasse seus oito piores sintomas. Você voltará a essa lista posteriormente para monitorar seu progresso. É possível que tenha mais de oito sintomas, mas escolha os oito que mais afetam sua vida, saúde, funcionamento ou felicidade no momento. O que mais o incomoda na sua vida agora? Dores de cabeça? Prisão de ventre? Dor nas articulações? Azia? Energia baixa? Ansiedade? Resistência à perda de peso? Exames anormais? Ou outra coisa? Se tem menos de oito, ótimo! Basta listar os que mais deseja resolver.

Meus oito piores sintomas neste momento

1. _____

2. _____

3. _____

4. _____

5. _____

6. _____

7. _____

8. _____

Agora você conhece seu perfil e seu programa, tem metas para o alívio dos sintomas e entende a bioindividualidade. Ótimo! Tudo daqui em diante tratará exatamente do que fazer para recuperar o controle de sua saúde e sua vida. A primeira coisa que faremos é fornecer um conjunto de técnicas personalizadas para que tenha o que precisa para agir.

3

INCORPOR8: SEU PROGRAMA E SUA CAIXA DE FERRAMENTAS

Agora é hora de descobrir exatamente o que você fará em seu programa específico da fase de eliminação, seja o Core4 ou o Elimin8, e obter sua caixa de ferramentas personalizadas, que conterá terapias extras, como alimentos especiais para focar, suplementos a tomar e práticas que tratam do seu perfil de inflamação bioindividual. No próximo capítulo, abordarei mais detalhadamente o motivo para seguir minhas recomendações, mas agora vamos aos detalhes práticos.

SE VOCÊ FIZER O PROGRAMA CORE4

Primeiro, vejamos o que você fará se optou por seguir o programa Core4, com base nos resultados do questionário do capítulo anterior.

Bem-vindo ao Programa Core4

Se você decidiu fazer este programa, seu plano básico será assim:

1. Você eliminará quatro alimentos básicos com maior probabilidade de serem inflamatórios. Para fazer isso, durante quatro dias elimine um alimento inflamatório por dia, para se ajustar gradualmente a uma nova maneira de se alimentar.

2. Em seguida, você passará quatro semanas vivendo sem esses alimentos, experimentando novos alimentos, vivendo um estilo de vida

anti-inflamatório e escolhendo e eliminando quatro (ou mais) hábitos inflamatórios dos quais vou falar, com base no que você acha que é mais problemático para você.

3. Após quatro semanas, você reintroduzirá os quatro alimentos que eliminou, um de cada vez, por meio de um método específico e organizado, para determinar quais desses alimentos são inflamatórios para você. Depois de acalmar seu organismo e sua inflamação, você será capaz de perceber reações genuínas aos alimentos que lhe causam inflamação.

4. Por fim, com base no que aprendeu com o programa de dieta de eliminação, você criará uma lista alimentos de vida personalizada que são bons para você e alimentos a serem evitados por toda a vida, estimulando e fortalecendo a saúde anti-inflamatória.

Os Alimentos Core4 a Serem Eliminados

Essas são as quatro categorias de alimentos que você eliminará aos poucos durante os quatro dias de redução gradual, e completamente durante as quatro semanas de amenização da inflamação. Estes são os alimentos que geralmente causam inflamação na maioria das pessoas:

1. Grãos. Você eliminará todos os grãos (mesmo aqueles sem glúten). Muitas pessoas têm uma reação inflamatória a grãos de todos os tipos, e essa é a única maneira de determinar se você é uma delas. Isso significa cortar trigo, centeio, cevada, arroz, milho, aveia, espelta, quinoa e qualquer coisa feita com eles da sua lista de alimentos permitidos no momento.

2. Laticínios contendo lactose e caseína, incluindo leite de origem animal, iogurte, sorvete, queijo e creme para café. Esses alimentos também são fontes comuns de inflamação. Embora você possa se dar bem com laticínios, não saberá ao certo até eliminá-los por um tempo.

3. Adoçantes de todos os tipos, especialmente açúcar de cana, xarope de milho e xarope de agave, mas também xarope de bordo, mel, xarope de tâmara, açúcar de coco, estévia, fruta do monge, álcoois de açúcar como xilitol e qualquer outra coisa que você adiciona aos alimentos para torná-los mais doces do que são naturalmente. Embora os adoçantes mais processados tenham maior probabilidade de causar inflamação na maioria das pessoas, você pode descobrir, ao testar durante a reintrodução, que poderá reintroduzir alguns açúcares naturais à sua dieta. Ou pode descobrir que adoçantes adicionados não combinam com você. Para que descubra com certeza, todos eles serão eliminados, por enquanto.

4. Óleos inflamatórios, especialmente milho, soja, canola, girassol, semente de uva e óleos vegetais, bem como gorduras trans (qualquer coisa que diga "parcialmente hidrogenado"). Esses produtos são altamente processados e provavelmente são inflamatórios para você. O verdadeiro teste será retirá-los da sua dieta e reintroduzi-los mais tarde.

SE VOCÊ FIZER O PROGRAMA ELIMIN8

Agora, vamos ver o que você fará se tiver escolhido o programa Elimin8, com base nos resultados do questionário do capítulo anterior. Aqui está o seu plano:

Bem-vindo ao Programa Elimin8

Se você é uma dessas pessoas que mergulha de cabeça e escolheu o programa Elimin8 (por causa dos resultados do seu questionário ou apenas porque quer tentar tudo ou nada), o seu plano será assim:

1. Você eliminará oito alimentos inflamatórios, incluindo os alimentos Core4 listados anteriormente, além de quatro alimentos adicionais que são comumente inflamatórios para muitas pessoas. Esta é uma intervenção mais intensa na sua inflamação. Você irá retirá-los aos poucos por oito dias, eliminando um alimento inflamatório por dia, para se ajustar a essa nova maneira de se alimentar.

2. Em seguida, passará oito semanas sem esses oito alimentos, experimentando novos alimentos anti-inflamatórios, vivendo um estilo de vida anti-inflamatório e eliminando até oito hábitos possivelmente inflamatórios que você escolher da lista que lhe darei, aqueles que sente que são mais problemáticos para você.

3. Após oito semanas, você reintroduzirá os oito alimentos que eliminou, um de cada vez, a partir de um método específico e organizado, para determinar quais desses alimentos são inflamatórios para você. Como a inflamação foi abrandada, seu sistema ficará sensibilizado com esses alimentos que ficaram fora de sua vida. Se é verdadeiramente intolerante a eles, você saberá!

4. Por fim, você criará uma lista alimentos de vida personalizada que são bons para você e alimentos a serem evitados por toda a vida, estimulando e fortalecendo a saúde anti-inflamatória.

Os Alimentos Elimin8 a Serem Eliminados

Você eliminará os mesmos alimentos que os do programa Core4, então leia sobre eles nas páginas anteriores. Também eliminará quatro alimentos adicionais, para *acabar* com essa inflamação e retomar seu caminho para a saúde ideal. Aqui estão seus oito alimentos potencialmente inflamatórios a serem evitados, por enquanto (até a reintrodução):

1. **Grãos**

2. **Lacticínios**

3. **Adoçantes de todos os tipos**

4. **Óleos inflamatórios**

5. **Leguminosas**, como lentilhas, feijão preto, feijão carioca, feijão branco, amendoim e qualquer derivado de soja. Elas contêm lectinas, fitatos e outras proteínas potencialmente inflamatórias.[1] Algumas pessoas se dão bem com leguminosas, mas muitas não. Você descobrirá em qual desses grupos se encaixa durante a reintrodução.

6. Nozes e sementes, incluindo amêndoas, castanha-de-caju, avelãs, nozes, sementes de girassol, sementes de abóbora e sementes de gergelim. Algumas pessoas têm dificuldade em digeri-las (em especial se não ficarem de molho previamente) e contêm muitos dos mesmos compostos potencialmente inflamatórios das leguminosas.

7. Ovos, tanto inteiros como as claras. Meu corpo adora ovos (e eu também), mas muitas pessoas são sensíveis à albumina presente nas claras e algumas são sensíveis ao ovo inteiro. Descobriremos se você é uma delas.

8. Solanáceas, incluindo tomates, *tomatillos*, pimentão e pimentas, batata branca, berinjela e *goji berries*. Elas contêm alcaloides que são mais inflamatórios para algumas pessoas. Talvez para você.

Sobre Cafeína e Álcool

Você pode se surpreender que a cafeína e o álcool não façam parte das listas Core4 ou Elimin8. De fato, quero que os elimine, mas não os adiciono à lista porque não são alimentos de verdade. No entanto, ambos podem ser inflamatórios de várias maneiras. Essencialmente, a cafeína pode prejudicar a comunicação entre o cérebro e as adrenais, e o álcool é um fardo adicional para o fígado. Como o objetivo é reduzir a inflamação nessas duas áreas, é melhor deixar de lado a cafeína e o álcool. Mas não se preocupe, não estou lhe dizendo que você precisa passar o resto da vida sem um copo de vinho ou uma boa xícara de café quente. Durante a fase Reintegr8, você pode testá-los para ver se reage a eles. A única maneira de saber, no entanto, é tirá-los do seu organismo por um tempo.

Há apenas uma exceção. Dou meu aval para você desfrutar de uma a quatro xícaras de chá verde ou branco, orgânico, por dia. Essas bebidas redutoras de inflamação têm teor mais baixo de cafeína e também podem ser úteis se você estiver acostumado a tomar muitas bebidas com cafeína (alô, café), porque elas podem aliviar a dor de cabeça gerada pela abstinência de cafeína.

UMA NOTA ESPECIAL PARA VEGETARIANOS E VEGANOS

Ao longo dos anos, muitos pacientes que eram vegetarianos ou veganos me procuraram e, como escrevi detalhadamente no *Keto-tarian*, eu próprio fui vegano por dez anos, então compreendo as motivações profundas para esse estilo de vida. Eu o respeito, eu o vivenciei, e nunca diria para você deixar de lado suas crenças pessoais, nem desprezaria seu ponto de vista legítimo. Dito isto, também quero que você entenda que, enquanto estiver nessa fase de eliminação, se também eliminar todas as fontes de proteína animal, descobrirá que sobrarão poucos alimentos para comer. Embora eu seja um grande adepto de uma dieta focada em vegetais, muitos alimentos dessa categoria que são muito consumidos por vegetarianos e veganos (como grãos, legumes, nozes, sementes e solanáceas) podem ser inflamatórios para algumas pessoas. Como nosso objetivo é reduzir significativamente a inflamação para que possamos determinar quais alimentos causam inflamação em *você*, isso pode exigir uma reformulação. Mas vamos falar sobre isso, porque não é um empecilho.

Na minha experiência, as pessoas evitam carne ou todos os produtos de origem animal por motivos religiosos, éticos ou de saúde. Elas também têm níveis de engajamento variados em relação ao estilo de vida. Primeiro, quero dirigir-me a você que é vegetariano ou vegano agora, mas acha que pode estar disposto a considerar uma dieta diferente, pelo menos temporariamente, se isso puder ajudá-lo com seus objetivos de saúde.

Se Você For Flexível

Muitos de meus pacientes vegetarianos ou veganos chegaram até mim em um momento de suas vidas em que estavam desesperados para se sentir melhor e estavam dispostos a aceitar a ideia de que suas dietas não eram as melhores para seus corpos. Não há nada de errado com as dietas vegetarianas ou veganas, se estiverem funcionando para você. Essas dietas funcionam muito bem para muitas pessoas, mas, devido à bioindividualidade, não funcionam muito bem para todos.

As pessoas que me procuram não estão entre as que estão prosperando. Elas não se sentem bem, e a melhor maneira de fazer uma mudança é com a dieta. Se quiser se sentir diferente, deve fazer algo diferente. Muitos vegetarianos obtêm a maior parte de suas proteínas de ovos e lacticínios, que podem ser potencialmente inflamatórios para eles. Os vegetarianos costumam comer uma grande quantidade de alimentos ricos em carboidratos que contêm lectinas e fitatos (grãos, nozes, sementes e legumes), que são antinutrientes potencialmente inflamatórios. Você não pode viver de ar e cubos de gelo, portanto, se optar por eliminar muitos dos alimentos mais inflamatórios para acalmar sua inflamação e se antecipar aos problemas de saúde, terá apenas poucos alimentos para escolher. Isso pode significar precisar trazer de volta alguns produtos de origem animal (embora ainda se mantenha centrado nos vegetais), pelo menos por um tempo.

> **Se quiser se sentir diferente, deve fazer algo diferente.**

O intuito deste programa de eliminação individualizado é avaliar, de forma objetiva, o que funciona melhor para o seu corpo. Mas isso é apenas um experimento. Não é para sempre. Depois de isolar os alimentos específicos que causam inflamação e eliminá-los, pode descobrir que uma dieta vegetariana ou vegana é ideal para você. Ou que seu corpo se sai muito melhor com alimentos completamente diferentes do que está comendo. A menos que esteja disposto a ser flexível quanto ao que eliminar, será muito mais difícil definir exatamente quais alimentos e comportamentos são problemáticos para você. Além disso, se sua lista de alimentos permitidos for tão curta que não forneça uma nutrição adequada, você não obterá bons resultados porque não dará ao seu corpo o que ele precisa para se curar e fortalecer.

Eu o encorajo a experimentar algumas proteínas animais e ver o que acontece — mesmo que sejam apenas alguns peixes e/ou frutos do mar, enquanto continua centrado principalmente em vegetais. Não faço julgamentos nem tenho outros interesses, exceto o desejo de que você saiba mais sobre sua bioindividualidade e resolva seus problemas de saúde. Você não precisa consumi-las em todas as refeições. Vá com calma e, durante a reintrodução, verá como se sente com os outros alimentos veganos e vegetarianos que removeu durante a fase de eliminação.

Se a Proteína Animal Não For uma Alternativa de Forma Alguma para Você

Entendo e me solidarizo com quem é absolutamente contra comer qualquer produto de origem animal agora e para sempre. Existem maneiras de contornar suas restrições. Seus resultados podem não ser tão claros ou eficazes, mas provavelmente ainda conseguirá descobrir informações valiosas sobre suas próprias reatividades. Se você for esta pessoa, modifique seu plano da seguinte maneira:

1. Basta seguir o programa Core4 por enquanto, mesmo que os resultados do questionário sugiram que faça o programa Elimin8. Veja como você responde a ela. Isso começará a acalmar a inflamação, enquanto ainda permite leguminosas, soja fermentada como *tempeh* e *natto*, nozes, sementes e ovos (se você os come). Isso ainda fará diferença.

2. Ou faça programa Elimin8, mas com uma exceção para pequenas quantidades de leguminosas, nozes e sementes.

3. Ao comer leguminosas, nozes e sementes, sempre deixe-as de molho em água purificada por pelo menos oito horas antes de cozinhá-las e comê-las (ou antes de secá-las em um desidratador, no caso de nozes e sementes), para obter a redução máxima de elementos potencialmente inflamatórios (lectinas e fitatos). Cozinhar feijão, e outras leguminosas como as lentilhas, em uma panela de pressão também é uma opção, pois isso é mais rápido e também reduz o conteúdo potencialmente inflamatório de lectina e ácido fítico desses alimentos.

4. Não importa qual plano você escolher, coma o maior número possível de vegetais verdes todos os dias. Esta é uma maneira poderosa de reduzir a inflamação.

5. Concentre-se em frutas com baixo teor de frutose para manter o nível de açúcar no sangue mais estável na ausência de proteína animal. Veja a lista completa na página 113.

6. Para uma boa fonte de proteína, use apenas soja orgânica fermentada e não transgênica, como *tempeh* ou *natto*, ou tente o tofu de cânhamo, que é como o tofu, mas feito com sementes de cânhamo. (Evite produtos processados de soja, como "hambúrgueres" vegetarianos e "cachorros-quentes" vegetarianos, bem como produtos não fermentados de soja, como tofu e leite de soja). Edamame orgânico é permitido.

7. Escolha muitas gorduras vegetais saudáveis, como coco, abacate e azeitona (e seus óleos); leite e iogurte de coco (sem açúcar); e leite e iogurte de amêndoa (sem açúcar).

8. Após a reintrodução, você pode descobrir que alguns grãos são bons para você, mas mantenha-os fora da sua lista por enquanto. Faça o mesmo com laticínios, se costuma ingeri-los. Todos os itens alimentares Core4 ainda se aplicam a você durante a fase de eliminação, sem exceções.

Se ainda não se sentir melhor após quatro semanas:

- Analise as suas fontes de proteína. Se consome soja, está consumindo apenas alimentos orgânicos, fermentados e não transgênicos (como *tempeh* e *natto*)? Caso contrário, seja mais rígido ou elimine todos os derivados de soja. Você pode estar reagindo a eles.

- Se está comendo ovos, considere eliminar as claras, que tendem a ser a parte mais inflamatória, devido à albumina que contêm. Ou elimine ovos por inteiro, caso seja mais sensível.

- Se você come muitas nozes e sementes, costuma deixá-las de molho primeiro? Certifique-se de fazer isso sempre. Se estiver deixando-as de molho, tente ficar sem nozes e sementes por alguns dias para ver se percebe alguma mudança.

- Talvez você esteja comendo muitas leguminosas ou seja reativo a alguma leguminosa específica. Dê uma pausa nas leguminosas a cada poucos dias. Em vez disso, opte por sopas algumas noites seguidas com uma grande variedade de cogumelos, gengibre e/ou galanga, e muitas ervas, temperos e verduras frescas que podem ser amassados caso esteja com problemas digestivos.

- Você também pode tentar isolar leguminosas diferentes para ver se consegue se adaptar melhor a algumas delas. Não se esqueça de deixá-las de molho primeiro! Lentilhas e feijão mungo pré-cozidos ou cozidos sob pressão tendem a ser menos reativos do que outras leguminosas, como feijão preto ou feijão carioca.

CAIXAS DE FERRAMENTAS BIOINDIVIDUAIS

Seu perfil de inflamação bioindividual (que você anotou na página 51) determina a caixa de ferramentas que lhe será atribuída; encontre a que mais combina com seu problema mais urgente (de acordo com os resultados do questionário) e recorra a ela para obter um poder anti-inflamatório extra. Mantenha-a à mão, fazendo uma cópia ou marcando a página onde está a caixa de ferramentas, para que possa consultá-la com frequência. As terapias bônus nessas caixas de ferramentas são opcionais, mas definitivamente aumentarão a eficácia de seus esforços de abrandamento da inflamação. Todos os suplementos e alimentos medicinais nas caixas de ferramentas podem ser encontrados na maioria das lojas de produtos naturais ou online. Sugiro que procure uma loja de produtos naturais e converse com os funcionários sobre as melhores marcas que eles têm em estoque ou leia as opiniões dos clientes online. Novas marcas chegam ao mercado o tempo todo, então essa é a melhor maneira de avaliar qual delas experimentar.

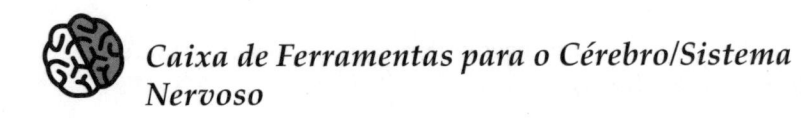

Caixa de Ferramentas para o Cérebro/Sistema Nervoso

Seu cérebro está pegando fogo? Seu sistema nervoso está em chamas? Os sinais de inflamação cerebral incluem confusão mental, problemas de concentração e foco, problemas de humor como ansiedade e/ou depressão e problemas de memória. A inflamação cerebral em longo prazo pode ser um fator de risco para comprometimento cognitivo e, por fim, demência, bem como para doenças autoimunes ou outras condições neurológicas como a doença de Parkinson, especialmente em pessoas geneticamente suscetíveis. Uma barreira sanguínea muito permeável no cérebro pode ser a culpada. Essa é uma condição frequentemente associada à síndrome do intestino permeável e significa que as junções estreitas que vedam o sistema digestivo e o cérebro foram comprometidas. Isso pode permitir que as endotoxinas bacterianas, chamadas lipopolissacarídeos (LPS), entrem em locais onde não deveriam estar, desencadeando uma resposta inflamatória.

Sua caixa de ferramentas contém os alimentos e outras terapias direcionados à inflamação cerebral. Você provavelmente notará uma melhora no seu humor e na capacidade de se concentrar apenas alguns dias após o início desse plano. Aqui estão suas ferramentas. Coma-as, use-as, experimente-as sempre que puder.

1. **Peixe fresco**, devido à sua alta concentração de ácido docosahexaenóico (DHA), um ácido graxo ômega-3 que estimula o cérebro.[2]

2. **Óleo de TCM:** suas gorduras biodisponíveis, extraídas do coco e óleo de palma, demonstraram melhorar a função cognitiva.[3]

3. **Cogumelo Juba de Leão**, que contém fatores de crescimento nervoso (NGFs) para ajudar a regenerar e proteger o tecido cerebral.[4]

4. *Mucuna pruriens*, uma erva ayurvédica que auxilia o sistema nervoso central e periférico, ajudando o corpo a se adaptar ao estresse. É rico

em L-dopa, o precursor do neurotransmissor dopamina.[5, 6] Às vezes, é chamada de *kapikacchu*.

5. Óleo de Krill é ainda melhor que o óleo de peixe, contendo 50 vezes mais astaxantina, um poderoso antioxidante, do que a maioria das marcas de óleo de peixe. O óleo de Krill também contém fosfolipídios benéficos chamados fosfatidilcolina e fosfatidilserina, que o corpo usa para dar suporte à função cerebral e nervosa.[7, 8]

6. Magnésio auxilia os receptores cerebrais responsáveis pelo aprendizado e função da memória, aumentando a neuroplasticidade e a clareza mental.[9, 10] Deficiências têm sido associadas a problemas cerebrais, como ansiedade, depressão, TDAH, enxaqueca e confusão mental. O glicinato de magnésio e o treonato de magnésio são duas das formas mais absorvíveis propícias a acalmar a ansiedade e melhorar a função cognitiva (respectivamente).

7. Exercícios aeróbicos melhoram a produção de BDNF (fator neurotrófico derivado do cérebro), aumentando a memória e a função cognitiva como um todo.[11, 12] Tente realizá-los por pelo menos trinta minutos, seis dias por semana.

8. Valeriana, que contém ácido valerênico, uma substância que modula o neurotransmissor GABA.[13] O fator neurotrófico derivado do cérebro (BDNF) é uma proteína que ajuda o crescimento e a função dos neurônios.[14] Níveis saudáveis de GABA são necessários para aumentar o BDNF,[15] o que é importante porque níveis baixos de BDNF estão associados a problemas de memória e Alzheimer.[16]

> **Mantra:** *Meus pensamentos estão alinhados com a saúde perfeita, e eu me torno mais centrado e feliz a cada dia.*

Repita esse mantra em voz alta ou mentalmente sempre que se lembrar ao longo do dia, e por 5 a 15 minutos enquanto estiver sentado em silêncio de manhã e/ou à noite. Essa é uma forma de meditação.

Caixa de Ferramentas para a Digestão

Descobri que quase todos os que sofrem de problemas crônicos de saúde apresentam algum grau de inflamação intestinal, resultando em disfunção digestiva, mesmo que leve. Os problemas mais comuns que vejo em minha clínica são constipação, diarreia, síndrome do intestino irritável (SII), supercrescimento bacteriano do intestino delgado (SBID), inchaço e refluxo ácido. Problemas digestivos crônicos também podem causar outros problemas sérios, como dano esofágico por refluxo ácido em longo prazo ou úlcera intestinal ou estomacal, além de afrouxar as junções no revestimento intestinal, causando a síndrome do intestino permeável, que pode desencadear problemas autoimunes. Acalmar a inflamação no trato digestivo para se curar e funcionar melhor pode ter um efeito cascata em todo o seu organismo. Faça isso acontecer agora com sua caixa de ferramentas. Aqui estão suas ferramentas para experimentar — use-as com frequência.

1. **Vegetais cozidos** em vez de crus. Eles são muito mais fáceis de digerir. Processá-los em um liquidificador para fazer sopa ou para adicionar a outros alimentos os torna ainda mais digeríveis.

2. **Caldo de osso e caldo de galanga.** Cozinhe o caldo de osso (pág. 252) por, no máximo, oito horas ou cozinhe-o sob pressão para reduzir o efeito de histaminas inflamatórias que se desenvolvem com o tempo de cozimento prolongado. O caldo de galanga (pág. 253), feito de galanga, uma raiz da família do gengibre, é uma opção à base de vegetais. Ambos são anti-inflamatórios, curam o intestino e podem ser tomados sozinhos ou usados como base para sopas. Experimente os dois, se puder. Eles são fáceis de fazer.

3. **Vegetais e bebidas fermentados.** Legumes como chucrute e kimchi e bebidas como água ou kefir de coco, beterraba e kombucha contêm bactérias benéficas para restaurar e dar suporte às bactérias intestinais boas.[17] (Evite versões açucaradas de bebidas fermentadas.)

4. Suplementos probióticos. Isso ajuda a melhorar o equilíbrio de bactérias no seu intestino. Alterne tipos diferentes para obter maior diversidade bacteriana.[18,19]

5. Suplementos de l-glutamina. Este aminoácido ajuda a cicatrização da mucosa intestinal.[20 21]

6. Enzimas digestivas como betaína HCL com pepsina e bile de boi. Essas enzimas podem auxiliar a digestão de proteínas e gorduras do corpo, à medida que o intestino se cura.

7. Suplemento de alcaçuz desglicirrizado. A raiz de alcaçuz é calmante e cicatrizante para a mucosa intestinal inflamada.

8. Pó de olmo escorregadio. Este é um excelente remédio para problemas da síndrome do intestino irritável, como cólicas, inchaço e gases.[22] Também é curativo para o revestimento intestinal.

Mantra: *Estou em perfeito equilíbrio e confio no meu intestino.*

Repita esse mantra em voz alta ou mentalmente durante o dia, e por 5 a 15 minutos enquanto estiver sentado em silêncio de manhã e/ou à noite. Esse mantra funciona bem para problemas digestivos, porque confiar em seu intestino significa que você confia nele para curar, mas também confia em sua própria intuição — seu "instinto".

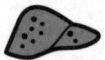 ## Caixa de Ferramentas para Destoxificação

Seu fígado, sistema linfático, rins e vesícula biliar são os principais responsáveis pela destoxificação, além de processar e remover toxinas como álcool e drogas, pesticidas, poluentes e resíduos de seu metabolismo. Se esses sistemas forem prejudicados pela inflamação, os resíduos poderão voltar ao seu corpo, causando mais inflamação. Se o seu questionário sugerir que está tendo problemas inflamatórios com o seu sistema de destoxificação, você pode estar propenso à disfunção linfática, esteatose hepática [fígado gorduroso], problemas na vesícula biliar ou uma sensação de estar "intoxicado". Pode ser, também, que esteja com toxinas circulando em seu corpo por muito tempo, o que pode causar danos aos órgãos e sistemas. Essa categoria também abrange quem está enfrentando a doença de Lyme, exposição ao mofo ou uso excessivo de álcool ou drogas, ou quem precisa tomar medicamentos prescritos todos os dias. Amenize a inflamação no seu sistema de destoxificação o mais rápido possível com a caixa de ferramentas para o fígado/sistema linfático/vesícula biliar e libere os sistemas naturais do seu corpo para que possam remover o lixo. Aqui está sua caixa de ferramentas.

1. **Chá de dente de leão.** Um tônico natural para o fígado, este chá contém vitaminas do complexo B que auxiliam a metilação e a destoxificação.[23]

2. **Pó ou suplementos de espirulina.** Esta alga tem propriedades potentes de destoxificação.[24]

3. **Chá, pó ou suplementos de flor de trevo vermelho.** Este é outro defensor do fígado que ajuda a promover uma destoxificação eficiente.

4. **Chá ou suplementos de cardo de leite.** Outro defensor do fígado que pode ajudar a diminuir os danos causados por metais pesados.[25, 26]

5. **Salsa e coentro**, que ajudam a eliminar metais pesados, como chumbo e mercúrio. Adicione essas ervas, frescas ou secas, às suas refeições.

6. **Vegetais sulfurosos.** Vegetais com alto teor de enxofre incluem alho, cebola, couve-de-bruxelas, couve, couve-flor, brócolis e brotos de brócolis. Isso ajuda o fígado a quebrar toxinas e metais pesados, facilitando sua eliminação do organismo. Brotos de brócolis são ainda mais poderosos que o brócolis. Seu conteúdo de sulforafano auxilia no suporte às vias saudáveis de destoxificação. Tente comer alguns desses vegetais todos os dias.

7. **Folhas verdes.** Vegetais folhosos verde-escuros como couve, espinafre e acelga contêm folato, essencial para liberar as vias de destoxificação. Verduras amargas, como couve, mostarda e rúcula, também auxiliam a função hepática.

8. Escovação a seco. Existem escovas especiais que são feitas para escovar a pele antes de tomar banho. Escove as pernas e os braços em direção ao corpo e escove o tronco em direção às axilas e virilha, ou em direção ao centro do corpo, onde você tem a maior concentração de linfonodos. A escovação a seco diariamente faz seu sistema linfático funcionar e move o excesso de líquido e linfa para fora do corpo, junto com os resíduos que eles carregam. Isso pode eliminar a aparência inchada, proveniente da linfa lenta. Faça isso antes de tomar um banho.

Mantra: *Permito que meu corpo retorne ao seu estado mais natural de saúde próspera. Eu estou limpo e puro.*

Repita esse mantra em voz alta ou mentalmente sempre que se lembrar, e durante 5 a 15 minutos enquanto estiver sentado em silêncio de manhã e/ou à noite. Isso o ajudará a limpar o corpo, a mente e o espírito.

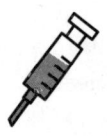 ## Caixa de Ferramentas para a Insulina/Açúcar do Sangue

Se o açúcar no seu sangue subir demais com frequência, você corre o risco de ter resistência à insulina em todas as suas formas: síndrome metabólica, pré-diabetes, obesidade e, por fim, diabetes tipo 2, incluindo muitas complicações (dor neuropática, problemas cardiovasculares, danos nos rins e danos à visão, para citar alguns). Diabetes não é brincadeira, costuma reduzir, em média, dez anos de vida. Alguns especialistas acreditam que metade de todos os cidadãos dos EUA tem algum grau de resistência à insulina. Os contribuintes para esse desequilíbrio podem ser a inflamação no fígado e o esgotamento dos receptores celulares de insulina no fígado, que não são mais sensíveis aos efeitos de balanceamento do açúcar promovidos pela insulina. A dieta é essencial para gerenciar o açúcar no sangue e o equilíbrio da insulina, para que possa reduzir a inflamação do fígado e alterar mudanças extremas de açúcar e de insulina no sangue que podem resultar em diabetes. Se os resultados de seu questionário sugerirem que você tem um problema com isso, é hora de descer da montanha-russa de açúcar no sangue e pular direto para o plano de equilíbrio de açúcar/insulina no sangue. Esta é a sua caixa de ferramentas.

1. **Canela.** Experimente chá de canela ou adicione canela a suas bebidas quentes, frutas ou outros alimentos. Essa casca de árvore contém proantocianidinas, que alteram a atividade de sinalização de insulina nas células adiposas de maneira positiva. Foi demonstrado que a canela reduz os níveis de triglicerídeos e açúcar no sangue em pessoas com diabetes tipo 2.[27]

2. **Cogumelos Reishi.** Mais facilmente encontrados na forma de chá, em pó ou secos, esses cogumelos medicinais ajudam a diminuir os níveis de açúcar no sangue ao regular a alfa-glucosidase, a enzima responsável pela decomposição de amidos em açúcares.[28]

3. **Suplementos de berberina.** A berberina é um alcaloide à base de plantas e um remédio na medicina chinesa que atrasa a decomposição de carboidratos em açúcares,[29] mantém os níveis de açúcar no sangue equilibrados e demonstrou ser tão eficaz quanto a metformina[30] na regulação de açúcar no sangue em pessoas com diabetes.

4. **Matcha.** Essa forma de chá verde contém um composto chamado epigalocatequina-3-galato (EGCG), que ajuda a estabilizar o açúcar no sangue.[31] Beber as folha de chá verde na forma de pó de matcha é uma ótima maneira de aumentar sua ingestão de EGCG.

5. **Suplementos de D-quiro-inositol.** Este nutriente desempenha um papel importante na sinalização da insulina e diminui a resistência à ela.[32]

6. **Vinagre de maçã.** Este ingrediente comum de cozinha melhora muito a sensibilidade à insulina e melhora a maneira como seu corpo responde ao açúcar[33] além de incentivar níveis mais baixos de açúcar no sangue em jejum.[34]

7. Vegetais ricos em fibras. A fibra proveniente de fontes vegetais de alimentos integrais é particularmente eficaz em melhorar a sensibilidade à insulina e diminuir o metabolismo da glicose.[35]

8. Suplementos de cromo. O cromo é um mineral que desempenha um papel nas vias de sinalização da insulina. Melhora a sensibilidade à insulina e glicose no sangue, além de diminuir os níveis de triglicerídeos e colesterol.[36]

> **Mantra:** *Meu açúcar no sangue está equilibrado, estou equilibrado. Meus hormônios insulina e leptina estão equilibrados, eu estou equilibrado.*

Repita esse mantra em voz alta ou mentalmente de forma aleatória ao longo do dia, e por 5 a 15 minutos enquanto estiver sentado em silêncio durante a manhã e/ou à noite. Essa atividade calmante centrada no equilíbrio pode ter uma influência positiva na mente--corpo. O estresse pode desencadear níveis mais altos de açúcar no sangue, portanto, a ação desse mantra de reverter o estresse acentuará seus esforços.

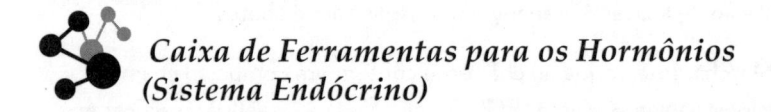

Caixa de Ferramentas para os Hormônios (Sistema Endócrino)

Se você sofre de mau humor, TPM, menstruações irregulares ou dolorosas, falta de desejo sexual, ou está entrando na menopausa com muitos sintomas desconfortáveis, provavelmente já suspeita que esteja tendo problemas com o equilíbrio hormonal. Esses são alguns problemas hormonais óbvios, mas existem muitas outras maneiras pelas quais seu sistema hormonal revela que está desequilibrado, como problemas na tireoide, adrenal e de testosterona. Qualquer que seja o seu desequilíbrio hormonal específico, as ferramentas nesta caixa de ferramentas podem ajudar a recuperar o seu sistema, reduzindo a inflamação para melhorar a atividade dos receptores hormonais e a comunicação hormonal do cérebro (nos eixos hipotálamo-hipófise-adrenal, tireoide ou gonadal). Mesmo quando você está em um período de distúrbios hormonais, como a perimenopausa, deve observar uma grande melhora dos sintomas com este plano. Esta caixa de ferramentas o ajudará a voltar aos trilhos rapidamente.

1. **Água alcalina.** Essa água com infusão de eletrólitos auxilia o hormônio adrenal aldosterona,[37] que é parcialmente responsável pelo equilíbrio de eletrólitos e líquidos. Ela estabiliza os níveis de sódio e é fácil de preparar. E não demorará mais que alguns segundos para adicioná-la à sua rotina diária. Encontre um pote grande (qualquer um — você pode encontrá-los online) com uma tampa de plástico — uma tampa de metal pode oxidar e corroer quando entrar em contato com água salgada — e encha um quarto do recipiente com sal marinho de alta qualidade, sal celta ou sal rosa do Himalaia, ou uma mistura ou combinação desses três. Adicione água filtrada, mas deixe um pouco de espaço no topo. Coloque a tampa, agite e deixe descansar durante a noite. De manhã, verifique sua água alcalina. Se puder ver um pouco de sal no fundo da jarra, a água está saturada com o sal. Se não vir sal algum, adicione mais uma colher de chá. Agite e aguarde uma hora para dissolver. Continue até que um pouco de sal permaneça no fundo. Quando a água alcalina estiver totalmente saturada, estará pronta. Adicione 1 colher de chá a um copo de água todas as manhãs e beba-o em jejum. Mergulhe apenas plástico ou madeira na água para retirá-la — nunca utensílios de metal.

2. **Algas comestíveis.** Os alimentos vegetais do mar — por exemplo, algas, nori, dulse, kombu, wakame e ágar — são ricos em iodo, necessários para produção de hormônios da tireoide. Toda célula precisa de hormônios da tireoide para funcionar corretamente.

3. **Peixe fresco** — especificamente salmão, cavala e sardinha. Eles são ricos em vitamina D, que auxilia centenas de diferentes vias metabólicas, e contêm gorduras saudáveis que dão suporte ao equilíbrio hormonal.[38]

4. **Suplementos de vitex.** Este fruto auxilia naturalmente os níveis saudáveis de progesterona, equilibrando sua proporção de progesterona e estrogênio.[39]

5. Chá de rooibos. Este chá de um vermelho intenso de um arbusto vermelho africano auxilia a função adrenal, equilibrando o cortisol, um dos hormônios do estresse.

6. Suplementos de ashwagandha. O melhor balanceador de cortisol que há, esta erva, popular na terapia medicamentosa ayurvédica, auxilia o eixo hipotálamo-hipófise-adrenal (HPA) e a tireoide, aumentando os hormônios tireoidianos lentos, e ajuda você a se sentir calmo, especialmente quando sofre de alterações de humor e/ou ansiedade gerada por hormônios.[40, 41]

7. Suplementos de óleo de prímula. Este óleo contém os ácidos graxos ômega-6 GLA e LA, que dão suporte aos hormônios e ajudam a aliviar os sintomas da menopausa, TPM, SOP e acne hormonal.[42]

8. Schisandra em pó. Este fruto auxilia as suprarrenais e é bom para adicionar em smoothies ou chás.

> **Mantra:** *Meus hormônios estão em perfeita harmonia. Eu estou em perfeita harmonia.*

Repita esse mantra em voz alta ou mentalmente, quando lhe ocorrer, e por 5 a 15 minutos enquanto estiver sentado em silêncio de manhã e/ou à noite. Isso ajudará no equilíbrio físico e mental.

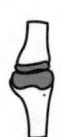 ## *Caixas de Ferramentas Musculoesqueléticas*

A inflamação nas estruturas que mantêm seu corpo unido pode ter uma ampla gama de efeitos dolorosos — de músculos e articulações doloridos a osteoartrite, fibromialgia e doenças autoimunes que se instalam nas articulações (como artrite reumatoide, síndrome de Sjögren e lúpus). Ela também pode comprometer a estrutura articular, muscular e do tecido conjuntivo, tornando-o muito instável e mais propenso a lesões ou muito inflexível, com mais dor e rigidez. Se você não diminuir a inflamação nessas áreas, poderá acabar com um problema de dor crônica, dificuldade de se exercitar ou até uma incapacidade devido a danos nas articulações e fraqueza muscular. Esta caixa de ferramentas tem como alvo as áreas que dão estrutura ao seu corpo e fornece a elas a capacidade de se movimentar e funcionar melhor, para que possa se mover confortavelmente outra vez. Aqui estão suas ferramentas.

1. **Suplementos de MSM (metilsulfonilmetano).** Este composto contendo enxofre reduz a dor nas articulações e nos músculos por meio de sua ação anti-inflamatória natural.[43]

2. **Açafrão.** Este tempero medicinal antigo é um dos temperos anti-inflamatórios mais potentes que existem devido aos curcuminoides e outros compostos benéficos que ele contém.

3. **Colágeno em pó.** Este pó, que você pode adicionar a smoothies ou qualquer bebida quente ou fria, é restaurador do tecido conjuntivo.

4. **Sulfato de glucosamina** (com ou sem sulfato de condroitina). Este suplemento auxilia cartilagens e o líquido sinovial saudáveis a restaurar a saúde das articulações, reduzir a dor e acalmar a inflamação. Estudos mostram que tem efeitos incontestáveis de redução da dor e aumento da mobilidade.[44]

5. **Sauna infravermelha.** Este tipo de sauna, em particular, reduz a inflamação e pode ser relaxante e reduzir o estresse (a menos que você seja intolerante ao calor).[45]

6. **Crioterapia.** Essa terapia utiliza temperaturas muito frias por períodos curtos para diminuir os níveis de inflamação.[46] É rejuvenescedora e pode resultar em alívio significativo da dor (a menos que seja intolerante ao frio).

7. **Massagem.** Você precisa de outra desculpa para fazer a massagem parte de sua rotina regular? Várias técnicas, especialmente suecas, ponto de gatilho, liberação miofascial e técnicas de tecidos profundos visam e aliviam a dor e a tensão muscular.[47, 48]

8. **Óleo de CBD.** Este óleo da planta de cânhamo ou cannabis ajuda a aliviar a dor no sistema musculoesquelético. Não se preocupe (ou talvez eu deva dizer: "Desculpe, mas..."), o CBD é refinado para não

conter nenhum (ou contém muito pouco) THC. Você não vai ficar chapado, mas terá alívio da dor.[49]

Mantra: *Tenho o poder de liberar minha dor e alcançar a saúde que mereço.*

Repita esse mantra em voz alta ou mentalmente sempre que se lembrar ao longo do dia, e por 5 a 15 minutos, sentado quieto de manhã e/ou à noite. A meditação do mantra relaxa a tensão muscular e alivia a dor.

 ## Caixa de Ferramentas para Autoimunidade

Só nos Estados Unidos, estima-se que 50 milhões de pessoas foram diagnosticadas com uma doença autoimune. Na maioria dos casos, o critério oficial de diagnóstico é quando o sistema imunológico do paciente já destruiu uma quantidade significativa de seu corpo — por exemplo, precisa haver 90% de destruição das glândulas suprarrenais para que problemas adrenais autoimunes ou a doença de Addison sejam diagnosticados. Também deve haver grande destruição dos sistemas neurológico e digestivo para um diagnóstico de autoimunidade neurológica, como esclerose múltipla (EM), ou autoimunidade intestinal, como doença celíaca.

Esse nível de ataque de inflamação autoimune não acontece da noite para o dia — é o estágio final do espectro maior da inflamação autoimune. Meu foco é abordar as causas da inflamação antes que o paciente atinja esse nível final de destruição.

Existem três estágios principais do espectro da inflamação autoimune:

1. Autoimunidade silenciosa: há exames positivos de anticorpos, mas nenhum sintoma perceptível.

2. Reatividade autoimune: há exames positivos de anticorpos e o paciente está apresentando sintomas.

3. Doença autoimune: há destruição corporal suficiente para ser diagnosticada e muitos sintomas em potencial.

No meu centro de medicina funcional, vejo muitas pessoas no segundo estágio: não estão doentes o suficiente para terem recebido um código de diagnóstico, mas mesmo assim estão sentindo os efeitos da reatividade autoimune. As pessoas que estão em alguma posição do espectro da inflamação costumam ser enviadas de um médico a outro, com uma pilha de exames e medicamentos, mas sem nenhum resultado. Esses pacientes geralmente escutam: "Bem, você provavelmente terá lúpus em alguns anos — volte quanto piorar."

A inflamação é um fator importante para a maioria das doenças autoimunes, senão todas. Autoimunidade é uma condição na qual o sistema imunológico ataca seus próprios tecidos, pensando que são invasores externos (como vírus ou bactérias). O que antes era uma condição rara agora é comum, com aproximadamente cem doenças autoimunes reconhecidas e outras quarenta com um componente autoimune. Suspeito que esses números continuarão a aumentar à medida que descobrirmos mais sobre como várias doenças agem. Algumas das mais comuns são artrite reumatoide, lúpus eritematoso sistêmico, distúrbios inflamatórios intestinais, doença celíaca, psoríase, esclerodermia, vitiligo, anemia perniciosa, tireoidite de Hashimoto, doença de Addison, doença de Graves, síndrome de Sjögren, diabetes tipo 1, hidradenite supurativa e esclerose múltipla (EM).

Na maioria das vezes, o sistema imunológico ataca o sistema digestivo, articulações, músculos, pele, tecido conjuntivo, cérebro e medula espinhal, glândulas endócrinas (como tireoide e suprarrenais) e/ou vasos sanguíneos. Essas doenças podem ser leves em alguns e debilitantes, até fatais, em outros. Se você já tem uma doença autoimune, esta caixa de ferramentas ajudará a fortalecer a sua saúde. Se não foi diagnosticado, mas o questionário sugeriu que a inflamação centrada no sistema imunológico está avançando, amenizar a inflamação é crucial e você não tem tempo a perder! Comece com esta caixa de ferramentas.

1. **Vísceras** de animais alimentados com capim ou pastagens. Antes uma parte comum da dieta humana, as vísceras são muito menos comuns agora, especialmente nos Estados Unidos, mas é um dos alimentos que contêm algumas das maiores quantidades de verdadeira vitamina A, vitaminas B biodisponíveis e minerais como ferro. As deficiências de vitamina A estão ligadas a condições autoimunes e as vísceras podem repô-las rapidamente.

2. **Óleo de fígado de bacalhau extravirgem.** Esta gordura supersaudável é rica em vitaminas lipossolúveis de que o sistema imunológico necessita para se manter equilibrado e funcionar adequadamente.

3. **Óleo de emu.** O óleo de emu, uma ave semelhante ao avestruz, é rico em vitamina K_2, que ajuda a equilibrar a importante família de enzimas chamadas iNOS (óxido nítrico sintase induzível) que modulam as vias inflamatórias.

4. **Brotos de brócolis.** Estes brotos têm uns dos níveis mais altos de sulforafano, que dá suporte à metilação, o que pode reduzir drasticamente a inflamação e manter o funcionamento adequado das células T.[50]

5. **Bagas de sabugueiro.** Este fruto ajuda a equilibrar o sistema imunológico.[51] As bagas de sabugueiro normalmente são encontradas em forma de suplemento líquido.

6. **Óleo de semente de cominho preto.** Este suplemento aumenta as células reguladoras T, reequilibrando um sistema imunológico fora de controle e diminuindo a inflamação.[52]

7. **Suplementos de pterostilbeno.** Este composto, semelhante ao resveratrol, diminui as proteínas inflamatórias NF-κB e aumenta a via anti-inflamatória Nrf2.[53]

8. **Água ou kefir de coco.** Essas bebidas fermentadas contêm vitamina K2, que ocorre naturalmente como subproduto do processo de fermentação. Elas também contêm kefiran, um açúcar exclusivo produzido pelos grãos de kefir que tem a capacidade de diminuir a inflamação e acalmar o sistema imunológico.[54]

Mantra: *Meu corpo é poderoso e constantemente se restaura.*

Repita esse mantra em voz alta ou mentalmente sempre que pensar nele ao longo do dia, e por 5 a 15 minutos, sentado quieto de manhã e/ou à noite. Reduzir o estresse também reduz a inflamação.

Caixa de Ferramentas para Poli-inflamação

Várias áreas de inflamação são um sinal de que sua saúde está significativamente comprometida. Você enfrentará um futuro de doença crônica iminente se não mudar de rumo? Talvez. Ou talvez já tenha um diagnóstico. De qualquer forma, não é hora de se envolver na próxima e divertida dieta da moda. Faça algo totalmente diferente para ver resultados diferentes. Se estava esperando o momento certo para fazer uma mudança drástica na sua saúde, é agora. Vamos falar sério, porque sua saúde pode estar em risco e o poder de mudar isso está em suas mãos. Felizmente, você tem algumas caixas de ferramentas à sua disposição — na verdade, todas elas! Analise todas as caixas de ferramentas relevantes para suas áreas específicas de inflamação. Você pode se concentrar nas caixas de ferramentas das áreas com as quais está mais preocupado ou tentar estratégias de uma caixa de ferramentas diferente todos os dias. Se está tendo um dia ruim para as articulações, vá até a caixa de ferramentas musculoesquelética e escolha alguns alimentos e terapias medicinais. Se sua digestão parecer prejudicada, confira a caixa de ferramentas digestivas para experimentar alguns medicamentos e terapias digestivas. Se for um dia de confusão mental desagradável, vá até a caixa de ferramentas cérebro/sistema nervoso e experimente algumas dessas terapias. Navegue livremente, use todas as ferramentas que puder e lide com essa inflamação de uma vez por todas!

Mantra: *Eu reivindico minha vitalidade.*

Repita esse mantra em voz alta ou mentalmente sempre que pensar nele ao longo do dia, e por 5 a 15 minutos, sentado quieto de manhã e/ou à noite. Esse sentimento está no centro de tudo o que está fazendo no plano Elimin8.

....

Alimentação com restrição de tempo: uma ferramenta para todos

O jejum intermitente (IF) ou a alimentação com restrição de tempo (TRF) é algo que qualquer pessoa pode tentar. Ao longo da história humana, a comida não era tão constante e excessivamente disponível como é agora. As pessoas nem sempre podiam comer quando quisessem. Nosso corpo se adaptou a isso e responde favoravelmente — não à fome, mas a períodos sem comer ou comendo menos. Os protocolos IF e TRF[55] são uma ótima maneira de diminuir a inflamação e melhorar algo chamado autofagia. A autofagia é a capacidade do seu corpo de limpar células mortas e disfuncionais e reduzir os níveis de inflamação. Três maneiras simples de melhorar sua dieta, esteja você praticando uma dieta de eliminação ou não, são apenas comer entre as oito da manhã e as seis da tarde, apenas entre meio-dia e seis da tarde ou pular uma refeição todos os dias ou periodicamente. Para protocolos de jejum intermitente mais avançados, confira meu livro *Ketotarian*.

....

Lembre-se de manter sua caixa de ferramentas por perto para lembrá-lo dos alimentos e terapias que podem beneficiar seu objetivo de reduzir sua inflamação, não importa onde você esteja no espectro da inflamação. Agora é hora de começar o plano de fato, indo aos poucos ao longo de quatro ou oito dias (dependendo do programa escolhido), abrindo mão de alguns itens de cada vez até que esteja 100% compatível. Eu o ajudarei a eliminar a confusão, passo a passo. Mãos à obra!

4

INITI8: TRANSIÇÃO PARA A FASE DE ELIMINAÇÃO

Agora que você escolheu o programa Core4 ou Elimin8 e detém sua caixa de ferramentas bioindividualizada, é hora de começar o processo real de eliminação de alimentos inflamatórios da sua vida. Começaremos eliminando gradualmente os quatro (para o programa Core4) ou oito (para o programa Elimin8) alimentos mostrados no capítulo anterior, um de cada vez.

Embora você possa ficar tentado a abandonar tudo de uma só vez para avançar mais rápido, acho que, para muitas pessoas, mudanças drásticas de uma só vez costumam ser aflitivas. O entusiasmo pode se transformar em frustração quando a mudança é muito repentina, por isso prefiro essa abordagem gradual. O bem-estar não deve ser estressante. Embora a magia em aceitar novos desafios seja empolgante, permita-se uma dose de gentileza e leveza durante esse período e sempre. No próximo capítulo, concentre-se em todos os alimentos deliciosos que aliviam as inflamações que poderá desfrutar. Essa fase do Initi8 permite começar o programa de uma maneira mais ponderada e sustentável. Mesmo no primeiro dia, ao eliminar o primeiro alimento, já será capaz de perceber o impacto. Comece observando como a remoção de cada alimento o afeta inicialmente. Essa é uma parte importante da consciência corporal e da sensibilidade às suas reações individuais.

O PROCESSO GRADUAL

Ao longo dos próximos quatro ou oito dias, você entrará no modo de eliminação total. Os quatro primeiros dias são iguais para o programa Core4 ou Elimin8. Você abrirá mão de um alimento Core4 por dia. Após quatro dias, se estiver no programa Core4 poderá passar para o próximo capítulo. Se estiver no Elimin8 continuará por mais quatro dias, eliminando mais quatro alimentos inflamatórios. Após oito dias, o Elimin8 chega ao fim e você estará pronto para avançar para o próximo capítulo.

As informações sobre o que fazer ao abrir mão de cada alimento inflamatório — incluindo por que e como eliminá-lo e o que comer — vêm depois das tabelas.

Programação Gradual do Programa Core4

DIA	ALIMENTO A SER ELIMINADO
1	**Todos os grãos:** Trigo, cevada, centeio, arroz, quinoa, milho etc.
2	**Lacticínios:** Leite, iogurte, queijo, creme etc., de vaca, cabra ou ovelha
3	**Todos os adoçantes adicionados:** Açúcar branco e mascavo, xarope de milho com alto teor de frutose, xarope de bordo, mel, açúcar de coco, néctar de agave, estévia, fruta do monge, álcoois de açúcar etc.
4	**Óleos inflamatórios:** Milho, soja, canola, girassol, semente de uva, vegetais etc.

Programação Gradual do Programa Elimin8

DIA	ALIMENTO A SER ELIMINADO
1	**Todos os grãos:** Trigo, cevada, centeio, arroz, quinoa, milho etc.
2	**Lacticínios:** Leite, iogurte, queijo, creme etc., de vaca, cabra ou ovelha
3	**Todos os adoçantes aditivos:** Açúcar branco e mascavo, xarope de milho com alto teor de frutose, xarope de bordo, mel, açúcar de coco, néctar de agave, estévia, fruta do monge, álcoois de açúcar etc.

4	**Óleos inflamatórios:** Milho, soja, canola, girassol, semente de uva, vegetais etc.
5	**Leguminosas:** Lentilhas, feijão preto, feijão carioca, feijão branco, soja, tofu, feijão-de-lima, grão-de-bico, amendoim, manteiga de amendoim etc.
6	**Nozes e sementes:** Amêndoas, nozes, nozes-pecã, sementes de girassol, sementes de abóbora, sementes de gergelim, sementes de chia, manteigas de nozes e sementes etc.
7	**Ovos,** claras e gemas
8	**Solanáceas:** Tomates, batatas brancas e amarelas, berinjela, todas as pimentas etc.

Dia Um para Core4 e Elimin8: Grãos

Embora os grãos sejam amados por muitos, inclusive a ponto de causar dependência em alguns, eles são um dos alimentos com maior probabilidade de causar inflamação e comprometer a integridade digestiva. É por isso que é tão importante eliminá-los... por enquanto. Você terá a oportunidade de reintroduzi-los mais tarde, se realmente quiser trazê-los de volta à sua dieta, mas vamos aliviar a inflamação primeiro, para que possamos ter uma leitura verdadeira de como seu corpo realmente responde aos grãos.

Vivemos em uma sociedade centrada em grãos. Os grãos são a base das refeições para muitas pessoas. Se já olhou o conteúdo dos carrinhos de outras pessoas no supermercado, deve ter notado que eles estão cheios dos mais variados grãos: cereais no café da manhã, sanduíche no almoço e grãos como acompanhamento (pelo menos), isso quando não são o prato principal (alô, espaguete) para o jantar. Os grãos são a espinha dorsal da agroindústria e representam um mercado gigante de vários bilhões de dólares. Lobbies de grãos têm muito poder político. Inclusive, os grãos são a base da famosa pirâmide alimentar antiga (ou uma fatia enorme do USDA MyPlate*). Não é surpresa, portanto, que a ideia de eliminar os grãos pareça radical para muitos. No entanto, uma dieta sem grãos dificilmente é

---

* N. da T.: Guia Nutricional publicado pelo Departamento de Agricultura dos EUA.

radical. O alto consumo de grãos na alimentação é bastante recente para os humanos. Vejamos as muitas boas razões para abandonar os grãos em busca de alternativas mais ricas em nutrientes.

O Espectro Celíaco

Atualmente, os pesquisadores estão encontrando evidências a respeito do que falamos há décadas na medicina funcional: reatividades leves como sensibilidade ao glúten, com apenas sintomas ocasionais e toleráveis, estão em uma extremidade de um espectro inflamatório maior, sendo doenças autoimunes, como a doença celíaca (DC), o lado oposto.[2] Acredito que, assim como existe um espectro de inflamação autoimune, existe um espectro que vai da sensibilidade leve ao glúten à doença celíaca de fato.[3] Eu chamo isso de espectro celíaco.

Os médicos convencionais podem lhe dar um diagnóstico de doença celíaca ou dizer que você não tem doença celíaca com base no nível de destruição dos microvilos no intestino delgado. Recentemente, no entanto, os médicos começaram a admitir que algumas pessoas sem doença celíaca diagnosticável parecem sofrer com sintomas legítimos e significativos quando comem glúten. Além disso, não estou completamente convencido de que os critérios de diagnóstico da doença celíaca sejam suficientemente inclusivos. Por exemplo, apenas 10% das pessoas com doença celíaca apresentam sintomas gastrointestinais óbvios.[4] Em vez disso, elas experimentam outros sintomas aparentemente não relacionados, como ansiedade, depressão ou problemas de pele. As estimativas são de que apenas cerca de 5% dos celíacos são diagnosticados,[5] principalmente porque os médicos geralmente suspeitam de doença celíaca apenas em pacientes com problemas digestivos (e mesmo assim, muitas vezes não o testam). Isso significa que cerca de 3 milhões de norte-americanos com doença celíaca não fazem ideia de que a têm.

Se você descobrir ao longo deste livro (ou se já sabe) que apresenta sintomas após ingerir glúten, então está no espectro da sensibilidade ao glúten/doença celíaca e deve evitar todo tipo de glúten pelo resto da vida.

Por enquanto, também recomendo abrir mão de todos os grãos, porque o efeito inflamatório, mesmo de grãos sem glúten, pode agravar sintomas em muitas pessoas. Se você tiver uma sensibilidade alimentar diagnosticada ou uma condição autoimune como a doença celíaca, reduzir todos os grãos pode ser útil para reduzir a inflamação geral. Se esse é seu caso, também sugiro pular direto para o programa Elimin8 para obter o efeito máximo.

....

POR QUE ABRIR MÃO DELES (POR AGORA): Aqui estão algumas boas razões pelas quais os grãos devem ser eliminados:

- **Glúten.** É quase impossível não ouvir a palavra com G pronunciada por ai nos dias de hoje. Uma explosão de pesquisas sobre glúten lançou luz sobre essa proteína que está no trigo, centeio, cevada e espelta — estimativas conservadoras afirmam que 1 em cada 20 norte-americanos tem intolerância ao glúten. Ele é difícil de digerir em comparação com as proteínas de outros grãos, portanto, sua presença no trato digestivo pode inflamar a mucosa intestinal, afrouxando as junções de oclusão e contribuindo para a síndrome do intestino permeável. Quando isso acontece, proteínas alimentares não digeridas, como glúten e endotoxinas bacterianas chamadas lipopolissacarídeos (LPS), podem passar para a corrente sanguínea, criando uma reação inflamatória fora do trato gastrointestinal, podendo desencadear uma resposta autoimune.

- **Lectinas.** As lectinas são proteínas encontradas mais abundantemente em grãos, legumes, nozes, sementes, solanáceas (tomates, pimentões, berinjela e batatas) e abóbora (principalmente a pele e as sementes). Esses mecanismos de defesa das plantas são indigestos e, como o glúten, as lectinas podem causar problemas digestivos e provocar inflamação em muitas pessoas,[6] comprometendo a barreira intestinal. As lectinas também podem se ligar em locais receptores de insulina[7] e leptina,[8] alimentando padrões de resistência hormonal.

- **Inibidores de enzima.** Seu corpo produz enzimas para ajudar na digestão, mas os grãos contêm inibidores da alfa-amilase e inibidores de protease, que podem inibir essas enzimas digestivas, causando dificuldades digestivas para pessoas com sensibilidade.

- **Ácido fítico e fitatos.** Esses compostos são antinutrientes[9] que se ligam a minerais como cálcio e ferro em seu corpo, tornando-os inutilizáveis para você. Deficiências minerais como a osteoporose podem ser perpetuadas pela presença de fitatos.

- **Saponinas.** Pseudogrãos como a quinoa são particularmente ricos nesses antinutrientes,[10] que podem contribuir para a inflamação e a permeabilidade intestinal em pessoas sensíveis.

- **Açúcares.** Os grãos são ricos em açúcares, que podem causar picos de açúcar e insulina no sangue e podem levar à resistência à insulina, síndrome metabólica, pré-diabetes e diabetes tipo 2 em pessoas suscetíveis.

- **Níveis elevados de ômega-6.** As gorduras são essenciais para uma saúde ideal, mas existem gorduras inflamatórias e gorduras anti-inflamatórias. Os grãos são ricos em gorduras ômega-6 poli-insaturadas, que são inflamatórias quando estão desproporcionais às gorduras ômega-3. Como a maioria das pessoas come muito mais ômega-6, os grãos podem contribuir para esse desequilíbrio.

Também é importante lembrar que as formas originais dos grãos se modificaram devido ao cruzamento, hibridação, modificação genética e uso frequente de produtos químicos agrícolas (como o glifosato) nas lavouras. Você não precisa de grãos para obter fibras, e vegetais e frutas são muito mais ricos em nutrientes do que grãos, sem os efeitos nocivos do glúten, lectinas, inibidores de enzimas, ácido fítico, ácidos graxos ômega-6 e todos os outros aspectos negativos que já mencionei. Você não precisa temer ter "deficiência em grãos", isso não existe.

No estágio Reintegr8, quando sua inflamação estiver amenizada, você pode perceber que é capaz de tolerar alguns grãos e outros não. Se deseja reintroduzi-los na sua dieta, eliminá-los por um tempo é a única maneira de obter uma leitura precisa da resposta do seu corpo.

COMO ABRIR MÃO DELES: pare de comer todos os alimentos feitos com trigo, cevada, centeio, espelta, aveia, arroz, milho, quinoa e qualquer outro grão. Ou seja, nada de pão, macarrão, cereais ou produtos assados, como muffins e biscoitos. Isso pode parecer impossível no começo, especialmente se sua dieta é densa em grãos, mas não se preocupe — ainda existem muitos alimentos anti-inflamatórios deliciosos para você comer!

GRÃOS A SEREM ELIMINADOS

- Trigo, incluindo bagas de trigo, triguilho (como na salada de tabule) e sêmola de trigo, bem como qualquer coisa feita com trigo (como cerveja de trigo) ou farinha de trigo, incluindo farinha branca e farinha de trigo integral: a maioria dos tipos de pão, macarrão (durum e sêmola são tipos de trigo), *bagels*, *muffins* ingleses, bolos, biscoitos, rosquinhas etc.

- Cevada (geralmente em sopa) e qualquer coisa feita com cevada, incluindo a maioria das cervejas.

- Centeio, incluindo qualquer coisa feita com centeio, como pão de centeio e uísque de centeio.

- Espelta e qualquer coisa feita com espelta, como *pretzels* e pão com espelta.

- Aveia, incluindo flocos de aveia e qualquer coisa feita com farinha de aveia, como pão de aveia, granola e muesli.

- Arroz, incluindo arroz marrom, branco, vermelho, basmati, jasmim e japonês.

- Milho, incluindo milho fresco e qualquer coisa feita com milho, como farinha de milho, tortilhas de milho e salgadinhos de milho.

- Todos os outros grãos, incluindo os chamados grãos ancestrais: quinoa, milho, amaranto, Kamut, *einkorn* etc.

ALIMENTOS SEM GRÃOS PARA INCORPORAR

- Em vez de torradas de manhã, tente comer um abacate polvilhado com sal e pimenta. Coma-o com uma colher.

- Smoothies verdes são opções rápidas e ricas em nutrientes para pessoas com pressa ou para quem não gosta de comer muito no café da manhã. Se estiver executando apenas o programa Core4, outra boa opção de café da manhã são os ovos.

- Para sanduíches, use folhas de alface ou de couve para envolver o recheio ou a parte de cima de grandes cogumelos no lugar de pães e tortilhas.

- As batatas-doces podem ser transformadas em batatas chips ou batatas fritas, para matar aquele desejo de carboidrato, ou amasse-as para um acompanhamento rico em amido.

- Os chips de legumes podem ser feitos a partir de folhas verdes grossas, como couve, ou de raízes fatiadas, como cenoura, beterraba e mandioca. Eu também gosto de tortilhas de mandioca.

- Bananas-da-terra dão ótimos chips. Experimente-os para fazer deliciosos "nachos" ao estilo sul-americano.

- Tente assar com farinhas sem grãos, como farinha de coco, farinha de amêndoa, fécula de araruta, amido de tapioca, farinha de banana-da-terra, farinha de mandioca e farinha de junça. (Existem muitos livros bons de produtos assados sem grãos disponíveis.)

Dia Dois para Core4 e Elimin8: Lacticínios

Talvez você tenha crescido pensando que leite era muito bom para a saúde. Ele contém proteína e cálcio e, como muitos de nós associamos leite à nutrição infantil, *parece* ser um alimento saudável. No entanto, para muitas pessoas, e por muitas razões, os lacticínios são inflamatórios. Embora o leite orgânico de alta qualidade, de vacas alimentadas no pasto e que não foram tratadas com hormônios de crescimento e antibióticos, possa ser ótimo para o seu organismo, acho que muitos de meus pacientes se sentem melhor sem lacticínios em suas dietas. Alguns relatam que, apesar de serem reativos ao leite de vaca, eles se dão bem com leite de cabra, de ovelha ou de camelo (sim, isso existe). Embora esses leites também contenham lactose (o açúcar natural do leite, e que causa problemas gastrointestinais para muitas pessoas), os leites de origem não bovina têm um tipo diferente de caseína (uma proteína do leite) que é mais fácil de digerir. Por enquanto, porém, você se afastará de todos os laticínios de origem animal para dar um descanso ao seu organismo. Após o período de eliminação, avalie se certos laticínios funcionam para você ou não.

Como viver sem seu queijo de cabra francês chique, seu shake de whey [soro do leite] pós-treino ou seu iogurte grego matinal? Não se preocupe. Existem muitos produtos "lácteos" deliciosos e amplamente disponíveis, feitos a partir de vegetais, que podem ajudá-lo.

POR QUE ABRIR MÃO DELES (POR AGORA): existem todos os tipos de razões pelas quais as pessoas podem ser reativas a laticínios, como leite, sorvete, iogurte, creme e queijo.

- ■ **Lactose.** Aqueles que são intolerantes à lactose (açúcar do leite) carecem da enzima para digerir produtos lácteos que contêm lactose. Nessas pessoas, comer laticínios pode causar problemas digestivos desconfortáveis, desde inchaço e gases até diarreia.

- ■ **Caseína e/ou soro de leite.** Aqueles que conseguem digerir bem a lactose podem ter um problema diferente — podem ser intolerantes ou sensíveis às proteínas do leite —, especificamente caseína e soro de leite. A molécula da caseína pode se parecer muito com a molécula de glúten para um sistema imunológico super-reativo, portanto, corpos sensíveis a um são frequentemente sensíveis ao outro, causando inflamação no trato digestivo. Se as proteínas de caseína passam pela mucosa protetora do intestino devido à permeabilidade intestinal, elas podem desencadear reações mais graves, como autoimunidade. Em pessoas com intolerância ou sensibilidade à caseína ou soro de leite, os lacticínios também podem causar problemas digestivos graves, como cólicas estomacais e diarreia, além de outros efeitos aparentemente não relacionados, como problemas respiratórios, vômitos, urticária, dor nas articulações, fadiga extrema, sintomas neurológicos e alterações comportamentais (ou mesmo anafilaxia em pessoas alérgicas à caseína ou proteína de soro de leite).

- **Aditivos.** Quer hormônios de crescimento com o seu leite? O leite convencional disponível nos supermercados geralmente vem de vacas injetadas com hormônio de crescimento bovino, administrados pelos produtores de lacticínios para aumentar a produção de leite. Ainda não sabemos que efeito isso pode ter sobre as pessoas que o bebem, imediatamente ou em longo prazo, mas não aconselho a ingestão desses hormônios, que considero como xenobióticos — substâncias estranhas ao corpo humano. Além disso, as vacas leiteiras são frequentemente tratadas com antibióticos para prevenir ou tratar a mastite, que se desenvolve como resultado da irritação ou infecção causada pelas máquinas de ordenha. Isso significa que você pode receber uma dose extra de antibióticos residuais e, provavelmente, um pouco de pus de mastite em cada copo de leite de vaca. Delícia.

- **Açúcar adicionado.** É claro que leites com sabor, como achocolatados, estão repletos de adoçantes adicionados, dos quais você abrirá mão amanhã de qualquer maneira.

....

Conheça Suas Vacas: Caseína A1 e A2

Existem dois tipos principais de proteína caseína. O subtipo A1[11] da caseína é mais comum nos Estados Unidos. É o tipo de caseína produzida por vacas do norte da Europa, como as raças Holstein e Friesian. Embora a pesquisa ainda não seja definitiva, novos estudos sugerem que o leite com mais caseína A1[12] tende a ser mais inflamatório e difícil de digerir, e pode até contribuir para certos problemas de saúde, como diabetes e doenças cardíacas.

Há, também, a caseína A2, mais antiga. A2 é o subtipo do leite de vacas originárias do sul da França e das Ilhas do Canal, como as vacas de Guernsey e Jersey — muitas das quais agora estão produzindo leite na Nova Zelândia e na França. De acordo com pesquisas preliminares (e relatos pessoais de muitos de meus pacientes), o leite com mais caseína A2 é menos inflamatório e mais fácil de digerir. Também pode ser mais rico em nutrientes. Embora a maioria dos produtos lácteos convencionais atualmente não esteja indicando seu tipo de caseína no rótulo, à medida que mais pessoas aprendem sobre essa diferenciação, mais empresas estão colocando o A2 no rótulo de seus produtos. Se decidir tentar reintroduzir produtos lácteos após a fase de eliminação deste livro, procure produtos lácteos feitos com leite proveniente de raças de vaca A2 ou leite produzido na Nova Zelândia e França, assim como na África e na Índia. Por enquanto, estamos eliminando os laticínios A2 e A1, mas lembre-se de que muitas pessoas toleram laticínios A2 de animais alimentados a pasto (especialmente produtos fermentados como queijo e iogurte) quando os reintroduzem.

....

COMO ABRIR MÃO DELES: Elimine todo o leite, sorvete, iogurte, queijo (sim, eu sei...) e qualquer outra coisa que contenha lactose ou caseína da sua dieta, seja de vaca, cabra, ovelha, gato ou qualquer outro animal.

LACTICÍNIOS A SEREM ELIMINADOS

Elimine qualquer um dos seguintes produtos se forem provenientes de vacas, cabras, ovelhas, cavalos, camelos... ou qualquer outro animal.

- Leite

- Manteiga (mas a ghee, que é manteiga clarificada em que são removidas as proteínas lácteas, não tem problema)

- Creme

- Iogurte

- Sorvete

- Queijo

O QUE COMER NO LUGAR: Felizmente, existem toneladas de produtos lácteos anti-inflamatórios disponíveis, feitos de grãos sem glúten, como nozes, sementes ou cocos. (Para quem está no programa Elimin8, os leites de nozes e sementes são permitidos por enquanto, mas você os eliminará em alguns dias. Use-os como lacticínios de transição, se necessário. Os produtos de leite de coco continuarão liberados.) Iogurtes, queijos e sorvetes não lácteos melhoraram bastante nos últimos anos, portanto, se não os experimentou recentemente, tente outra vez. Poderá descobrir que nem sente falta do suco de vaca.

ALIMENTOS NÃO LÁCTEOS A SEREM INCORPORADOS

Procure versões de leite à base de vegetais. Se estiver fazendo o programa Core4, experimente o leite feito de coco, amêndoa, castanha-de-caju, avelã, sementes de cânhamo ou qualquer outra noz ou semente, ou ervilha. O queijo produzido a partir de nozes — marcas artesanais novas, especialmente de produtos como requeijão cremoso — pode ser praticamente indistinguível do queijo de leite. Se estiver fazendo o programa Elimin8, pode comprar leite de noz por enquanto, mas os produtos feitos com coco são sempre uma boa alternativa de lacticínios para você. Cocos contêm exatamente o tipo de gordura que seu cérebro adora.

Dia Três para Core4 e Elimin8: Todos os Adoçantes Adicionados

Este aqui é fácil — até porque açúcar em excesso *literalmente* inflama seu cérebro, prejudicando a função cognitiva e piorando a memória.[13] Tenho certeza de que gosta do seu cérebro e deseja que ele continue trabalhando até a velhice. Então vamos eliminar o açúcar.

POR QUE ABRIR MÃO DELES (POR AGORA): Existem muitos estudos comprovando que açúcares refinados, como açúcar branco, açúcar mascavo, xarope de milho com alto teor de frutose (ou qualquer xarope de milho) e adoçantes baratos semelhantes causam inflamação em quase todos e podem aumentar o risco de muitas doenças crônicas, incluindo diabetes, doenças hepáticas e cardíacas,[14] (o açúcar aumenta sua chance de morrer de doença cardíaca, mesmo que você não esteja acima do peso).[15] Os adoçantes artificiais podem ser ainda piores, atrapalham as bactérias intestinais e pesam na sua balança,[16] mesmo que você pense que sua escolha de bebida sem calorias esteja fazendo o oposto. Até os adoçantes naturais mantêm o foco no sabor doce, em vez de refinar o paladar para apreciar a doçura natural dos alimentos.

O açúcar é viciante. O norte-americano médio consome cerca de 1.670 quilos de açúcar durante toda a vida — o equivalente a 1,7 milhões de Skittles, ou uma lixeira de tamanho industrial cheia de açúcar branco. Vamos ignorar essa lixeira e manter todos os adoçantes adicionados fora do seu corpo por enquanto. Mais tarde, você poderá reintegrar alguns adoçantes naturais, mas não saberá ao certo se os tolera a menos que os elimine por um tempo.

COMO ABRIR MÃO DELES: Parar de consumir açúcar é um pouco como parar de fumar. Às vezes, temos que fazê-lo de forma abrupta. No início, podem surgir desejos intensos, mas aguente firme e não ceda a eles. Dentro de alguns dias, o desejo deve diminuir, ou pelo menos ficar muito mais fácil de resistir.

ADOÇANTES ADICIONADOS A SEREM ELIMINADOS

- **Açúcar branco ou mascavo**, de todas as formas e para todos os propósitos, desde o chá da manhã até produtos assados, como biscoitos e bolo.

- **Todos os xaropes**, como xarope de milho, xarope de milho com alto teor de frutose, xarope de bordo, xarope de arroz integral, néctar de agave, mel e xarope de tâmara.

- **Todos os adoçantes naturais**, incluindo açúcar de coco, açúcar de tâmara, açúcar de bordo, açúcar de milho, caldo de cana evaporado, cristais de caldo de cana, açúcar de beterraba, estévia, fruta do monge, álcoois de açúcar como xilitol e suco de frutas concentrado.

- Qualquer coisa contendo **adoçantes artificias**, incluindo aspartame (nomes de marcas como Equal e NutraSweet), sacarina (Sweet'N Low), sucralose (Splenda) e acessulfame-K (Sunett e Sweet One).

- **Qualquer alimento embalado que contenha adoçantes adicionados** na lista de ingredientes. O açúcar tem muitos nomes — não apenas os açúcares e xaropes listados anteriormente, mas também o caramelo, adoçante de milho, sólidos de xarope de milho, frutose, dextrose, dextrina, glicose, maltose, maltodextrina, sacarose... qualquer coisa terminada em -ose.

- **Doce**. Todos os doces.

- **Refrigerante, refrigerante diet, bebidas energéticas e bebidas engarrafadas de frutas.**

- **A maioria das sobremesas** — bolo, biscoitos, cheesecake, brownies, torta, pudim etc., comprados ou caseiros. O açúcar também é frequentemente adicionado às frutas secas, e o açúcar e/ou adoçante artificial quase sempre está presente em iogurtes com sabor, barras de granola e cereais matinais. Você pode consumir frutas secas sem açúcar e iogurte sem açúcar (como o iogurte natural de coco).

■ **Adoçante oculto em alimentos não doces**, como ketchup, molho de churrasco, molho de macarrão, sopa, biscoito de água e sal, molho para salada, frutas enlatadas, saladas de rotisserias (como salada de repolho e maionese), chá engarrafado e muito mais. Leia o rótulo e descubra se o produto contém açúcar.

O QUE COMER EM SEU LUGAR: Existem muitas opções adocicadas deliciosas na natureza, como frutas frescas (doces da natureza), raízes de vegetais (especialmente batatas doces e inhame), coco e até algumas especiarias naturais, como canela e anis, além de chás de ervas com sabor doce sem terem sido adoçados. Frutas secas sem açúcar também são boas, mas não exagere, pois os açúcares naturais das frutas são concentrados pelo processo de secagem. Para algumas pessoas, é melhor ficar longe de todos os alimentos doces por um tempo, para mudar os maus hábitos do paladar.

Em alguns dias, à medida que seu paladar se recupera da superestimulação do açúcar refinado e se torna mais sensível (isso acontece mais rapidamente em alguns e leva mais tempo em outros), os alimentos naturais terão um sabor muito mais doce. Algumas pessoas não têm problemas com adoçantes naturais e são capazes de comê-los com moderação. Se esse é o seu caso — ou se você *precisar* de alimentos doces em determinado dia e não conseguir ficar mais um minuto sem eles — tente qualquer coisa na lista a seguir. Se não gosta de doces, tente ficar sem comer nada doce e veja como se sente.

ALIMENTOS NATURALMENTE ADOCICADOS A SEREM INCORPORADOS

Frutas frescas e secas são uma delícia, mas é bom apreciá-las com moderação. Abuse de ervas adocicadas, chás de ervas (sem adição de adoçante, é claro) e outros alimentos integrais naturalmente doces de que gosta, como:

- **Coco cru ou seco (sem açúcar).**

- **Pedaços de cacau cru ou alfarroba.** Polvilhe-os em uma banana cortada ao meio com um pouco de coco — é como uma barra de chocolate, só que muito melhor. Fique atento a qualquer adição de açúcar.

- **Ervas e especiarias doces** — canela, anis, pimenta-da-jamaica, cardamomo, cravo, coentro, erva-doce, hortelã, manjericão ou estragão.

- **Chá de ervas.** Muitos são naturalmente doces.

- **Água com ou sem gás, aromatizada com frutas frescas.**

Dia Quatro para Core4 e Elimin8: Óleos Inflamatórios

Você pode ter ouvido dizer que os óleos vegetais são mais saudáveis do que as gorduras animais, mas esse não é o caso.[17] A verdade é que óleos de sementes e grãos industriais processados, como óleo de milho, óleo de canola e aquele misterioso "óleo vegetal" são inflamatórios.

POR QUE ABRIR MÃO DELES (POR AGORA): Para extrair esses óleos, as sementes são submetidas a altas temperaturas. Em seguida, os óleos são removidos com solventes de petróleo e tratados quimicamente para remover os subprodutos do processo. E, então, em geral eles são coloridos e perfumados, para que não cheirem como realmente são — o resultado não natural de um processo químico agressivo. Frequentemente, esses óleos também contêm antioxidantes artificiais como BHA e BHT para mantê-los estáveis nas prateleiras por longos períodos de tempo. Mmm, óleo velho…

Os óleos vegetais também contêm mais ácidos graxos poli-insaturados do que os azeites de oliva e cocos (extraídos de forma mais natural por meio de prensas tradicionais). Essas gorduras poli-insaturadas oxidam com facilidade, portanto, esses óleos são frequentemente as principais fontes de radicais livres inflamatórios, em especial quando aquecidos. Aderiremos a óleos anti-inflamatórios mais naturais, como azeite prensado a frio, óleo de abacate, óleo de coco e ghee (manteiga clarificada com a extração de seus sólidos lácteos) ao longo do programa Elimin8.

COMO ABRIR MÃO DELES: Não é necessário eliminar todos os óleos ou gorduras adicionadas. Existem bons e maus óleos. Tudo o que você precisa saber é diferenciá-los e usar os bons. Se estiver usando muito óleo de sementes industrializado, seu nível de inflamação responderá rapidamente com essa troca.

ÓLEOS INFLAMATÓRIOS A SEREM ELIMINADOS

- Óleo de milho
- Óleo de Canola
- Óleo de girassol
- Óleo de soja
- Óleo de semente de algodão
- Óleo de cártamo
- Óleo de semente de uva
- Óleo de farelo de arroz
- Óleo vegetal
- Margarinas e "pastas amanteigadas"
- A maioria dos alimentos embalados que contêm qualquer tipo de gordura. Leia o rótulo.

O QUE COMER EM SEU LUGAR: Existem óleos bons e ruins, e a diferença não poderia ser mais considerável. Os óleos ruins são inflamatórios, mas os bons são anti-inflamatórios e introduzem nutrientes e gorduras em seu corpo que estimulam o cérebro e equilibram hormônios e são bons para todos os sistemas. Alguns são melhores em estado bruto, como o azeite extravirgem, e outros são bons para cozinhar, como óleo de coco ou óleo de abacate.

ÓLEOS ANTI-INFLAMATÓRIOS A SEREM INCORPORADOS

Óleos prensados a frio, para desfrutá-los crus (não os use para cozinhar):

- Azeite extravirgem

- Óleo de abacate extravirgem

- Óleo de coco extravirgem

Óleos e gorduras para cozinhar:

- Óleo de abacate

- Azeite (sem ser extravirgem)

- Óleo de coco

- Ghee feita de leite de animais alimentados a pasto (manteiga clarificada — ela é feita com leite, mas como a lactose e a caseína não estão mais presentes, ela é permitida tanto no programa Elimin8 quanto Core4)

- Gordura de palma (somente orgânica)

Se você está no programa Core4, pare aqui. Vá direto para o próximo capítulo. Se está no Elimin8, continue comigo! Você tem apenas mais quatro dias pela frente.

Dia Cinco para Elimin8: Leguminosas

As leguminosas — a família do feijão e da ervilha, incluindo amendoim e soja — têm uma variedade de características que podem torná-las inflamatórias para algumas pessoas. Elas contêm lectinas e ácido fítico, que podem desencadear inflamações e interferir na absorção de minerais.[18] No caso do amendoim, existe também a possibilidade de contaminação por mofo da aflatoxina. As lectinas fazem parte do mecanismo de defesa das plantas.[19] Em média, 15% das proteínas de uma leguminosa são lectinas. Nosso sistema imunológico evoluiu para criar anticorpos que nos protegem das lectinas, mas nem todos nós temos a genética que efetivamente cria anticorpos suficientes para nos proteger de todo tipo de lectina.[20] É por isso que algumas pessoas são mais sensíveis às lectinas em alimentos do que outras. Teste sua tolerância a leguminosas durante a reintrodução.

NOTA: se você é vegano ou vegetariano, considere fortemente trazer produtos de origem animal, como peixes selvagens frescos, de volta à sua dieta, pelo menos durante o programa Elimin8 (mas isso não é obrigatório — veja minha discussão sobre fazer esta dieta de eliminação sendo vegetariano ou vegano na página 60).

LEGUMINOSAS A SEREM ELIMINADAS

- Todos os feijões, incluindo feijão carioca, preto, branco, vermelho, roxo, feijão-de-lima, fava, grão-de-bico e feijão mungo

- Todas as lentilhas

- Soja e todos os produtos feitos com soja, incluindo edamame, tofu, missô, molho de soja e tempeh à base de soja

- Quaisquer alimentos embalados ou processados e pós de proteína que contenham ingredientes que tenham a palavra soja, como proteína isolada de soja

- Amendoim e todos os produtos de amendoim, incluindo manteiga de amendoim e molho de amendoim

NOTA: coma com tranquilidade ervilhas e feijões frescos que vêm em vagens, como feijão-verde, ervilha e ervilha torta.

ALIMENTOS SEM LEGUMINOSAS A SEREM INCORPORADOS

- Os vegetais ricos em amido podem ter uma textura semelhante ao feijão cozido. Adicione batata-doce em cubos, nabos ou rutabaga à sopa ou ao chili, ou experimente-os amassados no lugar de feijão cozido e refogado — é bom com tacos.

■ Cogumelos — todos os tipos; inteiro, fatiado ou picado — é uma adição saudável e rica aos alimentos e um excelente substituto para as leguminosas.

Dia Seis para Elimin8: Nozes e Sementes

Nozes e sementes podem ser difíceis de digerir para algumas pessoas. Elas contêm lectinas e fibras que podem irritar o trato digestivo e o sistema imunológico de algumas pessoas.[21] Outro problema em potencial de nozes e sementes é a torrefação convencional e os óleos de sementes industrializados que são adicionados às variedades compradas em lojas. Consumir óleos oxidados pode causar ainda mais inflamação. Nota: se você estava incluindo leite de amêndoa ou outro leite de noz na sua dieta até o momento em que se afastou dos produtos lácteos, hoje é o dia de mudar apenas para as alternativas à base de leite de coco, se ainda acha que precisa de um substituto para o leite.

NOZES E SEMENTES A SEREM ELIMINADAS

Nozes

- Bolotas (para qualquer esquilo que esteja lendo isso)
- Amêndoas
- Castanha-do-pará
- Castanha-de-caju
- Castanhas
- Avelãs
- Carya

- Noz-de-cola
- Macadâmia
- Noz-pecã
- Nozes pili
- Pinhões
- Pistache
- Sacha inchi
- Nozes

Sementes

- Chia
- Linho

- Cânhamo
- Papoula

- Abóbora
- Sésamo
- Cártamo
- Girassol

ALIMENTOS SEM NOZES E SEMENTES A SEREM INCORPORADOS

Em qualquer receita que inclua nozes ou sementes, ou para lanches fáceis, tente o seguinte como substituto:

- Flocos ou pedaços de coco seco (sem açúcar)
- Mirtilos secos, cerejas azedas ou groselha (sem açúcar)
- Chips de mandioca
- Chips de banana-da-terra
- Junça (na verdade, estas são pequenas raízes vegetais, não nozes)
- Chips de bananas secas
- Chips de legumes assados, secos em um desidratador ou forno de baixa temperatura (experimente couve, abóbora em fatias finas ou raízes vegetais em fatias finas)
- Fermento nutricional, em receitas salgadas, para um sabor de queijo

Dia Sete para Elimin8: Ovos

Muitas pessoas, inclusive eu, comem ovos sem nenhum problema. Para algumas, no entanto, a albumina nas claras pode ser inflamatória, principalmente para pessoas com doenças autoimunes. Na verdade, essa omelete de clara de ovo que você acha tão saudável pode ser algo que seu corpo não consegue tolerar. A clara do ovo é uma fonte comum de sensibilidade alimentar, mas para alguns o ovo inteiro também é um problema. Eliminar os ovos da dieta pode abrir seus olhos para outras oportunidades mais interessantes de café da manhã, eles não são necessários no preparo de bolos e pães. (Veja os planos alimentares e receitas a partir da página 122 para obter ideias sobre café da manhã sem ovos.)

ALIMENTOS COM OVOS A SEREM ELIMINADOS

- Claras de ovos e ovos inteiros de galinhas, patos ou qualquer outra ave.

- Qualquer alimento que contenha ovos inteiros ou claras de ovos, como maionese, pães e bolos convencionais e merengue. (Lembre-se de que a maionese sem ovo provavelmente contém óleos inflamatórios — você pode fazer a sua própria maionese usando a receita da página 229).

- Procure ovo e clara de ovo em todos os rótulos de ingredientes.

ALIMENTOS SEM OVOS A SEREM INCORPORADOS

- Em panificação, qualquer um dos seguintes itens é equivalente a 2 ovos: 1 banana bem madura, bem amassada; 1/4 de xícara de molho de maçã ou purê de abóbora; ou qualquer produto substituto de ovo sem glúten. (As melhores farinhas para panificação sem grãos são farinha de coco e farinha de mandioca.)

- Experimente uma deliciosa mistura de café da manhã feita com batata-doce desfiada ou couve-de-bruxelas e cebola, fritos em ghee ou óleo de coco até ficarem crocantes. Uma colher de sopa de fermento nutricional pode adicionar um efeito de ovo e queijo.

- Torradas sem grãos e ovos com fatias de abacate e sal marinho são um excelente substituto do sanduíche no café da manhã. Gosto dos deliciosos pães à base de mandioca. Você também pode adicionar um pouco de salmão ou hambúrguer de carne de animais alimentados a pasto.

■ O sal preto tem um sabor de enxofre que lembra ovos. Experimente-o em pratos salgados no café da manhã.

■ Experimente sopa de legumes ou salsicha de frango orgânica no café da manhã.

Dia Oito para Elimin8: Solanáceas

As solanáceas contêm alcaloides, que são inflamatórios para algumas pessoas, especialmente aquelas com artrite reumatoide, lúpus e outras condições autoimunes, ou aquelas com dor inexplicável nas articulações, problemas digestivos ou cutâneos.[22] Muitas solanáceas não são comestíveis (como glórias-da-manhã) e muitas são venenosas (como a beladona). As solanáceas comestíveis estão entre os alimentos mais populares, como batatas e tomates, e não são incômodas para a maioria das pessoas. No entanto, em caso de problemas de saúde crônicos, pode haver sensibilidade a elas. Descobriremos se é o seu caso.

SOLANÁCEAS A SEREM ELIMINADAS

■ Tomates

■ Batatas (de todos os tipos, menos batata-doce)

■ Berinjela

■ Pimentas, de todos os tipos, incluindo os pimentões e todas as pimentas picantes

■ Pimenta cereja

■ Tomatillos

■ Goji berries

■ Pimenta-caiena

■ Chili em pó

■ Curry em pó

- Páprica

- Pimenta calabresa

- Tabaco (você precisa de outro motivo para não fumar? Aqui está mais um)

SUBSTITUTOS DAS SOLANÁCEAS A SEREM INCORPORADOS

O quê, sem molho vinagrete? Sem molho de tomate? Sem batatas fritas? Felizmente, existem muitos alimentos que podem substituir suas solanáceas favoritas.

- Batata-doce assada, amassada, seca em chips ou transformada em batata frita. Eu amo batatas-doces japonesas.

- Qualquer raiz vegetal cortada em forma de batata frita, pincelada com óleo de coco ou ghee e assada até ficar crocante.

- Cenoura, beterraba, abóbora ou abóbora manteiga, cozida até ficar macia e transformada em creme.

- Faça vinagrete ou *pico de gallo* com pepinos picados, jícama ou rabanete branco, cebola doce, alho fresco picado, coentro e sal marinho. Mangas picadas também são uma boa adição.

PENSANDO ADIANTE

Agora que eliminou completamente tudo o que manterá fora de sua vida pelas próximas semanas e tem todas as informações necessárias do porquê cada um desses alimentos pode ser inflamatório para você, como tirá-los da sua vida e o que comer e fazer em substituição, está pronto para começar a próxima fase do seu plano. Esta é a parte em que acalmará significativamente sua inflamação e colocará seu corpo em um estado de maior consciência e maior vitalidade. Você está prestes a se sentir melhor rapidamente, então prepare-se para experimentar a vida que pode ter quando sua inflamação diminuir.

5

ELIMIN8 OU CORE4: AMENIZE A INFLAMAÇÃO E CURE-SE

Bem-vindo ao coração e à alma da sua jornada de eliminação. Afinal, você não está eliminando certos alimentos para se punir com outra dieta. Está eliminando a inflamação crônica. Está eliminando o ganho de peso ou quaisquer problemas de saúde que a inflamação esteja causando. Está eliminando a confusão sobre o que é melhor ou não para o seu corpo.

Nas próximas quatro ou oito semanas, você criará hábitos melhores, aprenderá a comer de maneira diferente e saberá como é reduzir a inflamação e restaurar a saúde. Tenho muitas dicas, guloseimas e estímulos para as nossas próximas semanas juntos. Apaixone-se pelo processo de se tornar a melhor versão de si mesmo. Bem-estar é a arte sagrada e você é a obra-prima. A cada semana, você terá uma lista de coisas a fazer, uma conversa motivacional para mantê-lo ativo e um mimo semanal — algo divertido e prazeroso — pelos quais esperar. Aqui está o que obterá neste capítulo:

1. Lista de todos os alimentos incríveis, deliciosos, saudáveis e anti-inflamatórios que poderá comer. Embora a lista de alimentos no programa Core4 seja mais longa, você descobrirá que, mesmo no programa Elimin8, a lista de alimentos permitidos é impressionantemente longa.

2. Uma lista dos oito hábitos inflamatórios que você também eliminará — mas pode ser que nem todos façam parte da sua rotina. Elimine os que fizerem sentido para você, um a cada semana.

3. Etapas de preparação pré-semanal ou uma lista de coisas a fazer antes de cada semana.

4. Amostras de planos de refeições para uma semana de alimentação anti-inflamatória nos programas Core4 e Elimin8.

5. Um passo a passo a cada semana com muitas coisas para aprender e fazer.

··

Sério, Não Coma Isso

Não saia do seu plano. Esse é o meu conselho inicial mais enfático. Se o fizer, comprometerá seus esforços anti-inflamatórios. Além disso, existem muitos alimentos deliciosos e ricos em nutrientes que *poderá* comer — então por que minar todo o seu trabalho árduo e diminuir o poder desse plano? No entanto, entendo que, às vezes, isso pode acontecer por acidente (ou "acidentalmente de propósito"). Aqui está o que fazer se você escorregar:

- **Se isso acontecer nas duas primeiras semanas do programa Core4 ou nas quatro primeiras semanas do programa Elimin8**: recomece. Sim, volte ao primeiro dia. É difícil, eu sei, mas falo sério. Quero que você obtenha os melhores resultados e saiba exatamente o que seu corpo ama e odeia. Se deseja que este programa funcione, sair do seu plano significa que terá que reiniciar tudo.

- **Se isso acontecer na segunda quinzena do programa Core4 ou na segunda metade do programa Elimin8**: continue. Você terá comprometido um pouco a eficácia do programa (em um grau equivalente ao que e quanto comeu), mas, a essa altura, sua inflamação deve ter diminuído significativamente e você poderá lidar melhor com isso.

Dito isto, se sair do seu plano uma vez, *não faça isso de novo*. Não tenha todo esse trabalho à toa. Os resultados finais valerão o esforço de manter-se firme no programa exatamente como prescrito para você. Eu não gosto da palavra *trapaça*. A questão aqui não é apenas comer um item proibido, algo que o deixou tentado a trapacear. Mas se algo potencialmente lhe causa inflamação, precisamos saber com certeza se faz bem ou não para seu corpo. Esqueça dieta, privação, vergonha, regras e regulamentos. Concentre-se em amar seu corpo o suficiente para descobrir os alimentos que fazem você se sentir melhor, não pior. Mantenha-se consciente desse propósito maior.

....

O QUE COMER

Em vez de se fixar nos alimentos que não está comendo até a reintrodução para zerar o quadro inflamatório (ressaltei esses alimentos no capítulo anterior), vamos nos concentrar em todos os alimentos deliciosos e curativos permitidos, não importa em qual programa esteja, por categoria, incluindo quanto de cada um deve tentar encaixar em sua dieta todos os dias ou semanas. (Obviamente, se sabe que é alérgico a algum item desta lista, elimine-o.) Veja o que comer.

Proteína Limpa

Tenha como objetivo consumir 1 a 1 e 1/2 porção do tamanho da palma da mão por refeição, de modo que elas sempre incluam uma proteína. E, embora tenhamos fixado essas porções, nem todas as proteínas são iguais. Aqui, listei-as em ordem de prioridade — na medida do possível, coma a maior parte de suas proteínas de fontes no início da lista e coma menos das fontes de proteínas no final.

FRUTOS DO MAR

Concentre-se em frutos do mar como sua principal fonte de proteína. A menos que seja alérgico a peixes ou mariscos, os frutos do mar são uma excelente fonte de nutrição e gorduras boas. Estes são os itens de frutos do mar com o menor teor de mercúrio que recomendo:

- Salmão do Alasca, selvagem
- Atum albacora (EUA, Canadá, selvagem, capturado com vara)
- Anchovas
- Truta do ártico
- Cavala
- Perca-gigante
- Robalo (preto, listrado, de água salgada)
- Pâmpano-manteiga
- Bagre
- Molusco
- Bacalhau (do Alasca)
- Caranguejo
- Lagostins
- Pescada (do Atlântico)
- Linguado
- Arenque
- Lagosta
- Dourado-do-mar
- Mexilhões
- Ostras
- Escamudo
- Truta-arco-íris
- Sardinhas
- Vieiras
- Camarão
- Bonito (dos EUA, Canadá, selvagem, capturado com vara)
- Solha (do Pacífico)
- Lula (calamar)
- Tilápia
- Atum (pedaços light enlatados)
- Peixe Branco
- Albacora (do Atlântico norte-americano, selvagem, capturado com vara)
- Albacora (do Pacífico central ocidental, selvagem, capturado à mão)

AVES ORGÂNICAS, DE PREFERÊNCIA CRIADAS SOLTAS OU SELVAGENS

- Avestruz
- Codorna
- Frango
- Ganso
- Pato
- Peru

CARNES ORGÂNICAS, PREFERENCIALMENTE DE ANIMAIS ALIMENTADOS COM CAPIM OU PASTO

- Alce
- Bisão
- Búfalo
- Coelho
- Cordeiro
- Porco
- Veado

Quando for comprar proteínas animais, há algumas palavras-chave ou descrições que você deve procurar para ajudá-lo a obter a melhor qualidade possível que caiba em seu orçamento.

- Os frutos do mar devem ser rotulados como "selvagem" e devem constar na lista de peixes com menos mercúrio. Ao comer peixe como atum e robalo, procure as fontes específicas que listei e escolha marcas que tenham testes verificáveis dos níveis de mercúrio. Existem muitas marcas conscientes que vão além para fornecer esses peixes de fontes seguras e saudáveis com baixos níveis de mercúrio.

- A carne deve ser rotulada como sendo de vacas orgânicas alimentadas com capim.

- As aves de criação e a carne de porco devem ser de animais preferencialmente criados soltos em pasto.

- No caso de orgânicos, você pode comprar um corte mais gordo de carne com osso. As gorduras orgânicas contêm nutrientes e minerais maravilhosos.

- Se não encontrar carnes orgânicas ou elas não couberem no seu orçamento, escolha apenas cortes magros, pois animais criados convencionalmente podem armazenar toxinas inflamatórias na gordura.

Adaptação à Proteína Animal

Se você não come carne e decidiu tentar reintroduzi-la, comece a fazê-lo lentamente para ativar seu sistema gastrointestinal. Muitas pessoas adeptas da dieta vegetariana ou vegana podem sofrer de baixa acidez estomacal, dificultando a digestão de proteínas. Considere tomar suplementos de enzimas digestivas e betaína HCL com pepsina ou bile de boi antes das refeições para ajudar sua digestão no início até que seu corpo se ajuste. Ele se *ajustará*.

Fontes de Proteínas Vegetais

Se quiser pegar mais leve com as proteínas animais limpas, inclua mais fontes de proteínas vegetais.

PERMITIDOS NO CORE4

- Hempeh (tempeh feito de cânhamo): 22 gramas de proteína a cada 113 gramas

- Natto (orgânico, não-transgênico): 31 gramas de proteína a cada 1 xícara

- Tempeh (orgânico, não-transgênico): 31 gramas de proteína por 1 xícara

- Proteína de cânhamo em pó: 12 gramas de proteína a cada 4 colheres de sopa

- Sementes de cânhamo: 40 gramas de proteína por 1 xícara

- Proteína de semente de sacha inchi em pó: 24 gramas de proteína a cada 1/4 de xícara

- Lentilhas: 18 gramas de proteína a cada 1 xícara

- Feijão mungo: 14 gramas de proteína a cada 1 xícara

- Nozes pili: 13 gramas de proteína a cada 1 xícara

- Grão-de-bico: 15 gramas de proteína a cada 1 xícara

- Manteiga de amêndoa: 6 gramas de proteína a cada 1/4 de xícara

PERMITIDOS NO ELIMIN8 E CORE4

- Maca peruana em pó: 3 gramas de proteína a cada 1 colher de sopa

- Ervilhas: 9 gramas de proteína a cada 1 xícara de ervilhas cozidas (observe que legumes frescos em vagens são permitidos no programa Elimin8)

- Fermento nutricional: 5 gramas de proteína a cada 1 colher de sopa

- Chlorella ou espirulina: 4 gramas de proteína a cada 1 colher de sopa

- Espinafre: 3 gramas de proteína a cada 1/2 xícara de espinafre cozido

- Abacate: 2 gramas de proteína a cada 1/2 abacate

- Brócolis: 2 gramas de proteína a cada 1/2 xícara de brócolis cozido

- Couve-de-bruxelas: 2 gramas de proteína a cada 1/2 xícara

- Alcachofras: 4 gramas de proteína a cada 1/2 xícara

- Aspargos: 2,9 gramas de proteína a cada 1 xícara

Hortifrúti

Os vegetais são a chave para uma dieta anti-inflamatória e densa em nutrientes, e devem estar incluídos na maior parte da sua alimentação. Veja cada categoria a seguir para saber o valor a ser incluído diariamente.

Priorize os Orgânicos

Sempre que possível, opte por frutas e vegetais orgânicos. Quando não for possível, lave bem os produtos. Encha a pia com água fria e adicione uma xícara de vinagre branco. Deixe as frutas e legumes de molho por quinze minutos. Enxágue, seque e guarde. Para obter mais informações sobre os vegetais não orgânicos mais afetados por pesticidas e menos contaminados que podem ser comprados, consulte a lista da Dirty Dozen e da Clean Fifteen, publicadas e atualizadas anualmente pelo Environmental Working Group.[1]

VEGETAIS

Não há limite para o tamanho da porção, mas se disponha a consumir pelo menos 4 xícaras de legumes por dia! Adicione pelo menos uma xícara a mais de vegetais por refeição e em seus lanches. Concentre-se em obter uma variedade de cores diferentes, com ênfase nos vegetais de folhas verdes, que contêm folato, necessário para auxiliar as vias de metilação. Veja todos os vegetais deliciosos, diferentes e incríveis que você pode comer! Espero que explore e tente novas opções. Os vegetais devem ser o núcleo e o foco da sua dieta.

- Alcachofras
- Rúcula
- Aspargo
- Repolho-chinês
- Brócolis
- Brotos de brócolis
- Couve-de-bruxelas
- Repolho
- Couve-flor
- Salsão
- Acelga
- Cebolinha
- Couve
- Pepinos
- Dulce
- Endívia
- Gengibre
- Jícama
- Couve
- Kelp

- Couve-rábano
- Kombu
- Alho-poró
- Alface
- Cogumelos
- Nori
- Quiabo
- Azeitonas
- Rabanetes
- Ruibarbo

- Rutabaga
- Cebolinha-francesa
- Algas marinhas
- Espinafre
- Brotos (alfafa, feijão, brócolis etc.)
- Abóbora
- Acelga suíça
- Nabos
- Castanhas-d'água

FRUTAS (ESPECIALMENTE AS COM POUCA FRUTOSE)

Você pode comer qualquer fruta na trilha Core4 e qualquer fruta, exceto goji berries (estas são solanáceas), no programa Elimin8. As frutas são densas em nutrientes e ricas em antioxidantes que equilibram o sistema imunológico, mas priorize frutas com menos frutose para obter melhores resultados, porque a frutose, em quantidades maiores, pode afetar o fígado, a digestão e os níveis de açúcar e insulina no sangue. Como regra geral, coma mais legumes do que frutas. Aqui estão as melhores opções de frutas:

- Abacate
- Banana
- Amora silvestre
- Amora
- Melão cantalupe
- Clementina
- Toranja
- Melão Honeydew
- Kiwi
- Limões

- Limas
- Laranjas
- Melão
- Mamão
- Maracujá
- Abacaxi
- Framboesa
- Ruibarbo
- Morangos
- Tangelos

Gorduras Saudáveis

Disponha-se a usar pelo menos 1 a 3 colheres de sopa por refeição, esteja você usando-a para cozinhar, como tempero ou apenas consumindo-a diretamente! Procure ter um pouco de gordura saudável a cada refeição e lanche. As gorduras foram controversas no passado, mas as comunidades científicas e nutricionais agora reconhecem o quanto são essenciais para a saúde — não são, de modo algum, as substâncias promotoras de doenças que as pessoas acreditavam que eram. Use as gorduras recomendadas (mas não as inflamatórias listadas na página 97) para cozinhar, temperar alimentos, adicionar a smoothies ou comer com uma colher. Se você não está acostumado a comer gorduras saudáveis provenientes de alimentos reais, comece devagar e aumente gradualmente para uma quantidade saudável. Se você segue uma dieta com pouca gordura há anos, sua vesícula biliar (se tiver uma), seu pâncreas e fígado provavelmente não estão acostumados a muita gordura, e precisarão se preparar.

Mitos e Verdades Sobre a Gordura

No último meio século, houve uma série interminável de desinformação e propaganda em relação à gordura alimentar. Embora velhos sistemas de crenças desapareçam com dificuldade, sabemos agora que gorduras saudáveis não causam doenças cardíacas. Vamos acabar com os mitos das gorduras e esclarecer tudo de uma vez por todas.

Quando bebês, todos nascemos dependendo da gordura na forma de leite materno para o desenvolvimento e a energia do cérebro. O cérebro humano requer muita energia para funcionar adequadamente e, de uma perspectiva biológica e evolutiva, a forma mais sustentável de energia para a saúde ideal do cérebro é a gordura boa. (Falo disso com mais detalhes no meu livro cetogênico à base de plantas, *Ketotarian*.) Seu cérebro é composto de 60% de gordura (mais do que qualquer outro órgão do seu corpo) e até 25% do colesterol do corpo está localizado no cérebro. Além disso, precisamos de colesterol e gordura saudável para produzir hormônios saudáveis e auxiliar o desenvolvimento dos nervos e um sistema imunológico saudável. Não deve surpreender que alguns dos muitos efeitos colaterais dos medicamentos com estatina para reduzir o colesterol incluam perda de memória, dor nos nervos, problemas hormonais, queda na libido e disfunção erétil — as próprias funções que o colesterol e as gorduras saudáveis sustentam. As gorduras saudáveis que usamos no Elimin8 são essenciais para o bem-estar ideal.

....

ÓLEOS PRENSADOS A FRIO, PARA APROVEITÁ-LOS CRUS (NÃO OS UTILIZE PARA COZINHAR)

- Azeite extravirgem
- Óleo de abacate extravirgem
- Óleo de coco extravirgem

ÓLEOS E GORDURAS PARA COZINHAR

- Óleo de abacate
- Azeite (virgem)
- Óleo de coco
- Ghee de animal alimentado com capim (manteiga clarificada — ela vem do leite, mas como a lactose e a caseína não estão mais presentes, é permitido comê-la)
- Gordura de palma (somente orgânica)

Ervas

As ervas e especiarias não apenas realçam o sabor dos alimentos, mas adicionam nutrientes, e muitas são altamente anti-inflamatórias. Desfrute de ervas e temperos frescos ou secos em qualquer quantidade que lhe seja agradável.

- Manjericão
- Folha de louro
- Coentro
- Endro
- Lavanda
- Erva-cidreira

- Menta
- Orégano
- Salsinha
- Alecrim
- Sálvia

Temperos

- Pimenta-da-jamaica
- Urucum
- Alcaravia
- Cardamomo
- Semente de aipo
- Canela
- Dente de alho
- Coentro
- Cominho
- Funcho
- Fenacho
- Alho
- Gengibre
- Rábano-silvestre

- Zimbro
- Baga de zimbro
- Macis
- Mostarda
- Noz-moscada
- Grãos de pimenta (estes não são solanáceas)
- Sal marinho
- Anis estrelado
- Sumagre
- Açafrão
- Fava de baunilha (orgânica, sem aditivos)

Bebidas

- Água
- Chá (deve ser orgânico)

- Água de coco (sem açúcar)
- Kombucha (cuidado com o açúcar adicionado após a fermentação, para deixar essa bebida azeda mais doce; quanto mais azedo for seu gosto, melhor)
- Água com gás (sem adição de adoçantes)
- Sucos verdes (vegetais verdes processados na hora, limão, lima e gengibre; fique atento ao teor de açúcar)
- Caldo de osso orgânico

Apenas para o Pessoal da Trilha Core4

Se você estiver fazendo o programa Core4, não precisará eliminar leguminosas, nozes e sementes (e seus óleos e manteigas), ovos ou solanáceas. Você pode incluir todas em sua dieta e, assim, considere os itens adicionados à lista de alimentos anterior. No entanto, essas próximas quatro semanas são uma ótima oportunidade para sair da rotina alimentar. Explore o vasto mundo de comidas deliciosas que normalmente não consome para nutrir seu corpo de uma maneira nova e diferente.

Como Deixar Nozes e Sementes de Molho

Quem está no Core4: ativem suas nozes! Deixar nozes e sementes de molho as tornam mais digeríveis e seus maravilhosos nutrientes serão melhor aproveitados pelo seu corpo.

1. Coloque as nozes ou sementes que deseja deixar de molho em uma tigela e cubra-as com água.

2. Adicione 1 a 2 colheres de sopa de seu sal marinho favorito.

3. Cubra a tigela e deixe-as de molho no balcão ou na geladeira por cerca de 7 horas ou durante a noite.

4. Escorra as nozes ou sementes e enxágue para remover o sal. Espalhe-as em uma travessa para desidratar.

5. Seque as nozes ou sementes em um desidratador até que fiquem levemente crocantes. Se não tiver um desidratador, pode secá-las no forno a uma temperatura baixa até que fiquem levemente crocantes. Se optar por não secá-las, elas normalmente durarão na geladeira por alguns dias antes de começarem a ficar mofadas.

Se deixar nozes e sementes de molho não é a sua parada, existem marcas que vendem nozes e sementes embebidas e germinadas.

ESCOLHENDO SUA LISTA DE ELIMINAÇÃO DE HÁBITOS INFLAMATÓRIOS

Uma das características únicas deste plano individualizado é que você estará eliminando alguns hábitos de estilo de vida inflamatórios. Os alimentos são essenciais em uma dieta de eliminação, mas também existem alguns fatores não alimentares potentes que podem contribuir para a inflamação sistêmica e o declínio da saúde. Se você tem hábitos de vida que prejudicam seu corpo e cérebro, bem como suas emoções e espírito, mesmo que se alimente corretamente durante sua jornada de eliminação, estará sabotando intencionalmente seus esforços saudáveis. Esses hábitos de vida podem ser tão inflamatórios quanto os alimentos, se não mais, então vamos tirá--los da sua vida!

Acredito que quebrar os oito maus hábitos a seguir é crucial para se sentir melhor. Você pode não ter todos os oito hábitos agora, mas a maioria de nós tem pelo menos alguns. Se estiver fazendo o programa Elimin8, verá um desses hábitos destacado durante cada uma das oito semanas. Se você estiver executando a trilha Core4, irá parar depois de quatro semanas, mas ainda poderá olhar à frente na segunda etapa de quatro semanas para obter informações sobre outros hábitos inflamatórios nos quais deseja trabalhar. Leia sobre aqueles que gostaria de mudar.

Ao contrário dos alimentos, que você pode simplesmente decidir não comer, esses hábitos podem estar profundamente arraigados. Não espero que você os elimine em um piscar de olhos sem olhar para trás. Isso pode levar algum tempo, mas esta é sua chance de começar a tirá-los de sua vida aos poucos para que possa viver melhor, mais forte e com maior felicidade e propósito, além de melhorar a saúde. Também os incluo para ajudar a aumentar sua consciência de que não são apenas os alimentos que podem afetar sua saúde. Você pode comer os alimentos ideais para acalmar a inflamação em seu plano, mas, se estiver permitindo uma grande dose de estresse em sua vida todos os dias, sabotará acidentalmente suas intenções saudáveis. Estresse e comportamentos estressantes, bem como a falta de conexão consigo mesmo, com os outros e com o seu propósito de vida, podem contribuir para problemas de saúde e inflamação, portanto, trabalhar na mudança desses hábitos pode ajudar bastante o seu processo.

> **Não são apenas os alimentos que podem afetar sua saúde.**

Esses são os hábitos inflamatórios de que eu gostaria que você abrisse mão. Identifique os que sabe que são um problema para você e cuide deles enquanto trabalhamos nas próximas quatro ou oito semanas. A cada semana, apresentarei um deles, com conselhos detalhados sobre por que é inflamatório e como abrir mão deles substituindo-os por hábitos melhores e anti-inflamatórios. Muitas pessoas se beneficiariam de adotar todos eles. Aqui está uma prévia dos hábitos de estilo de vida que vamos eliminar:

1. Ficar muito tempo sentado

2. Ficar olhando para uma tela

3. Expor-se a toxinas (incluindo mofo)

4. Ter uma atitude negativa

5. "Mente de macaco" (pensamentos descontrolados)

6. Fome emocional

7. Isolamento social e/ou vício em mídias sociais

8. Ausência de um propósito maior

SUA VIDA ANTI-INFLAMATÓRIA COMEÇA AGORA

Vamos começar o período de quatro ou oito semanas da sua eliminação da inflamação. Ao começar, você pode sentir alguns sintomas semelhantes à desintoxicação, como dores de cabeça ou alterações na digestão, mas esses sintomas devem passar em alguns dias e você deve começar a se sentir energizado, com a mente alerta e muito bem.

Ambos os programas devem começar aqui. Após as etapas de pré-planejamento listadas nas páginas a seguir, vá para a Semana Um. Se você estiver executando o programa Core4, continue até a quarta semana e depois vá para o próximo capítulo. Se estiver no fazendo o Elimin8, mantenham-se nesse processo por oito semanas.

EXEMPLOS DE PLANOS DE REFEIÇÕES

Esses planos de refeições são apenas sugestões, usando as receitas do programa Core4 (a partir da página 192) ou as receitas do programa Elimin8 (a partir da página 217). Você pode seguir seu plano de refeições à risca na primeira semana, para aprender o andamento do processo, ou pode repeti-lo toda semana nas próximas quatro ou oito semanas. Pode ainda fazer modificações ou ignorá-lo completamente e comer o que quiser, desde que esteja em conformidade com sua lista de alimentos e não incluir nenhum dos alimentos eliminados. Esse plano de refeições serve de inspiração, um meio de ilustrar como comer da maneira correta.

No seu plano de refeições, você receberá a sugestão para o café da manhã, almoço, lanche e jantar, de acordo com a sua lista de alimentos Core4 ou Elimin8.

Lembre-se também de que as pessoas do Core4 também podem usar as receitas do Elimin8. Você também receberá um elixir medicinal especial no meio da manhã. Desenvolvi esses vários sucos, smoothies, chás e tônicos especificamente por sua ação anti-inflamatória, mas eles também contêm ingredientes medicinais (como ervas adaptogênicas ou superalimentos), para que possa trocá-los da maneira que desejar ou navegar pelas receitas que começam na página 245. Alguns desses elixires também se destinam a sistemas específicos, como suprarrenais, tireoide ou pele, mas todos são apropriados para todo mundo, independentemente da trilha em que você esteja ou da área em que tenha maior inflamação.

ETAPAS DE PREPARAÇÃO PRÉ-SEMANAL

Faça essas oito tarefas antes de começar cada semana:

1. Consulte os planos de refeições e as receitas que começam na página 122 para obter alguma inspiração.

2. Escolha as refeições que deseja fazer esta semana. Se não tem certeza se um alimento que deseja comer é permitido, revise as listas de alimentos no início deste capítulo, começando na página 107.

3. Preencha o plano de refeições em branco com suas opções de comida para a semana.

4. Vá às compras para obter tudo de que precisa para a semana.

5. Confira o hábito inflamatório da semana e decida se isso é algo que precisa eliminar.

6. Consulte sua caixa de ferramentas (começando na página 64) e decida quais ferramentas deseja usar esta semana.

7. Entre na mentalidade certa. Diga a si mesmo que você está pronto e pode fazer isso!

8. Repita esta preparação antes de cada nova semana.

Exemplo de Plano de Refeição Core4

	CAFÉ DA MANHÃ	ELIXIR
SEGUNDA-FEIRA	Mingau de abóbora manteiga e coco	Suco de especiarias tropicais
TERÇA-FEIRA	Tigela de homus e verduras para o café da manhã	Leite de açafrão anti-inflamatório
QUARTA-FEIRA	Cogumelo temperado e mistura de legumes com ovos estrelados	Latte sereia verde-azulada para embelezamento
QUINTA-FEIRA	Fritada de café da manhã com batata-doce	Suco explosão de mirtilo
SEXTA-FEIRA	Granola de nozes, sementes e coco	Smoothie da cura intestinal do Dr. Will Cole
SÁBADO	Ovos cozidos com abacate mexicano	Chá gelado refrescante para o equilíbrio adrenal
DOMINGO	Panquecas macias e sem grãos	Smoothie fortalecedor das TRegs

ALMOÇO	LANCHE	JANTAR
Dal prático com arroz de couve-flor	Energy balls de chocolate, coco e cânhamo	Peitos de frango recheados com pesto e molho de tomate com pedaços
Salada de salmão defumado	Grão-de-bico assado crocante	Pho de bife em noite de semana
Macarrão de abóbora manteiga e alho com kielbasa	Rolos de sushi de homus de abobrinha e pepino	Curry de raízes de vegetais
Popovers recheados com salada de atum e manga	Nozes e cranberries temperadas com pimenta chili	Tacos de couve-flor e nozes
Salada de couve picada com molho tailandês de amendoim	Pão sírio com couve-flor e nozes	Salmão grelhado com verduras amargas e cerejas
Wrap de salada Waldorf	Mini pimentões recheados com guacamole	Camarão e repolho com gengibre e alho
Sanduíches BLTs de batata-doce	Frango ao molho Buffalo	Nachos de café da manhã a qualquer momento

Exemplo de Plano de Refeição Elimin8

	CAFÉ DA MANHÃ	ELIXIR
SEGUNDA-FEIRA	Smoothie de verduras energéticas	O suco da rainha verde
TERÇA-FEIRA	Couve-de-bruxelas, bacon, maçã e salmão na frigideira	Leite anti-inflamatório de açafrão (leite dourado)
QUARTA-FEIRA	Smoothie de batata-doce e tâmara	Latte sereia verde-azulada para embelezamento
QUINTA-FEIRA	Bifes de café da manhã com rosti de batata-doce	Smoothie para impulsionar a tireoide
SEXTA-FEIRA	Camarão, bacon e quiabo com mingau de couve-flor e alho	Smoothie de cura intestinal do Dr. Will Cole
SÁBADO	Bifes de couve-flor com crosta de ervas e mistura de cebola com cogumelo	Suco rejuvenescedor de aipo
DOMINGO	Maçãs recheadas com linguiça	Smoothie fortalecedor das TRegs

ALMOÇO	LANCHE	JANTAR
Sopa de peixe e limão com ervas e verduras	Rolinhos vegetarianos crocantes com molho ranch caseiro	Lo mein de frango e vegetais
Sopa de frango com macarrão de abobrinha	Salmão defumado com endro e pedaços de pepino (prepare na noite anterior e refrigere durante a noite)	Sopa cremosa de abóbora, coco e gengibre
Bolinho de camarão com salada cremosa de endro	Chips de prosciutto (três maneiras de fazer)	Costeletas de porco assadas com azeitonas e uvas
Tabule de couve-flor e brócolis	Picles vegetarianos prático (faça-os na véspera — precisa resfriar por 24 horas)	Vieiras grelhadas amanteigadas com alho, estragão e salada de aspargo ralado
Tigela de macarrão com bife e cenoura e molho de chimichurri	Tapenade de figo e azeitona	Tacos de peixe e jícama
Wrap vegetariano de coco com purê de abacate	Lanche de almôndegas italianas (prepare na noite anterior, cozinhe no dia)	Linguado grelhado com salada de couve-rábano, cenoura e maçã
Salada de salmão, beterraba e funcho ralado	Batata frita com pastinaca e tomilho-limão	Hambúrgueres de carne temperada com repolho roxo agridoce

PLANO DE REFEIÇÕES DA SEMANA UM

	CAFÉ DA MANHÃ	ELIXIR
SEGUNDA-FEIRA		
TERÇA-FEIRA		
QUARTA-FEIRA		
QUINTA-FEIRA		
SEXTA-FEIRA		
SÁBADO		
DOMINGO		

	ALMOÇO	LANCHE	JANTAR

SEMANA UM

■ Antes de começar, siga as etapas de preparação pré-semanal.

Seu Dia Típico

- Assim que você acordar, sente-se em silêncio por alguns minutos, respirando profundamente e pensando no seu mantra (da sua caixa de ferramentas, começando na página 64). Prepare-se para o seu dia. Este também é um bom momento para meditar por dez ou quinze minutos, se puder. Vamos começar com o pé direito.

- Tome o café da manhã planejado e, se for sair pelo resto do dia, arrume seu almoço e um lanche para não ser pego com fome e tentado a se desviar de seu plano.

- Escolha pelo menos uma ferramenta da sua caixa de ferramentas (começando na página 64) para incluir hoje.

- Coma seu almoço, lanche e jantar planejados, concentrando-se na novidade e emoção de novos alimentos e na saúde vibrante que em breve será sua!

- Tente se exercitar por cerca de trinta minutos na maioria dos dias da semana, seja um exercício estruturado ou uma caminhada. Seu objetivo é suar quando se exercita, mas, se não está acostumado, comece aos poucos e vá aumentando até atingir esse objetivo.

- Faça um dos comportamentos substitutos do hábito inflamatório no qual você está trabalhando na semana.

- Antes de dormir, repita seu mantra e pense no seu dia. Se quiser ou precisar, este também é um bom momento para meditar por dez ou quinze minutos.

Sua Conversa Motivacional da Semana

Você provavelmente está bastante motivado esta semana. A maioria das pessoas fica assim no início. Pode ser que esteja um pouco nervoso, também. Será que consegue fazer isso? Você terá sucesso? Claro que consegue, e é claro que terá! Este programa de eliminação pode ser muito diferente das dietas que já tentou antes. Embora a perda de peso possa ter sido seu foco no passado, desta vez, a perda de peso (se precisar) é uma das vantagens desse plano. O foco aqui é aprender quais alimentos são bons e quais alimentos causam inflamação em você, e é assim que chegará lá. É assim que se tornará mais saudável, mais forte e mais energizado.

Você está reiniciando seu corpo para que ele possa começar a funcionar melhor e ter um feedback melhor sobre como ele reage ao que você come e à maneira como vive. Esta semana é uma oportunidade para começar a ouvi-lo. Preste atenção em como se sente todos os dias desta semana — depois de comer alguma coisa, depois de se exercitar, depois de passar algum tempo fora ou com as pessoas que ama. Deixe seu corpo falar com você. Abra essa porta. Este é o começo de uma bela amizade. Há uma curva de aprendizado aqui e a cada semana parecerá mais fácil e mais natural, portanto, não desanime se isso parecer difícil a princípio. Com qualquer coisa nova e boa que faça por si mesmo, ainda que pareça estranha ou um pouco desconfortável, lembre-se: o que está fazendo melhorará sua saúde e sua vida, para você e para todos ao seu redor.

> **Você está reiniciando seu corpo.**

Mime-se: Banho de Floresta

Nesta semana, quero que faça algo especial para si mesmo: faça uma caminhada por uma área arborizada. Você pode fazer isso em qualquer estação do ano — vista-se adequadamente, é claro. Andar em bosques (ou florestas) tem benefícios comprovados. Os japoneses chamam isso de shinrin-yoku, ou "banho de floresta", e estudos mostram que ele não apenas reduz sentimentos de estresse e ansiedade e aumenta sentimentos de energia, mas também estimula as células exterminadoras naturais do corpo, um sinal de que o sistema imunológico é revigorado. Uma teoria é que os óleos essenciais das árvores causam esse impulso imunológico. Esse mimo o relaxará e o fará ter maior contato com seus ritmos naturais. Se você gosta de caminhar sozinho e pode fazê-lo com segurança, ótimo. Ou vá com um cachorro ou um amigo. Se optar por caminhar com outra pessoa, tente não falar muito. Trate isso como uma meditação itinerante. Respire fundo e concentre-se na beleza ao seu redor — as cores, as formas, a sensação do ar, a textura das árvores, a vida selvagem. Deixe a natureza fazer sua mágica em você.

Hábito Inflamatório 1: Sentar Prolongadamente

O corpo humano não foi feito para ficar sentado o dia todo. Ele foi feito para caminhar, correr, levantar, carregar e até nadar. Agachar-se ou mesmo sentar-se no chão é melhor para o seu corpo do que sentar em uma cadeira. Obviamente, você precisa sentar um pouco, mas vamos reduzir esse tempo, começando agora. Você sentirá a diferença imediatamente.

POR QUE ABRIR MÃO (POR AGORA): Você deve ter ouvido falar que "sentar é o novo hábito de fumar". Isso pode ser um pouco exagerado, mas não há dúvida de que sentar faz mal à saúde. Quando você se senta, seus músculos relaxam e seu sangue não é bombeado com a mesma eficiência. Isso significa menos sangue para o coração, pressão arterial mais alta e eliminação menos eficiente de gordura e resíduos. Sentar prolongadamente tem sido associado à resistência à insulina; um risco maior de câncer, incluindo câncer de cólon e mama; atrofia muscular; problemas de circulação; tensão no pescoço e nas costas; e até a morte prematura.

COMO ABRIR MÃO: Experimente estas dicas para eliminar gradualmente o hábito de sentar em prol de mais atividade.

- **Lembre-se.** Quando estiver sentado por um longo período, seja à mesa, em um carro ou em frente à televisão, ative um alarme no relógio, telefone ou computador para se levantar e caminhar por cinco a dez minutos a cada hora. Não pense que trabalhará menos — a estimulação o ajudará a trabalhar com mais eficiência, o que deve compensar o tempo em que não está sentado.

- **Fique em pé.** No trabalho, invista em uma mesa alta (ou faça uma com o material que já tem), para que você passe parte do seu dia em pé. Algumas empresas compram essas mesas para seus funcionários.

- **Seja multitarefa.** Se estiver assistindo à televisão em casa, encontre coisas para mantê-lo em movimento, como dobrar roupas, fazer abdominais, elevação de pernas, posições básicas de ioga ou organizar algo. Pelo menos, levante-se e ande durante os comerciais, em vez de mudar de canal.

- **Faça pausas em viagens.** Ao dirigir longas distâncias, tente parar por pelo menos alguns minutos a cada hora. Em um trem ou avião, levante-se e caminhe ou, pelo menos, fique de pé e alongue-se a cada hora.

O QUE FAZER NO LUGAR: Nunca sente quando puder ficar de pé; nunca fique de pé quando puder andar. Quanto mais atividade incorporar ao seu dia, menos tempo terá para sentar. Às vezes, é preciso se sentar, é claro, mas quando isso não for essencial, desafie-se a se levantar e/ou se movimentar.

ATIVIDADES A SEREM INCORPORADAS: Quanto mais você se mover de maneira natural ao longo do dia, melhor seu corpo e mente funcionarão. Se gosta de ir à academia, talvez seja bom retomar esse hábito, mas, se as academias não são para você, tudo bem também. Uma caminhada diária pode fazer uma grande diferença.

- **Andar** é uma das melhores coisas que pode fazer pelo seu corpo. Você foi feito para andar. Dê um passeio pelo quarteirão ou pelo parque ou faça uma caminhada. Se o tempo estiver frio ou úmido, você poderá caminhar dentro de casa, em um shopping, um mercado ou um museu. Convide um amigo para passear em vez de para um café ou almoço (ou leve seu café). Não precisa andar rápido. Mova seu corpo e incentive a circulação em um nível que pareça factível para você. Se o impacto for um problema, tente caminhar em uma piscina.

- **Animais de estimação** oferecem uma boa oportunidade para caminhar. Passeie com seu cachorro ou, se tiver um gato, tente passear com ele.

- **Ande de bicicleta** ou faça aulas de spinning.

- **Brinque de um jogo ativo com crianças** — Twister, alguém? Pega bandeira? Peguei, tá com você?

- **Entre para uma equipe esportiva ou tenha aulas** de tênis, golfe, jiu-jitsu, peteca ou outro esporte que você sempre quis aprender.

- **Treine para uma caminhada de caridade, uma prova de 5km, um triatlo ou qualquer outra atividade competitiva.** Você não precisa ser atleta. Existem eventos como esses para a maioria dos níveis de condicionamento físico.

COMO SE SENTE DEPOIS DA PRIMEIRA SEMANA? Observe se você se sente diferente, se está com sintomas de desintoxicação ou se alguns dos sintomas anteriores estão começando a se resolver.

_____

_____

_____

_____

SEMANA DOIS

- ■ Antes de começar, siga as etapas de preparação pré-semanal.

Seu Dia Típico

- Assim que acordar, sente-se em silêncio por alguns minutos, respirando profundamente e pensando no mantra da sua caixa de ferramentas (começando na página 64). Prepare-se para o seu dia. Este também é um bom momento para meditar por dez ou quinze minutos. Demora algumas semanas para criar um hábito, então este ritual da manhã ainda não será habitual, mas deve começar a parecer mais natural.

- Tome o café da manhã planejado. Arrume seu almoço e lanche. Mantenha sua cozinha abastecida com alimentos permitidos e mantenha os alimentos eliminados fora do seu campo de visão.

- Escolha pelo menos uma ferramenta da sua caixa de ferramentas (começando na página 64) para incluir hoje. Quanto mais consistente for a utilização dessas ferramentas, mais rápida e efetivamente reduzirá sua inflamação e sintomas.

- Coma seu almoço, lanche e jantar planejados. Aproveite a refeição!

- Tente se exercitar por cerca de 30 minutos na maioria dos dias da semana, seja com exercícios estruturados ou caminhadas. Se quiser se exercitar por mais tempo, tudo bem também. As atividades cardiovasculares e o levantamento de peso são ótimos para gerar BDNF (fator neurotrófico derivado do cérebro), o que ajuda a reduzir a inflamação e fortalecer as vias neurais.

- Escolha um dos comportamentos substitutos do hábito inflamatório no qual você está trabalhando esta semana. Esse hábito ficará um pouco mais fácil de evitar a cada dia que resistir a ele.

- Antes de dormir, repita seu mantra e pense no seu dia. Se quiser ou precisar, este também é um bom momento para meditar por dez ou quinze minutos. Você pode descobrir que dorme melhor com este ritual noturno.

Sua Conversa Motivacional da Semana

Agora, você pode sentir orgulho de si mesmo por ter passado pela primeira semana, mas também pode começar a ter mais desejos ou ficar tentado a sair do plano. Embora seja apenas a segunda semana, pode parecer que está *a uma eternidade* sem seu item favorito, seja queijo, chocolate ou passar um longo período olhando para uma tela. Esse é um obstáculo temporário e vai passar. Lembre-se de que, se você sair do plano, terá que recomeçar. Não faz sentido desperdiçar a primeira semana que completou! Na próxima semana, tudo isso parecerá ainda mais fácil e mais natural, portanto, fique firme.

PLANO DE REFEIÇÃO DA SEMANA DOIS

	CAFÉ DA MANHÃ	ELIXIR
SEGUNDA-FEIRA		
TERÇA-FEIRA		
QUARTA-FEIRA		
QUINTA-FEIRA		
SEXTA-FEIRA		
SÁBADO		
DOMINGO		

	ALMOÇO	LANCHE	JANTAR

Para ajudá-lo a passar por esta semana, tente fazer algo espiritual. Alguns estudos apoiaram a ideia de que aqueles que praticam regularmente a espiritualidade tendem a viver mais. O motivo pode ser a interleucina 6 (IL-6). Níveis elevados estão associados ao aumento de doenças, e um estudo mostrou que aqueles que frequentam igrejas têm metade da probabilidade de ter IL-6 elevada.[3] Isso pode ser devido ao apoio social que as pessoas recebem de sua comunidade espiritual, mas pode haver outros fatores. Outro estudo mostra que aqueles que têm uma sensação de bem-estar espiritual tinham uma melhor qualidade de vida, mesmo quando sofriam de dor crônica — muitas pessoas espiritualizadas usam a oração para controlar a dor.[4] Existem outros estudos que examinaram os benefícios de uma prática espiritual para recuperação de doenças. Demonstrou-se que tudo o que confere maior significado à sua vida tem um impacto positivo em sua saúde física e emocional, portanto, qualquer esforço espiritual de sua parte o ajudará a se concentrar menos na rotina diária e mais em seu próprio propósito superior, seja lá o que isso signifique para você.

Se você pratica uma religião, faça algo extra que esteja de acordo com suas crenças. Isso pode significar gastar tempo todas as manhãs e/ou à noite rezando (você pode fazer isso em vez de meditar — ambas são práticas anti-inflamatórias) ou praticar outro ritual que faça se sentir conectado a algo maior — até uma ioga suave. Se não é religioso, ainda pode se beneficiar. Traga um novo ritual para sua vida que faça você se sentir conectado ao seu propósito superior, ao seu senso de poder superior ou a uma reverência básica pela vida. Aqui estão algumas ideias:

- **Seja espiritual.** Visite diferentes instituições religiosas para ver o que professam. Talvez algo ressoe em você. Experimente ir a uma missa ou serviço religioso todo sábado ou domingo ou visitar um centro de meditação. Passear pela natureza também pode ser uma experiência espiritual poderosa. Você não precisa ser membro de uma religião específica para ter uma experiência espiritual.

- **Fique zen.** Se não medita todas as manhãs e/ou noites, tente fazer esta semana. Experimente. Ou use esse tempo para orar. Você não precisa ter nenhuma crença específica ou necessariamente sentir que conhece ou entende a natureza de um poder superior para tentar se conectar.

- **Faça sua poção.** Se estiver procurando por algo um pouco menos abertamente espiritual, faça um ritual matinal para preparar o elixir opcional do meio da manhã ou a bebida terapêutica em seu plano de refeições com atenção e tranquilidade. Beba devagar, prestando atenção a tudo sobre a experiência. Se precisar pendurar um sinal de NÃO PERTURBE na porta do quarto e saboreá-la, vá em frente. (Veja a página 244 para receitas de elixir.)

- **Difunda óleo.** Reserve cinco minutos para sentar perto de um difusor de óleo essencial ou cheirar um óleo essencial que faça você se sentir seguro e centrado. Misturas cítricas e bergamota reduzem os níveis de estresse, mas você pode ter outros favoritos. Sálvia sclarea é bom para mudanças de humor de origem hormonal. Olíbano, cedro e rosa são bons óleos para meditação ou contemplação espiritual.

- **Faça um altar.** Encontre uma área pequena, como uma prateleira, uma escrivaninha ou mesa pequena, ou o canto de um cômodo. Cubra a área com um lenço, xale ou outro tecido que lhe pareça especial e decore-o com itens que sejam significativos para você — lembranças, fotos, cristais, velas, flores ou qualquer outra coisa que faça se sentir conectado às coisas boas em sua vida ou que lhe dê uma sensação de calma e bem-estar. Passe alguns minutos por dia sentado em frente ao seu altar, contemplando os itens ali colocados e o que eles representam em sua vida

- **Experimente o aterramento.** Tire cinco minutos do seu dia para parar o que está fazendo, tirar os sapatos e andar na grama, areia ou terra. Isso é chamado de aterramento e foi demonstrado que acalma a mente e o corpo, possivelmente por causa do contato físico direto com os elétrons na superfície da terra.[5] Os cientistas estudaram isso! Elétrons à parte, esse contato direto com o planeta pode parecer uma experiência espiritual e ajudar todos nós a lembrar de onde viemos.

- **Voluntarie-se.** Para algumas pessoas, a coisa mais espiritual que elas podem fazer — o que proporciona o maior senso de um propósito elevado — é ajudar outras pessoas. Estudos mostram que o voluntariado pode fazer você viver mais, ter uma saúde melhor e aumentar a satisfação com a vida.[6] O que você faz pode ser tão simples quanto acariciar gatos em um abrigo ou ler para estudantes do ensino fundamental, ou tão complexo quanto preparar as bases para uma nova carreira. Também não precisa ser voluntário oficial. Você pode visitar um vizinho ou parente idoso, levar comida a uma família em dificuldade ou doar para o banco de alimentos local.

Mime-se: Receba uma Massagem

As massagens parecem um luxo, mas são essenciais, especialmente se você tiver problemas com articulações, músculos e tecido conjuntivo, mas também se estiver trabalhando na destoxificação. A massagem relaxa os músculos tensos, acalma a mente e melhora a circulação, ajudando a aumentar a atividade de um sistema linfático lento para uma eliminação de resíduos mais potente. À medida que você reduz seus níveis de inflamação, seu corpo começa a se destoxificar mais rapidamente, e a massagem auxilia esse processo. Se tem um massagista regular, certifique-se de agendar algo durante esta semana. Caso contrário, procure ofertas na sua região, como massagens oferecidas gratuitamente ou a um custo reduzido para que experimente um novo terapeuta ou spa, ou massagens mais acessíveis feitas por massoterapeutas em treinamento. Ou peça a um ente querido que faça uma massagem. A massagem não precisa ser agressiva ou dolorosa, a menos que você goste de massagem profunda. Mesmo movimentos suaves ao longo das costas, braços e pernas aumentarão a circulação e ajudarão no processo. Se puder convencer alguém a fazer uma massagem todos os dias desta semana (ou para sempre?), melhor ainda.

Hábito Inflamatório 2: Ficar Diante de uma Tela

Este é difícil para quem passa muito tempo em seus smartphones, tablets ou computadores; quem assiste a muita televisão; ou jogadores ávidos. O mundo não facilita as coisas, com TVs em quase todos os restaurantes e em muitos outros locais públicos, de academias a consultórios médicos e supermercados. De acordo com estimativas recentes, os adultos norte-americanos passam em média mais de dez horas todos os dias olhando para telas![7] Esse vício está nos prejudicando, reduzindo nossa concentração e possivelmente até "reajustando" o cérebro de nossos filhos. Comece hoje monitorando e regulando o tempo de tela para você *e* seus filhos.

POR QUE ABRIR MÃO (POR AGORA): Infelizmente, o vício em telas é uma coisa real — difundida e potencialmente prejudicial ao cérebro. Vários estudos demonstraram uma atrofia cerebral real naqueles que são viciados em internet ou em jogos, principalmente nas áreas do cérebro para controle de impulsos, sensibilidade à perda e capacidade de ter empatia por outras pessoas.[8] A dependência de telas também pode comprometer as áreas que controlam a comunicação corpo-cérebro e foi associada a alterações cerebrais semelhantes às de pessoas viciadas em drogas.[9] Assistir à televisão em excesso está associado aos mesmos problemas de saúde que passar muito tempo sentado — um risco aumentado de diabetes, doenças cardíacas e morte prematura.[10] Há também algo chamado síndrome de visão computacional, que pode resultar em irritação e fadiga ocular,[11] comprometimento da visão em crianças[12] e até problemas ortopédicos, com nomes reais como *pescoço de texto* e *cotovelo de celular*.[13] Sim, nós temos um problema.

Isso faz sentido — pense de quantas formas diferentes você usa seu cérebro e corpo quando está interagindo diretamente com o mundo, em comparação a quando está olhando para uma tela. Olhar fixamente para uma tela é tanto passivo quanto interativo, mas sem as pressões e necessidades da comunicação interpessoal, ou mesmo a capacidade intelectual necessária para ler um livro de fato. Além disso, as telas tendem a oferecer bytes de informações sem exigir concentração sustentada. Elas têm luz, som, cores chamativas — prendem a atenção com facilidade, em comparação com o texto em antiquadas e tediosas folhas de papel ou com a conversa de outras pessoas. Percorremos informações superficiais sem nos concentrar muito em nenhum assunto; algumas pesquisas mostram que podemos estar reconectando nosso cérebro para dificultar a concentração, a atenção e o foco.[14] Podemos acabar perdendo essas habilidades — e até diminuir nossa capacidade de ter pensamentos profundos e inteligentes. Caramba. Qual é a resposta? Afaste-se das telas.

COMO ABRIR MÃO: Você já está pensando em desculpas? Por exemplo, como se você precisa trabalhar em um computador ou manter contato com seus filhos no smartphone, porque eles respondem apenas a mensagens de texto? Ou como se você não quer perder o seu programa favorito? Você não eliminará totalmente as telas, por isso não venda sua TV, tampouco se demita do seu trabalho no escritório ainda. Posso garantir que se sentirá melhor se começar a regular e limitar o excesso de visualização de tela sem comprometer as atividades necessárias e que proporcionam prazer real. Hoje, veja se consegue reduzir um pouco o seu tempo:

- Depois de terminar o trabalho, resista à vontade de navegar na internet. Desligue a tela e faça outra coisa.

- Observe com que frequência você verifica seus e-mails. Tente reduzir o tempo gasto com isso ou fazê-lo em blocos algumas vezes ao dia, em vez de responder imediatamente a todos os alertas de texto ou e-mail.

- Desafie-se, e à sua família, a encontrar algo diferente para fazer hoje à noite, além de assistir TV ou jogar videogame — algo que não envolva uma tela. Você pode ir a um restaurante (sem tela)? Que tal um jogo? Caminhar ou andar de bicicleta juntos? Convidar pessoas para a sua casa? Vocês conseguem deixar seus telefones em casa? Ideia radical, eu sei, mas *sei em primeira mão que é possível!* Eu trabalhei arduamente para incorporar o tempo sem tela à minha vida e poder me concentrar mais em minha família.

Isso pode ser difícil hoje, mas, à medida que continuar trabalhando para reduzir seu tempo de tela, você sentirá a diferença. Meus pacientes relatam uma profunda sensação de bem-estar ao se afastarem das telas e começarem a olhar de maneira mais direta e frequente para o mundo e as pessoas reais imediatamente ao seu redor.

O QUE FAZER NO LUGAR: Você pode estar um pouco enferrujado, mas hoje tem uma chance de expandir sua habilidade de interagir diretamente com o mundo. Observe as pessoas, as coisas e os lugares da sua vida, não os seus dispositivos eletrônicos.

ATIVIDADES A SEREM INCORPORADAS: Sem novas ideias que não são centradas em uma tela? Experimente estas:

- **Passe um tempo na natureza.** Não há nada mais curativo para os olhos, o cérebro e o corpo do que o tempo gasto na natureza. Dê um passeio em um parque, faça uma caminhada ou um passeio até uma área natural hoje. Se você não pode deixar seu telefone em casa, pelo menos guarde-o no porta-luvas ou coloque-o no bolso e resista à vontade de continuar checando a toda hora.

- **Interaja com aqueles ao seu redor.** Converse diretamente com seus filhos. Encontre um amigo para tomar um café e mantenha seu telefone guardado. Vá até as pessoas em seu escritório e fale pessoalmente o que precisa dizer, sem usar o texto ou o e-mail. Olhe os outros diretamente nos olhos e sorria. Observe as reações deles. Pode parecer estranho, mas, quanto mais você faz, mais natural será. (Imagine... todo mundo costumava fazer isso o tempo todo.)

- **Vá ao teatro ou assista a um show ou concerto ao vivo.** Assistir a uma peça ou um concerto, ao contrário de assistir a um filme ou videoclipe, é uma sensação completamente diferente. No começo, você pode até achar extenuante, mas é bom para o seu cérebro. O que pode ver ao vivo hoje à noite? Pontos bônus se estiver ao ar livre e não gravar um vídeo com seu telefone ou não postar nada sobre isso nas mídias sociais.

- **Dê um passeio** em torno de seu bairro, ou mesmo em um espaço fechado em algum lugar, sintonizando todos os seus sentidos. O que você vê, ouve, cheira, sente? Observe se tem o impulso de procurar algo ou publicar algo nas mídias sociais e tente superá-lo.

- **Coma uma refeição inteira sem olhar para uma tela** — sem TV, sem telefone. Preste atenção à sua comida e à sua companhia. Você comerá menos e fará escolhas alimentares melhores quando prestar atenção na sua comida.

COMO VOCÊ SE SENTE APÓS A SEGUNDA SEMANA? Descreva sobre seu progresso. Está começando a se sentir melhor? Ainda tem alguns sintomas de destoxificação? O que mudou?

_____

_____

_____

_____

_____

_____

SEMANA TRÊS

■   Antes de começar, siga as etapas de preparação pré-semanal.

Seu Dia Típico

- Você já tem o hábito de uma meditação matinal? Mesmo sentar quieto e respirar por cinco minutos é poderoso. Não se esqueça de repetir seu mantra hoje.
- Tome o café da manhã planejado e leve seu almoço e um lanche quando sair. Se gosta de comer a mesma coisa todos os dias, tudo bem, desde que seja compatível.

- Nesta semana, tente incluir pelo menos duas ferramentas da sua caixa de ferramentas ou uma a mais do que estava usando na semana passada. Algumas pessoas acham que é mais fácil fazer isso nos finais de semana, quando têm um pouco mais de tempo, mas faça o que funciona em sua programação. Quanto mais delas usar, mais sua inflamação responderá.

- Coma seu almoço, lanche e jantar planejados. Você já está se acostumando a novos alimentos? Concentre-se nisso, não no que pode estar "perdendo". (Lembre-se: essas são as coisas que fizeram você não se sentir tão bem!)

- Veja se pode suar por 30 minutos em seis dos sete dias desta semana. Essa é uma maneira poderosa de reduzir a inflamação, melhorar o humor e manter a motivação alta. Também é bom para os músculos, articulações, digestão, destoxificação, níveis de açúcar no sangue e sistema imunológico.

- Adote um dos comportamentos substitutos do hábito inflamatório no qual está trabalhando esta semana. Tudo bem se for sempre o mesmo ou se escolher um diferente a cada dia.

- Antes de dormir, repita seu mantra e pense no seu dia. Use seu mantra para meditar todas as noites por dez ou quinze minutos. Repita-o em silêncio em sua mente, em um ritmo relaxado. Se você se distrair, retorne o foco no mantra, sem julgamento.

Sua Conversa Motivacional da Semana

Vamos falar sobre peso. Se precisava perder peso, já deve ter perdido algum agora. Se está se pesando regularmente, gostaria que parasse de fazer isso esta semana. Seu foco agora é reduzir a inflamação e ficar saudável. A perda de peso é um subproduto natural desse processo, mas pesar-se todos os dias ou mesmo semanalmente pode mantê-lo concentrado demais nesse único objetivo, em detrimento de uma visão mais ampla de sua saúde e bem-estar. Descobri que, uma vez que meus pacientes percebem que estão perdendo peso, começam a mudar seu plano de maneiras sutis para tentar perder ainda mais peso. Eles reduzem os alimentos, exercitam-se demais até o ponto de estresse e começam a aumentar a inflamação novamente. Esse não é o objetivo agora. O objetivo é reduzir a inflamação para que você possa determinar suas intolerâncias e sensibilidades alimentares. Esse é o trabalho principal, e alterar o plano compromete esse objetivo.

Liberte-se do fardo de se concentrar em seu peso e se concentre em como se sente — como os alimentos que consome, as coisas que faz e até a maneira como pensa o influenciam — física, emocional e espiritualmente. Deixe de lado a noção de que "deveria" atingir um peso específico e deixe seu espírito se elevar. Aumente sua vibração. Envolva todo o seu ser. Quando ficar tentado a subir na balança, respire e confie em si mesmo. Você pode se pesar ao final de suas quatro ou oito semanas, se necessário, mas, por enquanto, guarde a balança.

Mime-se: Fique de Pernas Para o Alto

Nesta semana, quero que experimente um dos asanas de ioga mais simples e restauradores que conheço: a postura de pernas para o alto (tecnicamente, isso se chama Viparita Karani, que significa "ação invertida"). Metaforicamente, eu gosto dessa postura porque muito do que estamos fazendo nessa jornada de eliminação está invertendo as ações que criaram problemas de inflamação e saúde. Fisicamente, essa postura é uma inversão que quase qualquer um pode fazer. É incrivelmente relaxante e gera alguns benefícios profundos para aliviar o estresse e estimular a circulação para quem faz isso regularmente. Veja como fazê-la:

1. Pegue um tapete de ioga se tiver um (ou um cobertor) e três travesseiros. Os itens opcionais são uma almofada ou máscara para os olhos, um cinto de ioga ou lenço para impedir que as pernas se afastem e um cronômetro (como o do seu telefone).

2. Encoste a extremidade do tapete de ioga ou do cobertor na parede para que fique perpendicular a ela. Coloque um travesseiro

aproximadamente onde sua cabeça estaria e dois travesseiros contra a parede.

3. Posicione-se no chão ao lado da parede. Deite-se lentamente sobre o tapete ou cobertor enquanto estende as pernas na parede, deslizando os quadris o mais próximo possível da parede. Arrume os travesseiros embaixo de você para suporte de uma maneira que seja confortável. Algumas pessoas gostam de um travesseiro embaixo dos quadris ou debaixo dos ombros ou cotovelos. Você deve estar deitado em forma de L, com o tronco no chão e as pernas esticadas, apoiadas na parede. Seus pés podem ficar juntos ou separados por até 30cm. Se tiver problemas para impedir que suas pernas se separem demais, coloque o cinto de ioga ou um lenço em volta das coxas e amarre as pernas. Você deve conseguir relaxar completamente as pernas. Se os joelhos estiverem muito estendidos, você também pode colocar um travesseiro atrás deles, contra a parede.

4. Coloque uma almofada ou máscara de dormir sobre os olhos, se isso ajudá-lo a ficar com os olhos fechados.

5. Ajuste um cronômetro para dez ou quinze minutos ou, se estiver livre, não se preocupe com o tempo. Feche os olhos, abra os braços para os lados, as palmas das mãos voltadas para cima e concentre-se em relaxar todas as partes do corpo. Respire devagar e profundamente.

6. Quando terminar, dobre lentamente os joelhos e role para o lado e depois se afaste da parede. Observe como você se sente.

7. Repita o exercício diariamente esta semana e sempre que precisar restaurar sua energia e foco.

Hábito Inflamatório 3: Exposição a Toxinas

Vivemos em um mundo químico e, infelizmente, todos temos xenobióticos, ou substâncias estranhas ao corpo humano, dentro de nós. Até os recém-nascidos podem ter produtos químicos industriais e poluentes no sangue do cordão umbilical.[15] A boa notícia é que existem muitas maneiras como podemos eliminar os produtos químicos de nossas vidas. Não podemos eliminar todos eles, mas existem maneiras de reduzir a exposição e sobrecarregar menos os sistemas de eliminação do seu corpo.

POR QUE ABRIR MÃO (POR AGORA): "Abrir mão" de poluentes químicos e biotoxinas não parece um sacrifício — é claro que você não quer esses venenos em seu corpo. Muitas coisas que as pessoas gostam de fazer — por exemplo, lavar os cabelos, usar maquiagem, limpar a casa, manter as pragas longe dos gramados, cozinhar em utensílios antiaderentes e beber em garrafas de plástico — podem envolver pelo menos algum grau de exposição tóxica. Muitos desses poluentes são potentes desreguladores endócrinos, substâncias que alteram seu sistema hormonal natural. Muitos são carcinógenos, neurotóxicos ou ambos.

COMO ABRIR MÃO: Dê um tempo ao seu corpo e escolha produtos botânicos naturais e produtos de limpeza não tóxicos. Destoxificar é sobre mudar alguns dos produtos que você usa e o que você faz, e isso requer mais do que uma ida às compras. Também é preciso uma mudança de atitude. Pense em todas as coisas que você faz em sua vida que contribuem para o seu próprio fardo tóxico, depois pense em como pode alterá-las. Precisa mesmo usar panelas antiaderentes? Você já tentou cozinhar com ferro fundido ou aço inoxidável e com um óleo de abacate ou de coco de qualidade? E os seus produtos de cuidados pessoais e maquiagem? Pense em como você é dedicado a determinadas marcas e quão disposto estaria a mudar para algo mais natural.

E a qualidade do ar de sua casa? Você precisa encharcar tudo com purificador de ar? Precisa higienizar todas as superfícies com produtos químicos pesados? E quanto aos medicamentos sem prescrição? Você precisa desse ibuprofeno? Precisa tomar o remédio para alergia ou antiácido? (Muitos deles poderão se tornar desnecessários de qualquer forma, à medida que seu corpo se limpar e a inflamação diminuir.)

Pense também em conveniência versus saúde. Se há algumas coisas que não está disposto a mudar — empecilhos reais —, não as mude. Talvez você não queira abrir mão da sua frigideira ou do creme para as mãos favorito. Tudo bem, mas e todos os itens com os quais você realmente não se importa? Como aquele conjunto de panelas baratas que já está perdendo o revestimento, ou os produtos químicos que só o deixam irritado quando usa na bancada da cozinha, ou o batom chique que não fixa direito mesmo? Você pode descobrir que não é tão apegado a alguns desses hábitos tóxicos quanto pensava. Há muitas alternativas naturais ao seu dispor.

O QUE FAZER NO LUGAR: A demanda popular resultou em muitos produtos naturais à venda e em muitas informações disponíveis sobre como fabricar produtos naturais em casa a partir de ingredientes básicos. Aqui estão algumas ideias para destoxificar seu ambiente hoje.

- **Óleo de coco** é uma das melhores substâncias para a higiene pessoal. Se você tiver 99 problemas, o óleo de coco pode resolver cerca de 72 deles. Use-o para lavar o rosto, escovar os dentes, hidratar a pele e condicionar o cabelo (mas enxágue bem, a menos que goste da aparência oleosa).

- **Produtos de beleza naturais** e maquiagem estão amplamente disponíveis. Procure aqueles que não contêm glúten e contêm ingredientes naturais à base de plantas.

- **Limpe sua casa com ingredientes simples** que você provavelmente já tem em sua cozinha, como spray de água com vinagre, bicarbonato de sódio para esfregar, álcool e água para polir vidros e espelhos e azeite ou óleo de coco para limpar madeira. Ou compre produtos de limpeza naturais, agora amplamente disponíveis e cada vez mais acessíveis, à medida que mais e mais pessoas os procuram.

- **Plantas caseiras.** Se você puder mantê-las saudáveis e sem insetos, coloque algumas plantas em casa. Elas limpam o ar naturalmente. Um filtro de ar no quarto também é uma boa ideia, especialmente se tiver animais de estimação. Você passa muito tempo dormindo, por isso, se o ar do quarto estiver mais limpo, você também estará.

- **Não use odorizadores de ambiente químicos.** Os difusores de óleos essenciais são uma maneira menos prejudicial de manter sua casa com um cheiro agradável.

PLANO DE REFEIÇÃO DA SEMANA TRÊS

	CAFÉ DA MANHÃ	ELIXIR
SEGUNDA-FEIRA		
TERÇA-FEIRA		
QUARTA-FEIRA		
QUINTA-FEIRA		
SEXTA-FEIRA		
SÁBADO		
DOMINGO		

	ALMOÇO	LANCHE	JANTAR

- **Abra as janelas** (a menos que tenha alergias ao pólen e esteja nessa época do ano) para refrescar e arejar, se o tempo permitir.

- **Decore com materiais naturais.** Ao substituir móveis ou decoração em sua casa, procure materiais como madeira, bambu, pedra, lã e algodão orgânico. Materiais mais processados lançam produtos químicos no ar.

- **Use um filtro HEPA** no seu aspirador e forno. Considere testar sua casa em busca de mofo, pois isso pode dificultar sua jornada de cura.

- **Use produtos naturais em áreas externas.** Muitas empresas de tratamento de grama, jardim e controle de pragas agora usam produtos ecológicos e não tóxicos, em vez de produtos químicos tóxicos.

- **Experimente açafrão.** Os medicamentos consomem muito tempo do fígado, pois seu corpo tenta processar e eliminar seus elementos tóxicos. Se tiver dor de cabeça ou dor menstrual, tente esquecer o ibuprofeno ou o paracetamol e use o tempero de açafrão como um potente remédio anti-inflamatório natural.[16] Você pode comprá-lo em cápsulas ou encontrá-lo na ala de temperos para usar na culinária.

- **Beba vinagre de maçã cru.** Parece contraintuitivo, mas, se tiver azia ou refluxo, em vez de tomar automaticamente um antiácido ou um inibidor de bombas de prótons, tente uma colherada desse tratamento ácido. Sério — isso é surpreendentemente eficaz.

COMO VOCÊ SE SENTE DEPOIS DA TERCEIRA SEMANA? Se não notou muita diferença antes, aposto que está percebendo algumas mudanças nesta semana. A destoxificação pode ter terminado agora e você provavelmente está sentindo pelo menos algum alívio dos sintomas e também notando alguma perda de peso. Lembre-se, porém, de que todos nós respondemos no próprio ritmo. Como está indo para você?

—————————————————————————

—————————————————————————

—————————————————————————

—————————————————————————

SEMANA QUATRO

■ Antes de começar, siga as etapas de preparação pré-semanal.

Seu Dia Típico

- Nesta semana, tente aumentar seu tempo de meditação, oração ou silêncio pela manhã por mais cinco minutos. O verdadeiro poder por trás dessa prática está em fazê-la regularmente — todos os dias, dia após dia. Algumas pessoas meditam uma hora duas vezes por dia, mas a maioria de nós não tem todo esse de tempo — mas e esses quinze minutos que você gastaria sem pensar pesquisando coisas ou assistindo à TV? Experimente. Não se esqueça de repetir seu mantra hoje. Pode fazer parte da sua meditação, mas não precisa ser. Também pense nele ao longo do dia.

- Tome o café da manhã planejado e leve seu almoço e um lanche se for sair. Mantenha o curso — você está fazendo verdadeiro progresso!

- Esta semana, novamente, continue com pelo menos duas ferramentas da sua caixa de ferramentas. Você pode ter favoritos, e isso é ótimo, mas veja se consegue adicionar algo novo também.

- Coma seu almoço, lanche e jantar planejados. Encontrou alguns favoritos nas receitas que gosta de comer todas as semanas? Você criou alguns pratos novos com base na lista de alimentos? Tente ser criativo esta semana com uma nova receita ou siga o plano de refeições à risca, se ainda não o fez. Objetivos como esses podem ajudar a mantê-lo mais interessado em suas refeições.

PLANO DE REFEIÇÃO DA SEMANA QUATRO

	CAFÉ DA MANHÃ	ELIXIR
SEGUNDA-FEIRA		
TERÇA-FEIRA		
QUARTA-FEIRA		
QUINTA-FEIRA		
SEXTA-FEIRA		
SÁBADO		
DOMINGO		

	ALMOÇO	LANCHE	JANTAR

- Continue se exercitando esta semana. Como a meditação, o exercício é mais poderoso quando você o faz regularmente. Trinta minutos seis dias por semana é o ideal. É um autocuidado poderoso e essencial que o manterá ativo, portanto, não fique tentado a pensar que não tem tempo para isso. É como escovar os dentes. Quando sente que deve fazê-lo, pois não tem outra opção, é quando você sabe que conseguiu.

- Você superou seus hábitos inflamatórios? Parabéns! Mas para muitos, isso ainda será difícil. Continue trabalhando naquele que escolheu para esta semana. Lembre-se de que, mesmo que algo pareça bom no momento, não valerá a pena se lhe fizer mal em longo prazo.

- Antes de dormir, repita seu mantra e pense no seu dia. Você não precisa meditar com o seu mantra, a menos que queira, mas lembre-se e reflita sobre como isso pode estar influenciando sua mente subconsciente para permanecer fiel aos seus objetivos. A meditação antes de dormir também é um poderoso indutor do sono.

SUA CONVERSA MOTIVACIONAL DA SEMANA

Se está no programa Core4, está na reta final! Esta é sua última semana, e você arrasou! Mas não desista ainda. Quer aproveitar as quatro semanas inteiras para realmente se livrar dessa inflamação.

Se estiver no programa Elimin8, no final da semana estará no meio do caminho — como o tempo voa! Continue forte — você está indo muito bem!

Há boas chances de que, nesta semana, seja no Core4, seja no Elimin8, você esteja se sentindo muito bem consigo mesmo e experimentando um alívio perceptível dos sintomas, porque sua inflamação provavelmente abrandou de forma significativa. No entanto, se estiver fazendo o programa Core4 e *não estiver sentindo alívio dos sintomas ou se sentindo melhor*, pode precisar de uma intervenção mais forte. Considere mudar para o Elimin8 e continue. Você pode se sentir mais capaz de fazer mais e por mais tempo agora, então junte-se ao time do Elimin8 nas quatro semanas finais. Oito semanas podem ser necessárias para fazer uma diferença real na sua saúde. Além disso, a melhor maneira de testar os alimentos de que abriu mão é garantir que sua inflamação diminuiu, assim, permanecer no plano por mais tempo lhe dará uma imagem ainda mais clara do que seu corpo mais gosta.

Nesta semana, preste atenção especial a quaisquer mudanças em seu corpo. Sua barriga diminui? Suas pernas parecem mais finas? Seus braços estão menos flácidos? Você está ganhando músculo? Suas unhas estão mais fortes? E o seu cabelo? Algumas pessoas notam um novo crescimento de cabelo nessa época. Também preste atenção ao seu nível de energia. Você ainda está em um ritmo de destoxificação intensa e precisando de mais descanso, ou está começando a se sentir mais forte e com mais energia? Essas são mensagens do seu corpo. Continue ouvindo. Se não estiver sentindo nenhuma alteração, consulte o Checkpoint no meio do programa Elimin8 na página 159 e siga as orientações para o que fazer em seguida.

Mime-se: Durma Mais

Vamos falar sobre o sono. Dormir não é um luxo. É obrigatório para o seu bem-estar. O sono é essencial para a saúde. Você cura e rejuvenesce o corpo e a mente quando dorme, mas muitos de nós tendem a dar ao sono uma baixa prioridade. Esta semana eu quero que você mude isso. Todos os dias desta semana que tiver cinco minutos a menos que oito horas de sono (o que para a maioria das pessoas é todos os dias), quero que você faça *uma* das seguintes coisas, dependendo do que se encaixa mais na sua agenda (pode fazer cada uma delas em dias diferentes):

- Despreocupadamente, tire uma soneca de trinta minutos no meio do dia. Desligue o telefone, pendure um sinal de não perturbe na sua porta, se necessário, fique confortável e tire uma soneca. Não durma mais de trinta minutos, para não ficar grogue demais para continuar seu dia. Você também não quer dificultar o sono à noite.

- Vá para a cama uma hora mais cedo que o normal. Mesmo que a cozinha não esteja limpa. Mesmo que seu programa ainda esteja no ar (grave-o). Não use essa hora extra para olhar para o seu telefone ou assistir à TV. Diminua as luzes, leia um livro, ouça música ou medite por não mais de quinze minutos, depois aconchegue-se e vá direto para a cama. Isso pode ser fácil para você. Se seu corpo realmente precisar de mais sono, pode cochilar em minutos. Para outros, o sono parece inatingível. Durante sua soneca ou antes de dormir, você pode estar muito desperto porque não está acostumado a dormir nesse horário. Persista. Seu corpo se ajustará porque deseja dormir. Volte a atenção para o que está fazendo agora, tentando dormir. É um hábito como outro qualquer (ou, para ser mais preciso, resistir ao sono é um hábito). Respirar profundamente e contar suas respirações pode ajudar. *Nada de eletrônicos!* A meditação ou oração que está fazendo também o ajudou a treinar sua mente para ficar calmo. Se ainda estiver com problemas, aqui estão algumas coisas para ajudá-lo:

- O manjericão santo (tulsi) é uma erva adaptogênica excelente para acalmar a mente.

- O glicinato de magnésio também pode ajudar a induzir a calma e o sono. Tome magnésio antes de dormir, de acordo com as instruções da embalagem.

Bons sonhos!

Hábito Inflamatório 4: Negatividade

Você sabia que temos cerca de 60 mil pensamentos todos os dias? E o que é ainda mais surpreendente: um estudo de Stanford descobriu que 90% desses pensamentos são repetitivos.[17] Pense nisso: nove em cada dez de seus pensamentos são recorrentes. Para muitas pessoas, eles não são apenas repetitivos, mas amplamente negativos. Pensamentos negativos incluem coisas com as quais você está preocupado, pensamentos críticos sobre sua própria aparência ou habilidades, pavor do futuro, arrependimento do passado etc. Pensamentos negativos alimentam o estresse e isso é prejudicial à sua saúde geral.

Vi pessoas fazendo seu programa de eliminação à risca, mas seu progresso era prejudicado por padrões constantes de negatividade.

Pode ou não haver um "gene do otimismo",[18] mas, se você o tem ou sente como se tivesse perdido o seu há anos, é realmente possível se livrar do hábito da negatividade. Não estou sugerindo que seja uma Poliana e passe a ver o mundo através de lentes cor-de-rosa, que rotula cegamente tudo como "incrível". Sou totalmente a favor do realismo, mas isso não é o mesmo que negatividade implacável, que sabemos com certeza não ter um efeito muito bom em sua saúde.[19] A negatividade é inflamatória. Claro, não é fácil mudar sua maneira habitual de se relacionar com seu próprio mundo, mas a negatividade é um hábito, como qualquer outro, então tente abrir mão dele hoje.

POR QUE ABRIR MÃO (POR AGORA): A negatividade é estressante. Ansiedade, medo, preocupação, arrependimento, pessimismo, raiva e ódio são algumas das emoções mais comuns que podem impedi-lo de alcançar seus objetivos de saúde. Pensamentos e emoções negativos resultam na liberação de hormônios do estresse, como o cortisol, que têm um efeito negativo mensurável no sistema imunológico.[20] Pesquisas mostram, de maneira consistente, que as pessoas que têm uma resposta mais positiva aos eventos de sua vida vivem mais, ficam menos doentes, recuperam-se mais rapidamente e têm menos probabilidade de ficarem deprimidas. Elas têm corações mais saudáveis e habilidades melhores de enfrentamento.[21] Quem não gostaria de um pouco desse bom remédio?

> A negatividade é inflamatória.

COMO ABRIR MÃO: Uma mente plena e consciente o ajudará a perceber seu hábito de negatividade. Prossiga devagar, consciente e racionalmente. Seja o observador de seus próprios pensamentos como se estivesse observando os pensamentos de outra pessoa. Quando você tende a ficar negativo? Quando é mais fácil ser positivo? Veja se consegue discernir padrões e analisar os gatilhos da sua negatividade. Tente identificar ao que pode estar apegado no seu passado que o impede de alcançar seus objetivos. Perdoar a si mesmo e aos outros pode ser um ato revolucionário de cura. Considero essa cura emocional vital no meu trabalho em ajudar os pacientes a superar seus obstáculos à saúde. Negatividade e positividade são hábitos, então hoje você vai chutar um para a sarjeta e convidar o outro para sua vida. Aqui estão algumas dicas.

O QUE FAZER NO LUGAR: Dizer *não* é um hábito. Assim como dizer *sim*. Trabalhe para prestar atenção no que vai dizer e, em seguida, inverta o seu pensamento para lhe dar um toque mais positivo. Considere isso um desafio pessoal à sua criatividade.

ATIVIDADES A SEREM INCORPORADAS: Dê uma chance a essas estratégias de ver as coisas pelo lado positivo.

- **Preste atenção**. Comece a prestar atenção aos seus pensamentos. Quando eles forem negativos, questione-os. Pergunte a si mesmo: *isso é verdade?*

- **Pratique a positividade**. Como qualquer outra habilidade, ser mais positivo requer prática. Formule pensamentos positivos de propósito, especialmente em resposta a pensamentos negativos. Mesmo que não acredite por completo neles, repita-os para si mesmo. Insista até conseguir.

- **Identifique seus gatilhos**. Se você é negativo apenas em determinadas situações ou com pessoas específicas, pense no porquê. Você pode mudar a situação? O relacionamento, ambiente ou situação é algo que pode ser corrigido ou precisa seguir em frente?

- **Ria mais**. O humor pode ser uma boa maneira de neutralizar a negatividade. Procure chances de rir mais — amigos engraçados, filmes engraçados ou vontade de se divertir com a loucura ocasional da vida.

- **Ande com pessoas positivas**. Quando todos os seus amigos são pessoas negativas, é fácil cair nessa. Quando seus amigos tendem a ver o lado bom, é mais provável que seu comportamento se alinhe ao deles.

- **Seja paciente consigo mesmo.** A negatividade é um hábito difícil de quebrar, mas seja persistente. Você pode não dominar seus hábitos negativos hoje, mas pode optar por tornar este o primeiro dia do resto da sua vida quando se trata de ter uma perspectiva mais positiva.

COMO VOCÊ SE SENTE APÓS A QUARTA SEMANA?

_____

_____

_____

Se está no programa Core4, alcançou um marco. Prossiga para o Capítulo 7 — e parabenize-se por um trabalho bem feito.

CHECKPOINT DO MEIO DO PROGRAMA ELIMIN8

Se você está no programa Elimin8: viva! Está no meio do caminho! Embora provavelmente tenha tido seus momentos desafiadores, aposto que está se sentindo muito diferente agora — mais leve, com mais energia e sintomas reduzidos. No entanto, alguns dos meus pacientes neste momento ainda não experimentam alívio dos sintomas, apesar de estarem acompanhando o programa à risca. Não tem certeza? Este é o momento de rever a lista dos oito sintomas principais mais incômodos da página 54. Ainda sente alguns desses? Eles ainda estão atrapalhando sua vida? Se esse é o seu caso, é possível que precise de uma intervenção mais forte. Neste momento, você tem duas opções:

1. **Mantenha o curso.** Algumas pessoas com mais inflamação, ou cujos sistemas geralmente reagem com mais lentidão, podem levar mais tempo para responder ao programa Elimin8, e requer paciência. Mesmo que não esteja sentindo isso, se estiver seguindo seu plano

sua inflamação está reduzindo. Você pode descobrir que, na semana cinco, seis ou sete, de repente, desfrutará de um alívio extraordinário em seus sintomas e começará a se sentir melhor. Além disso, você tem trapaceado? Se assim for, eu o encorajo a começar de novo. Caso contrário, mantenha o curso e reavalie após as oito semanas. Se ainda estiver com sintomas, tenho mais orientações para você. Lembre-se de que a bioindividualidade fará com que não reaja da mesma maneira que qualquer outra pessoa.

2. Seja mais vigilante. Se cometeu algum deslize — uma trapaça aqui, algumas porções extras ali, um pouco disso ou daquilo que acha que "não pode realmente fazer mal" —, é hora de recuperar as rédeas. Dê a si mesmo o presente de 100% de conformidade nas próximas quatro semanas. Isso fará uma grande diferença na precisão ao testar os alimentos que eliminou. Lembre-se de que você está forjando uma comunicação mais forte e clara com seu corpo. Vamos fazer isso. Elimin8 ao ataque!

SEMANA CINCO NO ELIMIN8

■ Antes de começar, siga as etapas de preparação pré-semanal.

Seu Dia Típico

- Nesta semana, continue com o aumento da meditação/oração/ silêncio da manhã e não fique tentado a pular essa parte. Mesmo que já sinta alguma diferença, as pesquisas sugerem que são necessárias de quatro a seis semanas para colher todos os benefícios, por isso, se medita de forma consistente desde a primeira semana, é quase certo que perceberá alguma mudança, como dormir melhor, sentir menos dor, melhor circulação, melhor foco e capacidade de resolução de problemas, melhor memória e maior motivação, sem mencionar mais empatia, calma, melhores relacionamentos e uma profunda sensação de bem-estar. Os efeitos da meditação são cumulativos e, ao longo da vida, seus benefícios são profundos.

- Tome o café da manhã planejado e leve seu almoço e um lanche caso for sair.

- Vamos acelerar mais um pouco. Adicione mais uma ferramenta da sua caixa de ferramentas. Se já estava fazendo duas, faça três. Se já estava fazendo três, tente quatro. Essa não é apenas outra maneira de tornar sua experiência com o programa Elimin8 mais eficaz, mas os alimentos e ferramentas adicionados também ajudarão a manter as coisas interessantes. Mesmo que você não tenha certeza de que vai gostar de um novo alimento ou ferramenta, não custa tentar. Você não precisa continuar fazendo caso não se adapte.

- Coma seu almoço, lanche e jantar planejados. Agora que já está na metade do caminho, pode sentir necessidade de mudar suas refeições. Se você se habituou a comer alguns pratos favoritos, altere a rotina. Experimente outra receita, invente uma nova refeição ou renove uma refeição favorita antiga, usando apenas alimentos da lista de permitidos, no início deste capítulo. Continue planejando com antecedência e tenha opções fáceis de preparar, para não ser tentado por alimentos eliminados que prejudicarão seu progresso significativo.

- Se o clima permitir, tente se exercitar ao ar livre esta semana, se não o faz normalmente. Ou se exercite em outro lugar. Mude o cenário ou mude a rotina. Tente uma máquina de cardio diferente. Tente correr se vinha caminhando. Experimente os pesos livres se você usa aparelhos de musculação ou comece a levantar alguns pesos leves, se ainda não o faz. Se gosta de esportes, também pode procurar uma equipe ou aula local. Que tal aulas de tênis ou de peteca? Uma liga de raquetebol? Um clube de corrida? Ou talvez ioga, pilates ou uma aula de dança se adaptem mais ao seu ritmo. Após quatro semanas, seu corpo deve estar pronto para um desafio físico maior e você provavelmente terá mais confiança no condicionamento físico, portanto, este é um bom momento para levá-lo ao próximo nível.

- Adote um comportamento substituto por dia para o seu hábito inflamatório da semana.

- Antes de dormir, medite pelo mesmo tempo que fez pela manhã. Lembre-se do seu mantra, que pode estar em sua mente o tempo

PLANO DE REFEIÇÃO DA SEMANA 5

	CAFÉ DA MANHÃ	ELIXIR
SEGUNDA-FEIRA		
TERÇA-FEIRA		
QUARTA-FEIRA		
QUINTA-FEIRA		
SEXTA-FEIRA		
SÁBADO		
DOMINGO		

	ALMOÇO	LANCHE	JANTAR

todo, mas também esteja aberto a novas técnicas. E visualização? Quando você meditar, crie em sua mente um lugar de extrema calma. Pode ser um lugar em que você já esteve ou um lugar que imagina — uma praia, uma floresta, uma gruta zen, a margem de um rio, um retiro de luxo em algum lugar distante, um lugar ou uma visão que o inspire. Imagine-se lá e tente visualizar todos os detalhes do que vê, ouve, cheira e sente. Não há limite para onde pode se imaginar.

Sua Conversa Motivacional da Semana

Espero que esteja sentindo-se muito bem e revigorado com o Elimin8 até agora. Você tem feito coisas que não acreditava ser capaz e está fazendo-as ao longo de um mês inteiro. Você é demais. Nesta semana, vamos continuar fortes e socializar. Segundo pesquisas,[22] passar tempo com os amigos e ter uma vida social ativa pode prolongar sua vida, melhorar sua saúde física e mental e até diminuir seu risco de demência senil. Organize uma noite das garotas ou dos garotos (divirta-se com seus coquetéis sem álcool, certo?), encontre um amigo para um chá ou reserve mais tempo para sair com sua família e ficar em dia com os acontecimentos. As pessoas tendem a ficar tão envolvidas em suas agendas lotadas que esquecem de conversar com seus parceiros, filhos, irmãos ou pais. Todos nós precisamos nos comunicar com outras pessoas. Somos animais sociais. Ofereça seu ombro amigo para alguém e deixe que alguém seja o seu. Quanto mais você se envolver diretamente com o mundo externo, melhor se sentirá, eu garanto.

E se você sentir que não tem ninguém com quem fazer isso? Algumas pessoas vivem longe ou estão afastadas da família. Outras se mudaram recentemente e ainda não conhecem ninguém ou podem estar tão ocupados com o trabalho que não tiveram tempo de cultivar uma rede social. Se esse é o seu caso, faça desta a sua semana para se aproximar. Faça uma chamada via Skype ou FaceTime com amigos ou parentes distantes, ou procure oportunidades locais para conhecer pessoas, como locais de culto, grupos de encontros sociais de pessoas que compartilham um interesse comum (encontre-os online) ou encontros locais como festivais, concertos, feiras de agricultores ou aulas comunitárias. Esteja aberto a fazer novos amigos. Você pode não conhecer ninguém em particular, mas um pouco de cordialidade sincera tornará a experiência mais divertida, e nunca se sabe o que pode acontecer. Esse é o tipo de salto ousado que pode fazer você se sentir mais corajoso e mais forte, além de atender a uma necessidade biológica de existir dentro de uma comunidade. Experimente e permita que as pessoas conheçam sua versão amigável.

Mime-se: Tempo com os Amigos

Esta semana, falte o trabalho em um dos dias. (Peça permissão primeiro. Não quero que perca seu emprego.) Encontre um bom amigo, um membro da família ou alguém que queira conhecer melhor, para uma xícara de chá quente e um bate-papo amigável no final da manhã ou no meio da tarde. Você também pode ter uma hora de almoço prolongada para fazer isso ou, se for impossível, conseguir um tempo no fim de semana. Relaxe e passe ao menos uma hora com outra pessoa.

Hábito Inflamatório 5: Mente de Macaco

A *mente de macaco* vem de um termo budista (tanto o chinês quanto o japonês têm versões dele) que significa "instável" ou "caprichoso", e é usado para representar uma mente inquieta que não consegue se concentrar porque continua pulando como um macaco louco, incapaz de focar qualquer assunto ou de se envolver em qualquer pensamento profundo. Essa mente ansiosa e reativa é predominante em nossa cultura, que muitas vezes se concentra em trechos de sons, videoclipes, anúncios e outros estímulos visuais e auditivos que mudam constantemente para atrair e manter nossa atenção.

POR QUE ABRIR MÃO (POR AGORA): O resultado de uma mente de macaco crônica é a dificuldade de prestar atenção a qualquer coisa por mais de trinta segundos (ou menos!). A mente de macaco também descreve aquele momento em que fica acordado na cama à noite pensando em 1 milhão de coisas que precisa fazer ou se preocupando com uma longa lista de coisas que provavelmente nunca acontecerão. Como você pode ter um sono reparador com todo esse tumulto acontecendo?

COMO ABRIR MÃO: Um passo crucial para resolver, ou pelo menos domar significativamente, sua mente de macaco é perceber que passamos grande parte do dia perdidos em pensamentos compulsivos. Lembre-se de que, para a maioria das pessoas, nove em cada dez dos pensamentos são recorrentes, então, realmente, que perda de tempo! Você não se livrará desse macaco em seu cérebro em um dia, mas hoje é uma chance de começar a domá-lo com consciência. Esse macaco não quer ser notado, mas, depois que o fizer, estará em vantagem.

O QUE FAZER NO LUGAR: Desligar-se do pensamento reativo é libertador e acalma o seu organismo. Você não é seus pensamentos ou emoções, mas a presença observadora deles. Ao longo do dia, tome consciência dos momentos em que sua mente começar a pular por aí. Perceber é o primeiro passo. Quando perceber, veja se consegue se desligar da divagação descontrolada, de modo que sinta que está olhando para ela de fora, em vez de estar entranhado nela. Isso pode parecer difícil no começo, mas, com a prática, você ficará cada vez melhor. O truque é a consistência. Depois de entender o que está acontecendo, provavelmente descobrirá que é relaxante se afastar de seus pensamentos caóticos e observá-los com calma, sem voltar a ficar preso em seu próprio drama mental.

ATIVIDADES A SEREM INCORPORADAS: Este exercício o ajudará a colocar sua mente de macaco sob controle:

- Duas vezes hoje, por pelo menos cinco minutos cada vez (idealmente a primeira coisa de manhã e logo antes de ir para a cama), sente-se em silêncio, sem perturbações, e concentre-se em pensar em uma coisa. Pode ser uma imagem, uma palavra, um som ou um conceito como amor ou paz.

- Quando sua mente começar a divagar como um macaquinho malandro, pacientemente traga-a de volta ao seu foco. (Não é diferente de treinar um filhote.) Respire de forma lenta e profunda enquanto faz isso e deixe sua mente descansar.

- Faça isso todos os dias e, quando dominar cinco minutos, aumente suas sessões em um minuto. Quando dominar seis minutos, aumente o tempo de novo até pensar calmamente em uma única coisa por quinze minutos, duas vezes ao dia. Mente de macaco: dominada.

COMO VOCÊ SE SENTE APÓS A QUINTA SEMANA? Seus sintomas continuam a diminuir? Alguns se foram totalmente? Mantenha o curso! Nem sempre você pode perceber a inflamação no seu organismo, então continue a apagar essas chamas. Resuma seu estado atual de saúde mental e física:

_____

_____

_____

_____

_____

_____

SEMANA SEIS DA ELIMIN8

■ Antes de começar, siga as etapas de preparação pré-semanal.

Seu Dia Típico

- Nesta semana, aumente a meditação, a oração ou o tempo de silêncio da manhã em mais cinco minutos. Se começou com cinco minutos, já deve estar com quinze minutos agora. Se começou com dez, deve estar com vinte, e assim por diante. Não vou lhe pedir para ampliar esse tempo, mas continue a aumentá-lo, se quiser. Algumas pessoas meditam por uma hora ou mais a cada dia. No entanto, quinze a vinte minutos todas as manhãs e noites são uma excelente prática que lhe proporcionará uma vida inteira de benefícios.

- Tome o café da manhã planejado e leve seu almoço e lanche caso saia. Você está pronto para qualquer desafio alimentar que surgir hoje.

- Continue com suas três ferramentas da caixa de ferramentas. Elas continuarão a reduzir a inflamação. Seu corpo ainda está falando com você? Está lhe dizendo como está indo? Nesse ponto, se você reagir de forma positiva ou negativa a alguns alimentos que experimentar ou a algo que fizer, provavelmente será muito mais fácil ouvir a mensagem. Se ouvi-la, preste atenção.

- Coma seu almoço, lanche e jantar planejados. Sua nova maneira de comer já está parecendo um hábito saudável?

- Continue com o exercício esta semana. Ele já deve parecer um novo hábito agora, e isso é ótimo. Você notou uma diferença na forma do corpo, força, humor e energia? (Não se pese ainda!) Preste atenção em como seu corpo responde durante e após o exercício. Ele está falando com você. Deixe-o dizer do que gosta ou não nas suas escolhas de exercício.

- Continue com a substituição do hábito inflamatório da semana.

- Antes de dormir, aumente o tempo de meditação, oração ou silêncio em cinco minutos. Você pode igualar o tempo gasto pela manhã? Se adormecer enquanto tenta meditar à noite, tudo bem. Isso significa que seu corpo estava calmo o suficiente e precisava dormir, e como você está conseguindo ouvi-lo muito bem agora, sabe que deve deixá-lo dormir.

Sua Conversa Motivacional da Semana

Uau, você já chegou à Semana Seis? Ou talvez pareça que demorou uma eternidade. Nos dois casos, nesta semana, quero que você pense em manter o curso. Seus novos hábitos estão se tornando cada vez mais estabelecidos, à medida que os velhos estão se dissipando de sua consciência. Os hábitos podem ser como sulcos em uma estrada, lugares onde você sempre tende a passar. É difícil se desviar desses sulcos e começar a dirigir na parte plana da estrada, mas, quando sair deles, ficará mais fácil dirigir. Quando seus bons hábitos se fixarem, será mais difícil abandoná-los do que voltar aos maus. Mantenha o curso longe dos velhos hábitos. Já vão tarde. Mantenha-se firme esta semana em tudo o que está fazendo por si mesmo — de corpo, mente e alma.

Mime-se: Coma Fora

Esta semana, quero que você abra uma exceção e saia para comer. Talvez tenha evitado isso até agora, porque não tem certeza do que receberá quando fizer o pedido e não deseja incomodar o garçom. Talvez seu trabalho exija que você saia para comer com frequência, mas não necessariamente por prazer. Nos dois casos, nesta semana, escolha um local agradável com comida de alta qualidade e um acompanhante (ou vários) com os quais gostaria de estar. Encontre o cardápio online (ou visite o restaurante com antecedência) e encontre algumas opções que pareçam boas para você, compostas principalmente de seus alimentos permitidos. Em seguida, organize com o restaurante (com antecedência, se sua solicitação for complexa) para tornar sua refeição 100% compatível com a Elimin8. Não precisa explicar demais. Para obter melhores resultados, basta ligar com antecedência e informar ao restaurante que você está em uma dieta especial por motivos de saúde. A maioria dos chefs de bons restaurantes, especialmente aqueles com tendência a comida natural ou

PLANO DE REFEIÇÃO DA SEMANA 6

	CAFÉ DA MANHÃ	ELIXIR
SEGUNDA-FEIRA		
TERÇA-FEIRA		
QUARTA-FEIRA		
QUINTA-FEIRA		
SEXTA-FEIRA		
SÁBADO		
DOMINGO		

	ALMOÇO	LANCHE	JANTAR

locavore [usa só produtos locais], fica mais do que feliz em trabalhar com você para criar um prato delicioso que possa desfrutar sem se preocupar. Experimente. Se você é tímido, talvez um amigo possa ajudar com a ligação ou a solicitação pessoal.

Quando estiver no restaurante, informe ao garçom que solicitou uma refeição especial e seja específico sobre o que precisa, mesmo que já tenha conversado com o gerente ou chef anteriormente. Não presuma que exista comunicação completa entre chefs e garçons quando o restaurante fica movimentado. Depois, sente-se, saboreie sua comida plenamente, usufrua a companhia do jantar, absorva a atmosfera do restaurante e deixe toda a experiência tomar conta de você. Sua refeição está dentro do plano, então tudo o que precisa fazer é relaxar e aproveitar. Acima de tudo, divirta-se. O prazer é anti-inflamatório.

Hábito Inflamatório 6: Fome Emocional

A fome emocional, às vezes chamada de alimentação compulsiva, é uma resposta ao estresse que envolve o consumo de alimentos como alívio emocional, distração de sentimentos desagradáveis ou um pequeno momento de prazer diante de depressão ou ansiedade. Em outras palavras, quando você se sente mal, come para se sentir melhor. É o cenário proverbial do sorvete após um rompimento. Comer por outras razões que não seja fome é bom de vez em quando — para comemorar, socializar. No entanto, se comer por motivos emocionais se tornar crônico — se ocorre mais do que algumas vezes por semana, ou mesmo diariamente —, isso é um problema e pode prejudicar sua saúde. Não se trata de comer por fome. É comer seus sentimentos, e isso não é uma prática física ou emocional saudável.

Quando você tem "fome" emocional, a comida não o satisfaz. É apenas uma distração temporária que provavelmente fará com que se sinta ainda pior mais tarde, especialmente se contrariar as melhorias na saúde que está tentando obter com tanto esforço. Os tipos de alimentos que os comedores emocionais geralmente desejam são ricos em carboidratos refinados, como açúcar e farinha branca; fritos, como batatas chips ou batatas fritas; extremamente ricos em gordura, como queijo; ou todos os itens anteriores, como um donut. Uma sessão intensa de alimentação emocional pode atrapalhar seus esforços para uma boa saúde, portanto, se é um comedor emocional e quer se sentir melhor, você se beneficiará imensamente ao solucionar esse problema.

POR QUE ABRIR MÃO (POR AGORA): Fome emocional pode causar ganho de peso desconfortável e problemas digestivos, como inchaço e refluxo. Ela pode levar a um distúrbio alimentar como comer compulsivamente ou bulimia (algumas pessoas acreditam que a fome emocional é um distúrbio alimentar em si). Ela pode desencadear irregularidades no açúcar do sangue, causar deficiências nutricionais e piorar a ansiedade e a depressão, não melhorá-las.

COMO ABRIR MÃO: Se você é um comedor emocional, provavelmente já sabe que não vai resolver esse problema em um dia, mas *consegue* resolvê-lo aumentando gradualmente a sua conscientização sobre as dicas que fazem você sentir vontade de comer. A fome emocional tem raízes complexas e pode ser difícil de superar, mas hoje você pode começar criando uma regra para si mesmo: não coma nada quando estiver chateado ou ansioso. Sempre espere até se sentir calmo para comer. (Aquele exercício para a mente de macaco pode ajudá-lo agora.) Se comer quando estiver com uma emoção negativa, é provável que tenha problemas para digerir sua comida de maneira adequada e completa devido ao eixo intestino-cérebro: seu intestino sabe o que o seu cérebro está pensando, e emoções negativas são estressantes. Estresse significa que o corpo direciona seus recursos para longe do intestino e em direção a outras partes do corpo para lidar com a questão. Para ajudá-lo a quebrar o hábito de comer quando seu corpo não está preparado, tente estas duas etapas:

1. Decida comer somente quando estiver calmo. Isso pode fazer uma grande diferença em quebrar o hábito de buscar um biscoito ou um saco de batatas chips a cada crise emocional.

2. Quando estiver calmo e pronto para comer, antes de colocar um pedaço de comida na boca, respire fundo, longa e lentamente, concentre-se na comida e depois coma devagar. Observe tudo sobre a experiência. Não olhe para o seu telefone, não leia nada, não assista à televisão. A próxima vez que comer, faça isso de novo. E faça sempre que comer alguma coisa, seja um lanche ou uma beliscada. Isso o ajudará a perceber quando começar a comer emocionalmente, pois em geral a alimentação emocional acontece sem pensar.

O objetivo desse exercício é ajudá-lo a encarar comida como comida e nada além disso. Você não pode se livrar de emoções fortes, e não se trata de reprimir seus sentimentos ou julgar suas emoções. As emoções vêm e vão. Essa prática trata de desassociar sentimentos sobre outras coisas em sua vida de sua alimentação, lidando com suas emoções separadamente do processamento dos alimentos.

Faça essas duas coisas de agora em diante, todos os dias e toda vez que se alimentar. Às vezes, você pode esquecer ou comer sem fazer isso quando suas emoções dominarem suas boas intenções, mas seja paciente consigo mesmo se isso ocorrer. Lembre-se gentilmente de retornar a esse exercício, com amor e compaixão por si mesmo e pelos sentimentos intensos que está vivenciando.

O QUE FAZER NO LUGAR: As emoções negativas, especialmente a ansiedade, podem levá-lo a fazer *algo, qualquer coisa,* para aliviar o sentimento ruim. A comida é uma resposta fácil, mas há muitas outras coisas que pode fazer e, se não encontrar um substituto para sua resposta automática à alimentação, será mais difícil superá-la. Faça uma lista das cinco coisas que você gosta de fazer e que consiga fazer imediatamente, sem qualquer preparação, e deixe a lista em sua cozinha ou em algum lugar que veja com facilidade quando sentir vontade de comer emocionalmente. Escolha uma dessas coisas e decida, com firmeza, fazer isso em vez de comer.

ATIVIDADES A SEREM INCORPORADAS: Aqui estão atividades para substituir a fome emocional. Sua lista, é claro, refletirá
suas próprias preferências.

- Ouça suas três músicas favoritas na sequência com fones
  de ouvido.

- Dê um passeio — não há necessidade de trocar de roupa,
  apenas vá.

- Faça vinte respirações profundas e lentas, contando até cinco ao
  inspirar e dez ao expirar.

- Tome um banho e esfregue vigorosamente toda a sua pele com
  uma escova ou uma toalha e depois hidrate todo o corpo.

- Sente-se e assista a um programa ou filme engraçado (sem
  comida ou telefone celular — apenas fique atento ao programa).

- Beba meio litro de água.

- Coma quatro talos de aipo — embora seja comida, não é uma
  comida "compulsiva", e a crocância pode ajudar a aliviar a
  ansiedade.

- Tire uma soneca de vinte minutos.

- Escreva livremente por quinze minutos sem parar. Escreva o que
  estiver sentindo sem pensar ou se preocupar com a gramática
  ou como soa. Sem julgamento — é apenas para você.

- Faça qualquer outra coisa que alivie o seu sentimento imediato
  que não envolva comida.

Quando Procurar Ajuda

Para algumas pessoas, os problemas alimentares requerem um profissional, e não há nada de errado nisso. Um terapeuta treinado em
questões alimentares pode ajudá-lo a identificar a fonte de sua fome
emocional e lhe oferecer estratégias para libertar suas emoções de

seu comportamento alimentar e encontrar maneiras mais eficazes e personalizadas de lidar com suas emoções.

COMO VOCÊ SE SENTE APÓS A SEXTA SEMANA? Você tem apenas mais duas semanas pela frente. Que melhorias de saúde física e mental notou nesta semana?

_____

_____

_____

_____

_____

_____

SEMANA SETE DA ELIMIN8

■ Antes de começar, siga as etapas de preparação pré-semanal.

Seu Dia Típico

- Alerta da reta final! Você tem apenas duas semanas pela frente. Dá para acreditar? Agora é a hora de começar a pensar em como deseja incorporar essas sessões matinais de meditação/oração/ silêncio ao resto de sua vida. Você está sentindo os benefícios? Já adora esses momentos? Seu corpo diz que ama esse ritual? Nesse caso, pense em como fazer isso todas as manhãs a partir de agora. E se ainda estiver em cima do muro? E se ainda não tem certeza de que fez alguma diferença para seu corpo? Continue com a dieta. Não pule nenhum dia. No final das oito semanas, espero que esteja convencido, mas, se não estiver, continue de acordo com suas tendências naturais.

- Faltam apenas duas semanas, portanto, este é um bom momento para começar a pensar em como levar o hábito de planejar refeições pelo resto da vida. Você sabe o que os escoteiros dizem: esteja preparado.

- Vamos aumentar a aposta mais uma vez. Nas próximas duas semanas, tente incluir pelo menos quatro ferramentas da sua caixa de ferramentas, ou uma a mais além daquelas que já está usando, para aniquilar qualquer remanescência de inflamação persistente com armas poderosas.

- Continue com seu exercício. Continue a variá-lo, se isso tornar as coisas mais interessantes. Assuma um compromisso de longo prazo, como se inscrever em uma liga, um curso ou uma aula em uma academia, estúdio ou com um grupo. Isso ajudará a manter seu hábito, mesmo depois que a jornada de eliminação terminar. Também fique em sintonia com o que o seu corpo ama e odeia no exercício. Todo mundo é diferente e responde de maneira diferente. Algumas pessoas precisam de uma atividade mais vigorosa, e outras, de uma atividade mais calmante, enquanto a maioria provavelmente se dá melhor com uma combinação de ambas. Você sabe dizer qual seu corpo prefere?

- Se você ainda tem hábitos inflamatórios que deseja eliminar da sua vida, adote os comportamentos substitutos referentes ao que escolheu eliminar nesta semana.

- Mais uma vez, continue com o ritual da noite e pense em como mantê-lo depois que o programa terminar, ou se quer continuar. Você percebe benefícios no sono e/ou no cérebro? Pense no que quer fazer daqui para frente. (Não pense por muito tempo — você precisa dormir.)

Sua Conversa Motivacional da Semana

O que? Falta apenas mais uma semana depois desta? O tempo voa quando se vive essa vida anti-inflamatória. Estou muito orgulhoso de você e de tudo que realizou até este momento. Nesta semana, quero que comece a pensar no que fazer depois que o programa terminar. Quais hábitos, práticas, alimentos, receitas e atitudes deseja manter para sempre? Quais deseja guardar, caso precise usá-los sempre que necessário? O que não está funcionando para você? Mantenha sua mente voltada para o futuro, mas não deixe que isso o impeça de permanecer firme no plano agora. Você ainda tem esta semana e a próxima pela frente, e então começará a testar reintegrar os alimentos dos quais abriu mão. Você pode trazer alguns favoritos antigos de volta, mas isso não significa que deva abandonar o restante desse estilo de vida anti-inflamatório. Continue ouvindo seu corpo, porque ele o ajudará a tomar todas essas decisões.

Mime-se: Dia de Spa, Opcionalmente Faça Você Mesmo

Esta semana você merece um dia de spa. Escolha um dia e reserve alguns serviços de spa, como massagem, manicure e pedicure, lavagem e secagem de cabelo (ou pintar os cabelos grisalhos, se quiser), uma depilação, uma sessão de Reiki, uma sauna de infravermelho, um mergulho em uma jacuzzi, ou o que preferir. Pode ser tão simples ou elaborado quanto quiser. Se não pode ou não quer ir a um spa de verdade, pode fazer um dia de spa por conta própria. Relaxe em um banho quente cheio de sais de Epsom e óleos essenciais (lavanda, rosa e ylang-ylang são boas opções de óleo para relaxar), com velas e música. Troque massagens com um parceiro ou amigo. Deixe seus pés de molho, esfregue-os e depois faça as unhas, se gostar. Lave o cabelo e faça aquela hidratação demorada, mas que vale a pena. Vá a uma piscina local com banheira de hidromassagem e dê um mergulhe. Ou tire uma hora para relaxar, pôr os pés para o alto, ouvir músicas que você ama e se acalmar. Cerque-se de requinte. Você merece.

Hábito Inflamatório 7: Isolamento Social e/ou Vício em Mídias Sociais

Os seres humanos são seres sociais, sem dúvida, mas os relacionamentos e a comunicação humana podem ser difíceis, até dolorosos. Que remédio melhor do que remover o humano da equação? As mídias sociais podem ser uma maneira divertida de manter contato com velhos amigos ou compartilhar os detalhes diários de sua vida com pessoas de seu passado ou com pessoas que moram longe, mas, quando se torna sua principal atividade social, você pode ter um problema. Os desenvolvedores de mídia social criaram esses programas para serem viciantes. Eles se aproveitam do FOMO (isso quer dizer "medo de ficar por fora"). E se você perder algo grande acontecendo no mundo? E se perder o que aconteceu com alguém? E se as pessoas *sentirem sua falta*? Quando alguém curte algo que você postou ou faz um comentário positivo, seu corpo libera dopamina,[23] é como uma droga. Faz você se sentir muito bem. *Eles gostam de mim. Eles realmente gostam de mim.*

POR QUE ABRIR MÃO (POR AGORA): A mídia social faz as pessoas sofrerem interrupção constantemente, pois elas param continuamente o que estão fazendo para verificar suas notificações.

PLANO DE REFEIÇÃO DA SEMANA SETE

	CAFÉ DA MANHÃ	ELIXIR
SEGUNDA-FEIRA		
TERÇA-FEIRA		
QUARTA-FEIRA		
QUINTA-FEIRA		
SEXTA-FEIRA		
SÁBADO		
DOMINGO		

	ALMOÇO	LANCHE	JANTAR

Evita que elas se envolvam totalmente em uma atividade por um período prolongado — uma habilidade que você pode perder se nunca praticá-la. As mídias sociais também tornam a comunicação humana menos empática. As pessoas dizem coisas nas mídias sociais que provavelmente não diriam pessoalmente. Isso pode resultar em bullying, discurso de ódio, simplificação excessiva de questões complexas, discriminação e chegar a depressão e isolamento do contato humano real.[24] As mídias sociais também podem prejudicar seus relacionamentos reais com amigos e familiares — até fazer com que seu parceiro e filhos se sintam como se você se importasse mais com seu telefone do que com eles. É isso mesmo que quer?

COMO ABRIR MÃO: Existem vários grupos para ajudar as pessoas a abandonarem o vício, ou pelo menos fazer uma pausa, que desafiam as pessoas a passarem um período — 99 dias, 1 mês, até 1 dia — sem mídias sociais. No início, as pessoas que tentam esse afastamento relatam que se sentem perdidas, mas logo começam a recuperar sua vida e a suas habilidades sociais perdidas. Você está pronto para tentar?

Hoje — *apenas hoje* —, fique completamente fora das mídias sociais. Os e-mails de trabalho estão permitidos, mas nada de Facebook, Twitter, Instagram, Snapchat, Pinterest, Reddit, LinkedIn, Myspace (brincadeirinha), Tumblr, Google e não, nem o Tinder. Nada de arrastar o dedo para a esquerda ou para direita hoje. Transforme seu FOMO em JOMO ("alegria de estar por fora"). Considere isso um autoexperimento psicológico. Você se surpreenderá com o quanto consegue despertar para o mundo físico ao seu redor em apenas um dia. Você pode voltar amanhã, mas espero que continue fazendo isso periodicamente — como um dia sem mídia social por semana —, mesmo depois que o seu período Elimin8 terminar.

O QUE FAZER NO LUGAR: Muitas pessoas têm, literalmente, sintomas de abstinência por não poderem pegar e checar seus telefones — sim, isso é um problema. Ter um comportamento substituto ajuda. Quando se sente nervoso, perdido ou compelido a verificar suas mídias sociais, isso é um sinal do cérebro de que precisa de uma conexão humana real. Recompense seu cérebro com uma atividade mais gratificante.

ATIVIDADES A SEREM INCORPORADAS: Tente estas estratégias para ajudá-lo a se conectar pessoalmente com humanos de novo.

- Converse com um amigo ou membro da família que esteja fisicamente com você.

- Melhor ainda, passe o dia com uma pessoa real, em um ambiente longe do telefone, conversando sobre suas vidas.

- Escreva uma carta usando caneta e papel. Envie-a em um envelope real com um carimbo real. Tão retrô!

- Observe se outros membros de sua família também têm um problema — você pode fazer dessa "limpeza de mídia social" um evento ou desafio familiar, especialmente porque muitas crianças e adolescentes têm problemas com essa questão.

COMO VOCÊ SE SENTE APÓS A SÉTIMA SEMANA? Falta mais uma semana! Você sente que alcançou alguns ou todos os seus objetivos?

_____

_____

_____

_____

_____

SEMANA OITO DO ELIMIN8

■ Antes de começar, siga as etapas de preparação pré-semanal.

Seu Dia Típico

- Incrivelmente, você está na sua última semana, mas não é hora de relaxar. Ela só terminará quando chegar o último dia da sua oitava semana, então mantenha tudo o que está fazendo e com fervor extra — vamos fechar com tudo. Isso significa meditar, orar ou sentar-se em silêncio todas as manhãs desta semana. Lembre-se também do quanto já percorreu e espere todas as coisas incríveis que ainda tem pela frente. Medite sobre isso! E lembra aquele bom e velho mantra? Repita-o com entusiasmo esta semana.

- Esta é sua última semana de planejamento estruturado de refeições. A partir da próxima semana, você começará a reintroduzir alguns alimentos que não come há muito tempo. Para obter a melhor resposta do seu corpo na próxima semana ao fazer isso, é importante que nenhuma inflamação volte à tona, portanto, mantenha-se totalmente fiel à sua lista de alimentos.

- Esta é a sua última semana de utilizar as ferramentas prescritas de sua caixa de ferramentas, mas use-as sempre que achar necessário. Esses recursos direcionados estão sempre disponíveis como armas secretas se os sintomas de inflamação surgirem novamente.

- Continue se movimentando esta semana. O exercício faz parte da sua vida natural agora.

- Se você tem mais um hábito inflamatório que deseja quebrar, vá com tudo nesta semana. Se qualquer um dos outros sete hábitos inflamatórios reaparecer, volte e reinstitua esses comportamentos substitutos. É difícil quebrar hábitos entranhados, e isso requer tempo, por isso não espero que você esteja perfeitamente preparado para tudo isso, mas ficar sempre vigilante e ouvir o corpo o ajudarão a continuar cultivando hábitos melhores.

- Todas as noites, antes de dormir, deixe sua meditação, orações ou pensamentos focarem a gratidão. Quem o ajudou em sua jornada de eliminação? Um membro da família? Um amigo? Um médico ou profissional de saúde? Um grupo de apoio ou terapeuta? Pessoas novas que conheceu nas últimas oito semanas? O que você tem em sua vida que lhe permitiu seguir esse programa — um parceiro solidário ou um amigo torcedor? Recursos financeiros? Um trabalho flexível? A gratidão é anti-inflamatória e também nos ajuda a manter nossas próprias vidas em perspectiva. Vida e saúde são jornadas, e não passamos por elas sozinhos.

Sua Conversa Motivacional da Semana

Soem as trombetas. Rufem os tambores. Você está na sua última semana. Este é o momento de se parabenizar e navegar sem problemas. Esta semana, continue firme em tudo o que está fazendo. Sem desistir. Também gostaria que você se lembrasse do que escreveu durante os oito dias em que abriu mão dos itens eliminados e também do que escreveu depois da primeira semana. Pense naquele momento. O que mudou? Às vezes, quando as mudanças são graduais, não as notamos até lembrarmos como costumávamos nos sentir. Como você se sentia antes de iniciar este programa?

Tudo o que mudou nas últimas oito semanas é uma mensagem do seu corpo. É importante entender isso. Se você se sente melhor e certos sintomas diminuíram ou desapareceram, seu corpo está lhe dizendo que ama algo (ou tudo) que está fazendo — ou que não está fazendo. Se certos sintomas ainda persistem, isso também é uma mensagem do seu corpo, avisando que ainda não gosta de algo que você está fazendo ou que ainda não foi curado. Todas essas informações são úteis, então, nesta semana, ouça, ouça, ouça. Você precisa estar atento antes de reintegrar os alimentos eliminados, portanto, dê os retoques finais na habilidade de ouvir o corpo. Você está prestes a usá-las intensivamente. (E ainda nada de se pesar — faça isso na próxima semana ou, se não se importar, esqueça isso.)

PLANO DE REFEIÇÃO DA SEMANA OITO

	CAFÉ DA MANHÃ	ELIXIR
SEGUNDA-FEIRA		
TERÇA-FEIRA		
QUARTA-FEIRA		
QUINTA-FEIRA		
SEXTA-FEIRA		
SÁBADO		
DOMINGO		

	ALMOÇO	LANCHE	JANTAR

Mime-se: Dê-se um Presente

Nesta semana, dê a si mesmo um presente para se recompensar por todo o seu trabalho árduo. Pode ser uma nova peça de roupa (possivelmente em um tamanho menor), um acessório como cachecol, gravata, joias, uma nova carteira ou qualquer outra coisa que deseje, como artigos de papelaria, um cristal bacana, uma vela ou uma engenhoca eletrônica. Também pode ser uma experiência, um serviço ou simplesmente um dia de folga. Pode ser grande ou pequeno, caro ou totalmente gratuito. Pode ser novo ou usado, mas deve ser algo que normalmente não desejaria. Imagine que está escolhendo algo que seu melhor amigo realmente amaria e valorizaria, acompanhado de todo o amor que tem por ele. Embrulhe-o, talvez. Talvez até adicione um cartão, no qual escreverá tudo o que seu amigo (você) significa para você. Exagere um pouco. Você fez por merecer.

Hábito Inflamatório 8: Falta de um Propósito Maior

Este último hábito inflamatório é um pouco mais filosófico. Hoje eu gostaria que você pensasse em qual é o seu maior propósito na vida. Talvez já saiba, e isso é ótimo. Ou talvez precise pensar um pouco. Ou, ainda, pode perceber que ainda não tem um. Se for esse o caso, é hora de começar a descobri-lo, porque, depois de entender os benefícios de viver e prosperar a serviço de algo maior na vida, você ficará motivado a continuar sua jornada de saúde. O que quero dizer com propósito maior? Pode ser uma prática espiritual. Pode ser uma missão de vida. Pode ser algo que gosta de fazer mais do que qualquer outra coisa, algo que o faz acordar toda manhã. Seja o que for, é o que dá sentido à sua vida.

POR QUE TER UM PROPÓSITO MAIOR? Foi demonstrado que ter um propósito maior melhora a saúde, auxilia a recuperação de doenças ou cirurgias e a função cerebral, inclusive na redução de riscos de AVC.[25] Isso está profundamente conectado ao seu bem-estar. Aqueles que relatam não ter um propósito maior tendem a ter resultados piores após uma crise de saúde, mais depressão e menos satisfação com a vida.

COMO TER UM? Gostaria que você pensasse bastante sobre isso durante esta última semana. O que dá sentido à sua vida? Você acredita ativamente em algo maior que você? Se sua vida tivesse uma declaração de missão, o que ela incluiria? Se já conhece algumas respostas, coloque-as em primeiro plano na sua mente. Tente escrever uma declaração de missão. Não precisa ser longa, mas isso pode ajudar a esclarecer suas prioridades. Sobre o que é a sua vida? Se não tiver certeza, mantenha a pergunta em mente. Continue se perguntando. Algo acabará surgindo e poderá mudar com o tempo, mas, seja o que for agora, isso é algo a ser priorizado.

ATIVIDADES A SEREM INCORPORADAS: Aqui estão algumas coisas a fazer para ajudá-lo a descobrir seu propósito mais elevado — são metas de longo prazo, mas dê apenas um passo para que pelo menos uma delas aconteça nesta semana:

- Visite um local de culto ou um grupo espiritual ou estude alguma tradição espiritual que lhe interesse.

- Aprenda algo novo que sempre quis aprender, como tocar piano, falar espanhol, francês, italiano, chinês ou praticar karatê, tai chi ou ioga, ou tricotar ou trabalhar com madeira. Não precisa ser uma grande coisa (embora possa ser). Só tem que despertar seu entusiasmo. Você pode tentar várias atividades para descobrir com qual se identifica.

- Escolha algo que costumava amar, mas parou de fazer quando a vida o fez desviar o curso. Talvez você possa começar a planejar a viagem que desejava fazer, terminar o livro que começou a escrever ou, finalmente, obter esse diploma. Se costumava dançar, escrever poesia, pintar paisagens ou tocar violão e adorava fazer isso, dedique um tempo para começar a praticar novamente.

- Você pode ser voluntário de uma organização que ajude outras pessoas — crianças, animais, pessoas famintas, pobres, o que quer que toque seu coração — e veja como o trabalho comunitário muda sua perspectiva.

Quando você encontrar seu propósito, saberá. Fale mais a respeito disso aqui:

_____

_____

_____

_____

_____

_____

COMO VOCÊ SE SENTE APÓS A OITAVA SEMANA? Você conseguiu, e agora tem a chance de olhar para as últimas oito semanas e avaliar seu progresso. O que mudou na sua vida? Agora que concluiu seu programa Elimin8, vá para o Capítulo 7 para aprender a reintegrar os alimentos dos quais fizemos uma pausa por oito semanas.

_____

_____

_____

_____

_____

_____

6

DEDIC8: SEU LIVRO DE RECEITAS ANTI-INFLAMATÓRIAS

Independentemente de quais alimentos você estiver evitando pelas próximas quatro ou oito semanas, aproveite tudo o que poderá comer com essas receitas seguras e muito nutritivas. Neste minilivro de receitas, você encontrará receitas para o programa Core4 e, em seguida, para o programa Elimin8. Depois disso, procure a seção sobre elixires de superalimentos e caldos, que algumas das receitas deste livro usam, mas que também podem ser saboreados sozinhos.

Os planos de refeições que começam na página 122 usam todas essas receitas, mas você pode escolher de acordo com seu gosto, experimentando as que lhe parecem mais agradáveis e ignorando outras. Ou seja aventureiro e experimente todas elas! Se normalmente não tem tempo para cozinhar durante a semana, a maioria dessas receitas pode ser preparada com antecedência e armazenada na geladeira ou no freezer para refeições rápidas durante a semana. Tudo está aqui para ajudá-lo, não para limitá-lo. Adapte qualquer uma dessas receitas para se adequar ao seu gosto pessoal ou escolha aquelas que lhe parecem saborosas e ignore as outras.

NOTA: Sempre que um ingrediente de receita diz "compatível", significa que é um alimento preparado (como linguiça de frango e maçã ou maionese) e todos os ingredientes devem estar em conformidade com sua lista de alimentos, sem os itens eliminados. Se você comprar alimentos embalados, leia os rótulos cuidadosamente.

RECEITAS CORE4
Cafés da Manhã Core4

....

Mingau de Abóbora Manteiga com Coco

Tempo de preparo: 10 minutos
Serve 2 a 3 porções

1 pacote (280 gramas) de abóbora manteiga congelada em cubos

¼ de xícara de leite de coco sem açúcar, além de leite adicional para servir

½ colher de chá de canela em pó

¼ de colher de chá de casca de laranja ralada

⅓ de xícara de sementes de romã

¼ de xícara de nozes picadas, torradas

1. Cozinhe a abóbora no forno de micro-ondas de acordo com as instruções da embalagem. Transfira a abóbora para uma tigela média. Amasse com um espremedor de batatas até ficar homogêneo. Acrescente 1/4 de xícara de leite de coco, canela e casca de laranja.

2. Cubra a tigela com uma toalha de papel; leve ao micro-ondas por 2 minutos ou até aquecer completamente, mexendo uma única vez na metade do aquecimento.

3. Coloque o mingau em tigelas. Se desejar, regue com leite de coco adicional. Cubra com as sementes de romã e nozes.

Panquecas Macias e Sem Grãos

Tempo de preparo: 20 minutos
Serve 4 porções

½ xícara de farinha de mandioca

½ xícara de farinha de coco

1 colher de chá de canela em pó

⅛ de colher de chá de sal kosher

1 colher de chá de fermento sem alumínio

1 colher de chá de raspas de laranja ou de limão (opcional)

¾ a 1 xícara de leite de amêndoa, leite de cânhamo ou leite de coco

1 banana madura, amassada

2 ovos grandes

1 colher de chá de extrato de baunilha

1 colher de sopa de óleo de coco, adicione mais conforme necessário

Coberturas, como ghee, mirtilos, morangos fatiados, bananas fatiadas e/ou creme de coco batido sem açúcar* (opcional)

1. Em uma tigela média, misture as farinhas de mandioca e coco, canela, sal, fermento em pó e raspas de laranja (opcional); reserve.

2. Em um liquidificador, misture o leite de amêndoa, banana, ovos e baunilha. Tampe e misture até ficar homogêneo. Despeje a mistura de leite de amêndoa na mistura de farinha. Bata até ficar homogêneo.

3. Em uma chapa de ferro fundido ou em uma frigideira grande e pesada, aqueça 1 colher de sopa de óleo de coco em fogo médio. Despeje cerca de ¼ de xícara da massa aos poucos na chapa, espalhando-a, se necessário. Cozinhe por 2 minutos ou até que se formem bolhas em cima e embaixo fique dourado. Vire as panquecas e cozinhe por 1 a 2 minutos a mais ou até dourar o outro lado. (Adicione mais óleo de coco à frigideira, conforme necessário.)

4. Sirva quente com as coberturas, se desejar.

*NOTA: Este é um produto enlatado e mais espesso que o leite de coco. Use apenas variedades sem açúcar. O creme que sobe ao topo de uma lata de leite de coco com gordura também é creme de coco. Se só encontrar creme de coco com açúcar, use-o.

Tigela de Homus e Verduras para o Café da Manhã

Tempo de preparo: 30 minutos
Serve 4 porções

3 colheres de sopa de azeite de oliva ou de abacate

1 colher de sopa de vinagre de vinho branco

1 colher de chá de mostarda Dijon compatível

1 colher de sopa de chalota picada

⅛ colher de chá de sal kosher

Pimenta-do-reino moída na hora

150 gramas de verduras energéticas ou outras verduras misturadas

Homus de abobrinha

2 xícaras de sobras de frango desfiado ou carne de porco

desfiada, ou ¼ de xícara de bacon cozido esfarelado, ou 4 ovos cozidos

1 a 2 colheres de sopa de sementes de girassol, tostadas

Pimenta calabresa (opcional)

1. Para o vinagrete, misture, em uma tigela pequena, o azeite, o vinagre, a mostarda, a chalota, o sal e a pimenta a gosto. Coloque as verduras em uma tigela grande, regue levemente com o vinagrete e misture bem.

2. Besunte um pouco do homus em cada uma das quatro tigelas rasas. Coloque as verduras em cima do homus. Cubra as verduras com ½ xícara de frango ou porco, 1 colher de sopa de bacon cozido esfarelado ou 1 ovo. Polvilhe com sementes de girassol e pimenta calabresa, se estiver usando-as.

Ovos Cozidos com Abacate Mexicano

Tempo de preparo: 25 minutos
Serve 4 porções

2 abacates maduros grandes

4 ovos grandes

¼ de colher de chá de cominho em pó

⅛ de colher de chá de sal kosher

1 xícara de tomate cereja vermelho e/ou amarelo picado

¼ de xícara de cebola roxa picada

1 colher de sopa de coentro fresco picado

2 colheres de chá de suco de limão fresco

1. Preaqueça o forno a 220°C. Corte os abacates no meio no comprimento e remova os caroços. Retire a polpa, deixando uma camada de 1 cm de espessura. Reserve a polpa.

2. Coloque cada metade do abacate em uma caneca de muffin ou ramekin. Quebre um ovo de cada vez em uma tigela pequena e

despeje apenas o que couber no abacate; descarte a sobra de clara de ovo. Polvilhe os ovos com cominho e sal. Asse por 15 a 20 minutos ou até as claras endurecerem e as gemas começarem a engrossar.

3. Enquanto isso, para a salsa, pique a polpa de abacate grosseiramente. Em uma tigela pequena, misture o abacate picado, o tomate, a cebola, o coentro e o suco de limão. Cubra os ovos de abacate cozido com a salsa.

Granola de Nozes, Sementes e Coco

Preparação: 15 minutos
Cozimento: 20–25 minutes
Serve de 6 a 8 porções

4 Tâmaras Medjool, sem caroço	1 xícara de nozes-pecã
3 colheres de sopa de óleo de coco	1 xícara de nozes
1 colher de chá de extrato de baunilha	½ xícara de flocos de coco sem açúcar
1 colher de chá de canela em pó	¼ de xícara de sementes de girassol
½ colher de chá de sal marinho	¼ de xícara de sementes de abóbora (pepitas)
1 xícara de amêndoas	

1. Preaqueça o forno a 160°C. Em uma tigela pequena, junte as tâmaras e água quente o suficiente para cobri-las. Deixe as tâmaras de molho por 10 minutos. Escorra as tâmaras; descarte a água do molho. Coloque as tâmaras embebidas e o óleo de coco em um processador de alimentos; processe até formar uma pasta. Adicione a baunilha, a canela e o sal. Processe até ficar bem misturado.

2. Adicione as amêndoas, nozes-pecãs e nozes à mistura de tâmaras no processador de alimentos. Pulse algumas vezes para misturar bem.

3. Forre uma assadeira grande com papel alumínio. Espalhe a granola sobre o papel alumínio. Polvilhe a granola com flocos de coco, sementes de girassol e sementes de abóbora. Asse por 20 a 25 minutos ou até tostar e começar a ficar crocante.

4. Retire a assadeira do forno e deixe esfriar completamente.

Cogumelo Temperado e Mistura de Legumes com Ovos Estrelados

Preparação: 20 minutos
Cozimento: 30 minutos
Serve 4 porções

2 pacotes (225 gramas) de cogumelos paris fatiados

2 cenouras médias, descascadas e picadas

12 batatas Yukon douradas pequenas, cortadas em quatro

1 xícara de chalota picada

3 colheres de sopa de azeite

1 colher de chá de cominho em pó

½ colher de chá de canela em pó

½ colher de chá de páprica defumada

1 colher de chá de sal kosher

½ colher de chá de pimenta-do-reino moída na hora

4 xícaras de couve, espinafre ou rúcula

4 ovos grandes*

Salsa fresca picada (opcional)

1. Preaqueça o forno a 230°C. Posicione a grade no centro do forno. Forre uma assadeira grande com papel manteiga ou papel alumínio.

2. Em uma tigela grande, misture os cogumelos, cenouras, batatas e chalotas. Em uma tigela pequena, misture o azeite, o cominho, a canela, a páprica, o sal e a pimenta. Despeje sobre os legumes e misture para cobri-los. Coloque os legumes na assadeira. Asse por 20 minutos ou até que as batatas estejam macias e começando a dourar.

3. Reduza a temperatura do forno para 200°C. Adicione a couve à assadeira e mexa até murchar; retorne a assadeira ao forno por 2 a 3 minutos, se necessário.

4. Faça quatro aberturas na mistura e, com cuidado, quebre um ovo em cada uma. Asse a mistura por mais 8 a 10 minutos, ou até que as claras estejam firmes e as gemas, cozidas. Cubra com a salsa, se preferir.

*NOTA: Para fazer a versão vegana deste prato, retire os ovos.

Fritada de Café da Manhã com Batata-doce

Preparação: 15 minutos
Cozimento: 15 minutos
Serve 4 porções

3 colheres de sopa de ghee ou azeite de oliva, divididas

450 gramas de batata-doce, descascada, cortada em quatro no sentido do comprimento e depois em fatias com meio centímetro de espessura

1 xícara de cogumelos crimini fatiados

1 cebola amarela pequena, picada

½ xícara de pimentão vermelho picado

½ colher de chá de sal kosher

½ colher de chá de páprica defumada

¼ de colher de chá de pimenta-do-reino moída na hora

2 pedaços de linguiça de frango e maçã, compatíveis e totalmente cozidos (sem açúcar), cortados em quatro no sentido do comprimento e depois em fatias de meio centímetro

1. Em uma frigideira de ferro fundido de 30 centímetros, aqueça 2 colheres de sopa de ghee em fogo médio até ficar quente. Adicione a batata-doce em uma única camada. Tampe e cozinhe por 6 a 8 minutos, virando as batatas no meio do cozimento.

2. Adicione os cogumelos, cebola, pimentão, sal, páprica e pimenta; misture delicadamente. Cozinhe, destampado, por 3 minutos. Adicione a linguiça e a couve; cozinhe, destampado, por 3 a 5 minutos ou até que a couve murche e os legumes estejam macios.

3. Enquanto isso, em uma frigideira antiaderente grande, aqueça a colher de sopa restante de ghee em fogo médio. Quebre os ovos na frigideira. Reduza o fogo; cozinhe por 3 a 4 minutos ou até que as claras estejam firmes e as gemas comecem a engrossar.

4. Divida a mistura de batata-doce em quatro pratos. Cubra cada porção com um ovo frito.

Almoços Core4

Macarrão de Abóbora Manteiga e Alho com Kielbasa

Tempo de preparo: 20 minutos
Serve 2 a 3 porções

2 colheres de sopa de azeite ou ghee

2 dentes de alho em fatias finas

1 pacote (340 gramas) de macarrão de abóbora manteiga, fresco ou congelado

2 linguiças kielbasa compatíveis (sem açúcar) ou linguiças de maçã e frango, em fatias

1 xícara de espinafre baby, rúcula ou couve

Sal kosher e pimenta-preta moída na hora

¼ de xícara de nozes-pecã tostadas e picadas grosseiramente

1. Em uma frigideira grande, aqueça o azeite em fogo médio-alto. Adicione o alho; refogue por 1 minuto ou até dourar, mexendo sempre. Transfira o alho para uma tigela pequena; reserve. Adicione o macarrão de abóbora manteiga à frigideira quente. Cozinhe, coberto, por 5 minutos, mexendo ocasionalmente. Adicione a kielbasa à frigideira. Cozinhe, tampado, por mais 5 minutos ou até que a linguiça esteja aquecida e o macarrão fique macio.

2. Volte a colocar o alho na frigideira. Misture delicadamente o espinafre até murchar. Tempere a gosto com sal e pimenta. Cubra com nozes.

Salada de Couve Picada com Molho Tailandês de Amendoim

Tempo de preparo: 25 minutos
Serve 4 porções

Para o molho:

¼ de xícara de manteiga de amendoim cremosa natural

sem açúcar (deve conter apenas amendoim, com ou sem sal)

2 colheres de sopa de vinagre de arroz sem tempero

2 colheres de sopa de suco de abacaxi

2 colheres de sopa de coco aminos (é como molho de soja, mas feito com coco, portanto, não contêm soja nem glúten)

½ colher de chá de óleo de gergelim torrado

½ colher de chá de gengibre fresco ralado

¼ de colher de chá de raspas de limão

1 a 2 colheres de sopa de água, se necessário

Para a salada:

5 xícaras de couve picada grosseiramente

1½ xícaras de repolho roxo ralado

1 xícara de edamame sem casca cozido

¾ de xícara de cenoura ralada grosseiramente

1 manga, descascada, sem caroço e picada

1 pimentão vermelho pequeno, sem sementes e picado

¼ de pepino pequeno, cortado no sentido do comprimento e fatiado

2 cebolinhas médias, cortadas em fatias finas

¼ de xícara de coentro fresco picado, e um pouco mais para enfeitar, se desejar

½ xícara de amendoim torrado sem sal

1. Para o molho, misture manteiga de amendoim, vinagre, suco de abacaxi, coco aminos, óleo de gergelim, gengibre e a raspa de limão em um pequeno processador de alimentos ou liquidificador. Tampe e processe até ficar homogêneo. Se necessário, adicione 1 a 2 colheres de sopa de água para obter a consistência desejada do molho.

2. Para a salada, coloque a couve em uma saladeira grande. Regue com metade do molho. Com as mãos limpas, massageie a couve por 2 a 4 minutos para amaciá-la. Adicione repolho, edamame, cenoura, manga, pimentão, pepino, cebolinha e coentro. Regue com o restante do molho.

3. Misture bem. Polvilhe com amendoim. Decore com coentro, se desejar.

Popovers Recheados com Salada de Atum e Manga

Tempo de preparo: 30 minutos
Serve 6 porções

Para os *popovers*:

- 1 colher de sopa de ghee ou óleo de coco
- 4 ovos grandes
- ½ xícara de leite de coco
- 3 colheres de sopa de farinha de coco
- ¼ de colher de chá de sal marinho fino

Para a salada de atum:

- ½ xícara de maionese caseira básica (receita a seguir) ou maionese compatível, como maionese feita com óleo de abacate
- 2 colheres de chá de suco de limão fresco
- 2 latas (140 gramas) de atum albacora selvagem, escorrido
- 1½ xícara de manga em cubos
- ¼ de xícara de cebola roxa picada
- ½ xícara de jícama em cubos
- 3 colheres de sopa de manjericão fresco picado
- Sal kosher e pimenta-do-reino moída na hora

1. Para os *popovers*, aqueça o forno a 220°C. Coloque ½ colher de chá de ghee em cada uma das 6 canecas de *popovers* ou em forminhas de muffin de 2,5 centímetros. Coloque a assadeira de *popover* ou muffin no forno enquanto prepara a massa.

2. No liquidificador, misture os ovos, o leite de coco, a farinha de coco e o sal. Tampe e misture até ficar homogêneo. Retire cuidadosamente a assadeira do forno. Encha as forminhas preparadas com metade da massa. Asse por 20 a 25 minutos ou até crescer e dourar. Retire da assadeira; deixe esfriar em uma grade.

3. Enquanto isso, para a salada de atum, misture a maionese e o suco de limão em uma tigela média. Adicione atum, manga, cebola roxa, jícama e manjericão. Misture bem. Tempere a gosto com sal e pimenta.

4. Para servir, divida os *popovers* ao meio no sentido do comprimento com uma faca serrilhada. Coloque as metades abertas em pratos de salada. Coloque a salada de atum no centro de cada metade.

Maionese Caseira Básica

No liquidificador, junte 1 ovo grande (em temperatura ambiente), ½ colher de chá de mostarda em pó, ¼ de colher de chá de sal, 1 colher de chá de suco de limão fresco e 1 colher de chá de vinagre de maçã. Tampe; pulse para misturar bem. Com o liquidificador ligado, adicione lentamente 1 xícara de óleo de abacate ou azeite de oliva de sabor leve através da abertura da tampa até que a mistura seja emulsionada. Guarde em um recipiente hermético na geladeira por até 1 semana.

Dal Prático com Couve-flor Ralada

Preparação: 5 minutos
Cozimento: 15 minutos
Serve de 3 a 4 porções

1 colher de sopa de ghee

1 colher de chá de gengibre fresco picado

1 dente de alho picado

1 colher de chá de curry em pó

½ colher de chá de garam masala

1 pacote (250 gramas) de lentilhas cozidas no vapor

¾ de xícara de caldo de osso à base de frango ou caldo de osso de galinha comprado e compatível

¾ de xícara de leite de coco

½ colher de chá de sal kosher

1 tomate italiano, sem sementes e picado

1 punhado cheio de espinafre baby, picado grosseiramente

Couve-flor ralada cozida, para servir

1. Em uma panela média, derreta a ghee em fogo médio. Adicione o gengibre e o alho. Refogue e mexa por 1 minuto. Adicione o curry em pó e o garam masala. Cozinhe e mexa até que os temperos fiquem perfumados, de 30 segundos a 1 minuto.

2. Adicione as lentilhas, o caldo, o leite de coco e o sal. Espere ferver. Adicione o tomate. Diminua o fogo e cozinhe até reduzir um pouco, por 3 a 4 minutos. Adicione o espinafre e mexa. Deixe ferver até que o espinafre cozinhe levemente, por 2 a 3 minutos.

3. Sirva sobre o arroz de couve-flor.

Salada de Salmão Defumado

Tempo de preparo: 15 minutos
Serve 4 porções

½ xícara de maionese caseira básica ou maionese compatível, como maionese feita com óleo de abacate

2 colheres de sopa de vinagre de arroz ou suco de limão fresco

2 colheres de sopa de endro fresco picado

¼ de colher de chá de sal kosher

⅛ de colher de chá de pimenta-preta moída na hora

1 porção (140 gramas) de folhas verdes mistas para salada

1 pepino, em fatias finas

2 pedaços (113 gramas) de salmão defumado compatível (sem açúcar) ou sobras de salmão cozido, em flocos

½ cebola roxa pequena, em fatias finas

2 ovos cozidos, cortados em fatias

1 colher de sopa de alcaparras escorridas

Endro ou cebolinha fresca picada, para decorar (opcional)

1. Para o molho, misture a maionese, o vinagre, o endro, o sal e a pimenta em uma tigela pequena.

2. Derrame um pouco do molho em cada prato. Cubra o molho com as folhas verdes. Disponha as fatias de pepino, salmão, cebola, ovos e alcaparras nas folhas. Decore com endro ou cebolinha, se desejar.

Sanduíches BLTs de Batata-doce

Tempo de preparo: 30 minutos
Serve 4 porções (2 sanduíches cada)

Para os pães:

3 batatas-doces grandes e arredondadas, descascadas (escolha as com formato mais parecido com pãezinhos)

2 colheres de sopa de óleo de coco

¼ de colher de chá de sal kosher

Para o recheio:

- 8 fatias de bacon compatível (sem açúcar)
- 3 colheres de sopa de maionese com chipotle compatível ou maionese caseira básica ou outra maionese compatível, como maionese feita com óleo de abacate, além de uma pitada de pimenta chipotle em pó
- 1 tomate pequeno, cortado em 8 fatias
- 8 folhas de alface pequenas

1. Para os pães, preaqueça o forno a 200°C. Forre duas assadeiras grandes com papel manteiga.

2. Lave as batatas-doces; seque bem com um pano de prato limpo. Corte 16 fatias de 1,5 cm de espessura da porção mais larga da batata-doce. Em uma tigela grande, misture as fatias de batata-doce com óleo de coco e sal. Coloque-as em uma única camada nas assadeiras preparadas. Asse por 20 a 25 minutos ou até ficarem macias, mas firmes o suficiente para segurar o recheio do sanduíche.

3. Enquanto isso, em uma frigideira grande, frite o bacon em fogo médio por cerca de 8 minutos ou até ficar quase crocante. Escorra o bacon em folhas de papel toalha. Corte as fatias ao meio na largura.

4. Para montar os sanduíches, espalhe a maionese em um lado de cada uma das fatias de batata. Cubra metade das fatias de batata com duas metades de fatia de bacon, uma fatia de tomate e uma folha de alface. Cubra com as fatias de batata restantes, com os lados com maionese para baixo. Se necessário, use palitos para unir os sanduíches.

Wrap de Salada Waldorf

Tempo de preparo: 15 minutos
Serve 4 porções

- 1 xícara de maçã em cubos
- 2 talos de salsão fatiados
- ½ xícara de uvas sem sementes, cortadas ao meio ou em quatro
- 1 xícara de sobras de frango cozido picado (opcional)
- ½ xícara de nozes-pecã tostadas e picadas

¼ de xícara de cerejas ou cranberries azedas, secas, sem açúcar

½ xícara de maionese caseira básica (página 201) ou maionese compatível, como maionese feita com óleo de abacate

1 colher de sopa de vinagre de cidra

1 a 2 colheres de sopa de estragão fresco picado

½ colher de chá de sal grosso

¼ de colher de chá de pimenta-do--reino moída na hora

8 folhas de alface lisa

1. Em uma tigela grande, misture maçã, salsão, uvas, frango (se estiver usando), nozes-pecã e cerejas.

2. Para o molho, misture maionese, vinagre, estragão, sal e pimenta em uma tigela pequena.

3. Adicione o molho à salada e mexa bem. Coloque a salada sobre as folhas de alface.

Jantares Core4

Nachos de Café da Manhã para Qualquer Hora

Tempo de preparo: 40 minutos
Serve 4 porções

4 fatias de bacon compatível (sem açúcar), picado em pedaços de 1,5 centímetro

2 batatas-doces médias descascadas

1 pimentão vermelho, sem sementes e picado

Sal kosher e pimenta-do-reino moída na hora

4 ovos

1 abacate, cortado ao meio, sem caroço, descascado e picado

2 cebolas verdes picadas

1 pimenta jalapeño, sem semente, se desejar, em fatias

Coentro fresco picado (opcional)

Molho compatível, para servir

1. Preaqueça o forno a 220°C. Coloque o bacon em uma única camada em uma assadeira de 40 x 25 centímetros. Asse por 8 a 10 minutos ou até o bacon ficar crocante. Use uma escumadeira para transferir o bacon para as toalhas de papel. Descarte tudo, menos 2 colheres de sopa da gordura da assadeira.

2. Enquanto isso, use uma mandolina para cortar as batatas em fatias de meio centímetro. Disponha as batatas em uma única camada na assadeira; vire para cobrir com a gordura do bacon reservado. Polvilhe com o pimentão. Tempere a gosto com sal e pimenta. Asse por 15 minutos ou até as batatas ficarem macias e as bordas dourarem. Reduza a temperatura do forno para 200°C.

3. Quebre cuidadosamente os ovos em cima das batatas, tomando cuidado para não quebrar as gemas. Asse por 8 a 10 minutos ou até que as claras estejam firmes.

4. Cubra os nachos com bacon, abacate, cebolinha, pimenta jalapeño e coentro, se desejar. Sirva com molho.

Tacos de Couve-flor e Nozes

Preparação: 15 minutos
Cozimento: 20 minutos
Serve 4 porções

½ xícara de tomate seco (não armazenado em óleo)

2 xícaras de flores de couve-flor

1 xícara de nozes cortadas ao meio

¼ de xícara de sementes de girassol

2 dentes de alho, picados

1 colher de chá de cominho em pó

2 colheres de chá de pimenta chili em pó

½ colher de chá de páprica defumada

½ colher de chá de sal kosher

8 folhas de alface lisa

1 abacate, cortado ao meio, sem caroço e fatiado ou 1 xícara de guacamole comprada e compatível, para servir

Molho compatível, para servir

Coentro fresco picado, para servir

1. Preaqueça o forno a 230°C. Em uma tigela pequena, cubra o tomate seco com água quente. Deixe descansar por 5 minutos; escorra, reservando a água do molho.

2. Em um processador de alimentos, misture a couve-flor, as nozes, as sementes de girassol, os tomates secos, o alho, o cominho, a pimenta chili em pó, o pimentão e o sal. Adicione 1 colher de sopa da água do tomate reservada. Processe até a mistura parecer ervilhas pequenas. Transfira para uma assadeira de borda alta. Asse por 20 minutos ou até a couve-flor ficar macia e a mistura dourar.

3. Sirva o recheio do taco em folhas de alface; cubra com abacate, molho e coentro.

Camarão e Repolho com Gengibre e Alho

Preparação: 10 minutos
Cozimento: 20 minutos
Serve 4 porções

4 cenouras médias, cortadas em diagonal

1 pimentão vermelho grande, sem sementes e picado grosseiramente

1 colher de sopa de azeite de oliva

Sal grosso e pimenta-do-reino moída na hora

3 colheres de sopa de coco aminos

2 colheres de chá de óleo de gergelim torrado

1 colher de sopa de gengibre fresco ralado ou picado

3 dentes de alho, picados

1 quilo de camarão médio, descascado e limpo

1 pé de acelga pequeno, cortado em fatias finas

½ a 1 xícara de kimchi compatível, escorrido

Cebolinha picada, para servir

Sementes de gergelim torradas, para servir

1. Preaqueça o forno a 200°C. Coloque a grade no centro do forno. Forre uma assadeira com papel manteiga.

2. Coloque a cenoura e o pimentão na assadeira. Regue com o azeite e tempere levemente com sal e pimenta; misture para cobrir tudo. Asse por 10 minutos. Enquanto isso, em uma tigela pequena, misture o coco aminos, o óleo de gergelim, o gengibre e o alho.

3. Empurre as cenouras e o pimentão para um lado da assadeira; adicione o camarão e o repolho. Tempere os vegetais e o camarão com sal e pimenta a gosto. Regue com a mistura de coco aminos. Cubra a acelga com o kimchi. Asse por 10 minutos ou até os legumes ficarem macios e os camarões ficarem opacos.

4. Cubra com cebolinha e sementes de gergelim.

Salmão Grelhado com Verduras Amargas e Cerejas

Preparação: 20 minutos
Cozimento: 15 minutos
Serve 4 porções

Para o salmão:

- 4 filetes de salmão com corte central, com cerca de 2,5 centímetros de espessura
- 1 colher de chá de sal kosher

- ½ colher de chá de pimenta-do-reino moída na hora
- 1 colher de sopa de azeite de oliva
- 1 colher de chá de ghee

Para a salada:

- 3 colheres de sopa de suco de laranja fresco
- 2 colheres de sopa de azeite extravirgem
- 1 colher de chá de vinagre de vinho branco ou vinagre de maçã
- Sal kosher e pimenta-do-reino moída na hora
- 2 cabeças pequenas de radicchio, sem as nervuras e com as folhas ligeiramente rasgadas

- 1 xícara de rúcula meio cheia
- ½ xícara de folhas de beterraba ou mostarda asiática rasgadas
- 2 colheres de sopa de salsa fresca picada
- 1 xícara de cerejas Bing ou Rainier frescas, sem caroço e cortadas ao meio

1. Tempere o salmão com sal e pimenta.

2. Em uma frigideira grande de ferro fundido, aqueça o óleo e a ghee em fogo médio-alto até começar a borbulhar. Coloque o salmão, com a pele virada para cima na frigideira. Cozinhe até dourar de um lado, por cerca de 4 minutos. Vire o salmão com uma espátula e cozinhe até que fique firme ao toque, cerca de 3 minutos mais.

3. Enquanto isso, para a salada, misture o suco de laranja, o óleo e o vinagre em uma tigela grande até obter um molho homogêneo. Tempere a gosto com sal e pimenta. Adicione o radicchio, rúcula, beterraba e salsa. Misture levemente até cobrir tudo.

4. Para servir, coloque as verduras em quatro pratos. Cubra cada um com um filé de salmão. Polvilhe as cerejas por cima. Sirva quente.

Peito de Frango Recheado com Pesto e Molho de Tomate com Pedaços

Preparação: 30 minutos
Cozimento: 25 minutos
Serve 4 porções

Para o pesto e o frango:

- 2 xícaras de folhas de manjericão fresco em macinhos*
- ¼ de xícara de pinhões
- 2 dentes de alho grandes, picados grosseiramente
- 2 colheres de chá de suco de limão fresco
- ¼ de colher de chá de sal kosher
- 1 colher de chá de levedura nutricional (opcional)
- 3 colheres de sopa de azeite de oliva
- 4 peitos de frango (170 gramas) sem osso e sem pele

*NOTA: Para o pesto de espinafre, coloque 1 xícara meio cheia de espinafre baby e 1/2 xícara de manjericão fresco no lugar das duas xícaras de manjericão

Para o molho:

- 1 colher de sopa de azeite de oliva
- ½ xícara de alho-poró picado (apenas a parte branca)
- 1 dente de alho grande picado
- 1 lata (800 gramas) de tomates italianos sem pele, não drenados, picados

Sal kosher e pimenta-do-reino
moída na hora

¼ colher de chá de vinagre
balsâmico compatível

1. Para o pesto, junte o manjericão, os pinhões, o alho, o suco de limão, o sal e a levedura nutricional (opcional), em um processador de alimentos. Tampe e processe até o manjericão ser picado grosseiramente. Com o processador de alimentos ligado, adicione o óleo em fio apenas até a mistura ficar lisa.

2. Para o frango, corte cada peito ao meio e coloque-o entre dois pedaços de filme plástico. Usando o lado plano de um martelo de carne, bata até atingirem meio centímetro de espessura. Coloque um quarto da mistura de pesto no centro de cada peito de frango e espalhe-o até as extremidades, deixando uma borda de meio centímetro descoberta. Começando pela extremidade estreita, enrole cada peito como se fosse um rocambole. Se necessário, prenda com palitos de dente. Coloque os peitos enrolados, com a emenda para baixo, em um prato.

3. Para o molho, em uma frigideira grande, aqueça o azeite em fogo médio. Adicione o alho-poró. Refogue mexendo por 5 minutos ou até ficar quase macio. Adicione o alho e refogue por mais 1 minuto ou até o alho-poró ficar macio. Adicione os tomates não drenados e cozinhe por 5 minutos, mexendo ocasionalmente. Tempere a gosto com sal e pimenta. Misture o vinagre balsâmico. Adicione os peitos de frango recheados. Tampe e cozinhe em fogo médio por 15 a 20 minutos ou até que um termômetro registre 70°C.

4. Para servir, se necessário, remova os palitos de dente. Sirva inteiro ou fatiado com o molho ao lado.

Curry de Raízes de Vegetais

Preparação: 15 minutos
Cozimento: 15 minutos
Serve 4 porções

2½ xícaras de caldo de legumes
compatível

¾ de xícara de creme de coco
compatível*

2 colheres de sopa de pasta de
curry compatível, verde ou
vermelha

¼ de colher de chá de sal kosher

1 colher de sopa de óleo de coco

1½ xícaras de batata-doce descascada e picada

½ xícara de pastinaca descascada e picada

¼ de xícara de cebola amarela em lascas finas

1 lata (420 gramas) de grão-de--bico, escorrido e lavado

1 pacote (340 gramas) de couve-flor congelada com arroz

¼ de xícara de caju torrado e sem sal, picado grosseiramente

2 colheres de sopa de coentro fresco picado

1. Em uma tigela média, misture o caldo, o creme de coco, a pasta de curry e o sal.

2. Em uma frigideira antiaderente grande, aqueça o óleo em fogo médio. Adicione a batata-doce e as pastinacas. Cozinhe por 3 minutos, mexendo ocasionalmente. Adicione a cebola e cozinhe mais 1 minuto. Adicione a mistura de caldo e o grão-de-bico. Aqueça até ferver; reduza o fogo. Tampe e cozinhe por 10 minutos ou até os legumes ficarem macios, mexendo ocasionalmente.

3. Enquanto isso, aqueça a couve-flor com arroz de acordo com as instruções da embalagem. Sirva o curry sobre a couve-flor. Cubra com caju e coentro.

*NOTA: Este é um produto enlatado e mais espesso que o leite de coco. Use apenas variedades sem açúcar. O creme que sobe ao topo de uma lata de leite de coco com gordura também é creme de coco. Se encontrar só creme de coco com açúcar, use-o.

Pho de Carne em Noite de Semana

Tempo de preparo: 30 minutos
Serve 4 porções

340 gramas de fraldinha orgânica de gado alimentado com capim

2 colheres de sopa de óleo de coco

Sal kosher e pimenta-do-reino moída na hora

5 xícaras de caldo de osso simples à base de carne ou caldo de carne compatível adquirido

2 colheres de chá de coco aminos

2 colheres de chá de molho de peixe compatível

1 colher de sopa de gengibre fresco picado

2 cenouras médias, cortadas em palitos finos ou raladas grosseiramente

1 pacote (de 300 a 340 gramas) de macarrão de abobrinha

¼ de xícara de cebolinha picada

1 pimenta serrano ou jalapeño fresca, fatiada (opcional)

½ xícara de hortelã, manjericão e/ou coentro fresco, picado

1 limão, cortado em fatias

1. Se desejar, congele parcialmente a carne por cerca de 20 minutos para fatiá-la com mais facilidade. Corte a fraldinha ao meio no sentido do comprimento e, em seguida, corte cada metade em tiras contra a fibra. Corte as tiras ao meio. Em um forno holandês de 4 litros ou uma panela grande, derreta o óleo de coco em fogo médio. Adicione a carne e tempere levemente com sal e pimenta. Cozinhe por 2 minutos ou apenas até dourar dos dois lados, mexendo ocasionalmente. Retire a carne do forno holandês e reserve. Adicione cuidadosamente o caldo, o coco aminos, o molho de peixe e o gengibre. Leve o caldo para ferver em fogo médio-alto.

2. Adicione a cenoura e o macarrão de abobrinha ao caldo. Cozinhe por 2 minutos ou até o macarrão ficar macio.

3. Recoloque a carne no caldo. Coloque o pho em tigelas e cubra-os com cebolinha, pimenta serrano (opcional) e ervas frescas. Sirva com fatias de limão.

Lanches Core4

....

Frango ao Molho Buffalo

Preparação: 10 minutos
Cozimento: 20 minutos
Serve 8 porções

1 colher de sopa de ghee

½ xícara de cebola amarela picada

2 dentes de alho picados

⅔ de xícara de maionese caseira básica ou maionese compatível, como maionese feita com óleo de abacate

1 lata (150 gramas) de creme de coco sem açúcar* (cerca de 2/3 xícara)

1 colher de sopa de mostarda Dijon compatível

¼ de colher de chá de páprica defumada

1 colher de chá de alho em pó

½ colher de chá de cebola em pó

½ colher de chá de sal marinho

¼ de xícara de molho picante compatível

1 colher de sopa de suco de limão fresco

2½ a 3 xícaras de frango cozido desfiado

Legumes frescos fatiados, como salsão, abobrinha, cenoura e/ou pimentão vermelho, laranja ou amarelo, para servir

1. Preaqueça o forno a 180°C. Em uma frigideira grande, derreta a ghee em fogo médio. Adicione a cebola e o alho, refogue por 4 a 5 minutos ou até a cebola amolecer.

2. Enquanto isso, em uma tigela grande, misture a maionese, o creme de coco, a mostarda, o pimentão, o alho em pó, a cebola em pó, o sal, o molho picante e o suco de limão. Junte o frango. Acrescente a cebola e o alho. Coloque em uma assadeira de 2 litros.

3. Asse, descoberto, por 20 minutos ou até aquecer e as bordas borbulharem.

4. Sirva o molho com os legumes fatiados.

*NOTA: Este é um produto enlatado e mais espesso que o leite de coco. Use apenas variedades sem açúcar. O creme que sobe ao topo de uma lata de leite de coco com gordura também é creme de coco. Se você só encontrar creme de coco com açúcar, use-o.

Pão Sírio com Couve-flor e Nozes

Preparação: 10 minutos
Cozimento: 15 minutos
Serve 6 porções (com 4 pães cada)

4 xícaras de floretes de couve-flor

1 ovo grande

2 colheres de sopa de azeite

½ xícara de farinha de amêndoa

½ colher de chá de sal kosher

⅛ de colher de chá de pimenta-caiena

1 colher de sopa de levedura nutricional

1. Preaqueça o forno a 220°C. Forre duas assadeiras com papel manteiga.

2. Coloque a couve-flor em um processador de alimentos. Cubra e pulse até que a couve-flor seja picada, mas não amassada. Adicione o ovo, o óleo, a farinha de amêndoa, o sal, a pimenta-caiena e o fermento nutricional. Tampe e processe apenas até ficar bem misturado.

3. Coloque 2 colheres de sopa da mistura na assadeira. Usando as costas de uma colher, espalhe-a com até meio centímetro de espessura. Repita isso com a massa restante.

4. Asse por 10 a 15 minutos ou até o topo ficar dourado. Usando uma espátula larga, vire os pães. Asse por 2 a 3 minutos ou até dourar.

5. Transfira os pães para uma grade. Coma morno ou em temperatura ambiente.

Nozes e Cranberries Temperadas com Pimenta Chili

Tempo de preparo: 25 minutos
Rende 21/2 xícaras (¼ de xícara por porção)

1 colher de chá de pimenta chili em pó

¾ de colher de chá de sal grosso

¼ de colher de chá de alho em pó

¼ de colher de chá de pimenta-do--reino moída na hora

⅛ de colher de chá de cominho em pó

1 colher de sopa de azeite ou de abacate

1 xícara de amêndoas inteiras cruas

½ xícara de castanha-de-caju inteira crua ou macadâmia

½ xícara de nozes-pecã cruas

¼ de xícara de pepitas cruas (sementes de abóbora sem casca)

⅓ de xícara de cranberries ou cerejas secas adoçadas com suco de frutas

1. Preaqueça o forno a 160°C. Forre uma assadeira grande com papel manteiga.

2. Em uma tigela média, junte pó de pimenta chili, sal, alho em pó, pimenta e cominho. Misture o óleo até ficar homogêneo. Adicione amêndoas, castanha-de-caju, nozes e pepitas; mexa até ficar uniformemente revestido com a mistura do óleo. Espalhe em uma única camada na assadeira.

3. Asse por 12 a 15 minutos ou até que as nozes estejam levemente tostadas, mexendo na metade do processo.

4. Retire do forno. Adicione os cranberries e misture bem. Deixe descansar até esfriar. Armazene em um recipiente hermético em temperatura ambiente por até 1 semana.

Energy Balls de Chocolate, Coco e Cânhamo

Preparação: 10 minutos
Congelamento: 20 minutos
Rende 12 porções

8 Tâmaras Medjool,* sem caroço

¼ de xícara de sementes de cânhamo

¼ de xícara de cacau em pó sem açúcar

2 colheres de sopa de coco ralado sem açúcar

1 colher de sopa de óleo de coco, derretido

¼ de colher de chá de extrato de baunilha

¼ de colher de chá de sal marinho

2 colheres de sopa de chocolate amargo sem açúcar, picado

1. Em um processador de alimentos, processe as tâmaras até formar uma bola. Adicione as sementes de cânhamo, cacau em pó, coco, óleo de coco, baunilha, sal e chocolate. Processe até ficar bem misturado e quase liso. A massa ficará pegajosa; se não estiver úmido o suficiente para formar uma bola, adicione 1 colher de chá de água de cada vez e processe para misturar. Se estiver muito molhado, adicione mais sementes de cânhamo, 1 colher de chá de cada vez, e processe para misturar.

2. Forre uma assadeira ou prato com papel manteiga. Use uma colher de 2,5 centímetros ou as mãos molhadas, se necessário, para moldar

a massa em 12 bolas. Coloque a assadeira no freezer por 20 minutos ou até ficarem firmes. Armazene as sobras em um recipiente hermético na geladeira por até 1 semana ou congele por até 1 mês.

*NOTA: Se as tâmaras não estiverem úmidas, coloque-as em uma tigela e cubra com água quente por 10 minutos. Escorra a água e seque com papel toalha.

Grão-de-bico Assado Crocante

Preparação: 10 minutos
Cozimento: 1 hora e 30 minutos
Serve 8 porções

2 latas (420 gramas) de grão-de--bico, escorridos e lavados

2 colheres de sopa de azeite

1 colher de chá de sal kosher

2 colheres de chá de especiarias ou mistura de especiarias, como curry em pó, pimenta em pó, garam masala, páprica defumada ou jerk seasoning [tempero jamaicano] (opcional)

1. Preaqueça o forno a 180°C. Coloque o grão-de-bico escorrido em um secador de salada e gire algumas vezes para tirar o excesso da água. Coloque o grão-de-bico em uma assadeira forrada com papel toalha. Cubra com outra camada de papel toalha e enrole para remover a umidade restante. O grão-de-bico deve parecer fosco e estar completamente seco.

2. Retire as toalhas de papel da assadeira. Espalhe o grão-de-bico na assadeira. Regue com o óleo e polvilhe com sal. Misture para cobrir uniformemente.

3. Asse o grão-de-bico por 30 minutos. Polvilhe com a mistura de especiarias desejada (opcional) e mexa bem. Desligue o forno e deixe o grão-de-bico nele por cerca de 1 hora até secar e ficar crocante.

4. Deixe esfriar completamente antes de guardar em um recipiente bem fechado.

Minipimentões Recheados com Guacamole

Tempo de preparo: 30 minutos
Serve 6 porções (2 metades cada)

6 minipimentões vermelhos, amarelos e/ou alaranjados

1 abacate bem maduro

1 colher de sopa de cebolinha picada

1 colher de sopa de suco de limão fresco

2 colheres de chá de coentro fresco picado

1 colher de chá de pimenta jalapeño picada

1 dente de alho picado

¼ de colher de chá de sal marinho

3 fatias de bacon, cozidas até ficarem crocantes e esfareladas

6 tomates grape, cortados em fatias

1. Corte os pimentões ao meio no sentido do comprimento. Remova cuidadosamente as sementes e as membranas brancas.

2. Corte o abacate ao meio no sentido do comprimento e retire o caroço. Usando uma colher, coloque a polpa em uma tigela. Amasse a polpa com um garfo até ficar cremosa. Misture a cebolinha, suco de limão, coentro, pimenta jalapeño, alho e sal.

3. Encha cada pimentão com 2 a 3 colheres de chá da mistura de abacate. Cubra com o bacon esfarelado e as fatias de tomate.

Rolos de Sushi de Homus de Abobrinha e Pepino

Tempo de preparo: 15 minutos
Serve de 4 a 5 porções

2 abobrinhas pequenas, descascadas e picadas grosseiramente

1 dente de alho, cortado ao meio

2 colheres de sopa de suco de limão fresco

3 colheres de sopa de tahine

1 colher de sopa de azeite extravirgem

½ colher de chá de cominho em pó

⅛ de colher de chá de páprica normal ou defumada

¼ de colher de chá de sal kosher

1 pepino

Raspas de limão, para decorar
(opcional)

1. Em um processador de alimentos, misture abobrinha, alho, suco de limão, tahine, azeite, cominho, pimentão e sal. Processe até ficar homogêneo e cremoso.

2. Usando um descascador Y para legumes ou uma mandolina na configuração mais fina, corte o pepino em fatias finas, descartando a primeira e a última fatia, que é basicamente a casca do pepino. (Se estiver usando um pepino comum, descasque e descarte as pontas dos dois lados.)

3. Coloque cerca de 2 colheres de chá de homus no centro de cada fatia de pepino, enrole com delicadeza. Decore com as raspas de limão, se desejar.

NOTA: Para que esta receita fique de acordo com a Elimin8, use guacamole compatível em vez do homus de abobrinha.

RECEITAS ELIMIN8
Café da Manhã Elimin8

Bifes de Café da Manhã com Rosti de Batata-doce

Preparação: 15 minutos
Cozimento: 15 minutos
Serve 2 porções

1 batata-doce média, descascada e ralada

2 cebolinhas, picadas

6 colheres de sopa de azeite de oliva, divididas

Sal kosher e pimenta-do-reino moída na hora

2 colheres de sopa de rábano compatível preparado

2 colheres de sopa de maionese sem ovo

1 colher de chá de cebolinha fresca picada

½ colher de chá de raspas de limão

½ colher de chá de sal kosher

⅛ de colher de chá de pimenta-do--reino moída na hora

2 bifes de costela (140 gramas) com 1,5 centímetro de espessura cada

1. Em uma tigela média, misture a batata-doce e a cebolinha. Regue com 3 colheres de sopa de azeite e tempere com sal e pimenta a gosto e misture. Preaqueça o forno a 120°C.

2. Aqueça uma frigideira grande de ferro fundido em fogo médio. Adicione 2 colheres de sopa de azeite à frigideira quente. Adicione as batatas à frigideira*, deixando um espaço de 1,5 centímetro entre elas (as batatas achatarão enquanto cozinham). Frite por 8 a 10 minutos, até dourar e ficar crocante. Use uma espátula grande para virar o rosti, adicionando mais azeite, se necessário. Frite por mais 4 a 5 minutos ou até dourar e ficar crocante no fundo. Retire da frigideira e mantenha quente no forno em uma assadeira grande com bordas altas.

3. Enquanto isso, para o molho, misture rábano, maionese, cebolinha, raspas de limão, sal e pimenta em uma tigela pequena.

4. Aqueça o restante do azeite na frigideira em fogo médio-alto. Quando a frigideira estiver quente, adicione os bifes e frite-os por 2 minutos de cada lado (60°C como média).

5. Espalhe o molho de rábano sobre os bifes e sirva-os com o rosti.

*NOTA: Teste a chapa com alguns fios de batata-doce para garantir que esteja quente; se chiar, a panela está pronta.

Couve-de-bruxelas, Bacon, Maçã e Salmão na Frigideira

Tempo de preparo: 15 minutos
Serve 2 porções

3 fatias de bacon compatível

1 pacote (250 a 290 gramas) de couve-de-bruxelas ralada

½ maçã pequena, descascada, sem caroço e desfiada grosseiramente

1 a 1 ½ xícaras de salmão cozido em flocos

¼ de colher de chá de sal kosher

¼ de colher de chá de pimenta-do--reino moída na hora

1 colher de chá de coco aminos

½ abacate maduro, cortado ao meio, sem caroço, descascado e picado

1 colher de chá de raspas de limão

Endro fresco picado, manjericão ou salsinha

1. Em uma frigideira grande, frite o bacon em fogo médio por 5 a 8 minutos ou até ficar crocante, virando uma vez. Transfira o bacon para um papel toalha para escorrer; esfarele-o depois de frio. Retire tudo da frigideira, com exceção de 1 colher de sopa de gordura de bacon.

2. Adicione a chalota à frigideira quente; refogue por 3 a 4 minutos ou até ficar macia e começando a ficar crocante. Misture a couve-de--bruxelas. Tampe e cozinhe por 2 minutos. Destampe e cozinhe por 3 minutos ou até ficar crocante, mexendo ocasionalmente.

3. Misture a maçã e o salmão; tempere com sal, pimenta e coco. Cozinhe por 2 a 3 minutos ou até que o salmão e a maçã estejam aquecidos.

4. Cubra com o bacon esfarelado, abacate, raspas de limão e endro.

Bifes de Couve-flor com Crosta de Ervas e Mix de Cebola com Cogumelo

Preparação: 20 minutos
Cozimento: 30 minutos
Serve 2 porções

1 cabeça de couve-flor (900 gramas), com as folhas removidas, núcleo intacto

2 colheres de sopa de azeite de oliva, divididas

¼ de colher de chá de sal grosso

¼ de colher de chá de pimenta-do--reino moída na hora

½ xícara de cebola picada

1 pacote (140 gramas) de cogumelos crimini fatiados

1 dente de alho picado

¼ de xícara de salsa picada

2 colheres de sopa de damascos secos não sulfurados, bem picados

2 colheres de chá de raspas de laranja

1. Preaqueça o forno a 220°C. Forre uma assadeira com papel alumínio. Começando de cima, use uma faca grande para cortar duas fatias de 2,5 centímetros de espessura da couve-flor. (Guarde a couve-flor restante para outro uso.) Coloque as fatias na assadeira, pincele os dois lados com 1 colher de sopa de azeite e polvilhe com sal e pimenta. Asse a couve-flor por 15 minutos; vire com cuidado. Asse por mais 10 a 15 minutos ou até ficar macio.

2. Enquanto isso, em uma frigideira grande, aqueça a outra colher de sopa de azeite em fogo médio. Adicione a cebola e refogue por 3 a 4 minutos ou até ficar macia, mexendo ocasionalmente. Adicione os cogumelos e o alho; refogue por 4 a 5 minutos ou até que os cogumelos tenham liberado o líquido e estejam começando a dourar, mexendo com frequência (adicione mais azeite, se necessário). Tempere a gosto com mais sal.

3. Em uma tigela pequena, misture a salsa, os damascos e as raspas de laranja. Se desejar, regue levemente a couve-flor com azeite de oliva. Sirva a mistura de cogumelos e cebola ao lado da couve-flor e polvilhe com a salsa.

Smoothie de Verduras Energéticas

Tempo de preparo: 5 minutos
Serve 2 porções

1 banana pequena, cortada em pedaços

⅓ de xícara de leite de coco integral enlatado

1 xícara de água

1 xícara de pedaços de manga congelada

½ xícara de fatias de pêssego congelado

Gengibre fresco descascado cortado em fatias de 1cm de espessura

¼ de colher de chá de açafrão moído

½ pacote (140 gramas) de verduras energéticas mistas

1. No liquidificador, misture a banana, o leite de coco, a água, os pedaços de manga, as fatias de pêssego, o gengibre, açafrão e verduras. Misture até ficar homogêneo.

2. Despeje em dois copos; sirva imediatamente.

Maçãs Recheadas com Linguiça

Preparação: 25 minutos
Cozimento: 35 minutos
Serve 4 porções

2 colheres de sopa de ghee, divididas, e mais para untar a assadeira

4 maçãs Braeburn ou Honeycrisp médias

¾ de xícara mais 3 colheres de sopa de cidra de maçã pasteurizada, 100% prensada a fresco

1½ colheres de chá de sal kosher, dividido

1 colher de chá de alho em pó

1 colher de chá de cebola em pó

1 colher de chá de sálvia moída

½ colher de chá de folhas de tomilho secas

¼ de colher de chá de pimenta-do--reino moída na hora

450 gramas de carne magra de porco ou peru moída

1½ colheres de chá de pó de araruta

1 pacote (280 gramas) de abóbora manteiga congelada em cubos, cozida de acordo com as instruções da embalagem, para servir

1. Preaqueça o forno a 220°C. Unte levemente uma assadeira de 30 x 20 centímetros com uma pequena quantidade de ghee.

2. Corte as maçãs ao meio no sentido do comprimento. Corte uma fatia muito fina dos lados não cortados para que as maçãs fiquem planas. Usando um boleador de frutas, retire e descarte as sementes. Retire a polpa, formando conchas de 0,5 a 1,5 centímetros de espessura. Por último, pique a polpa da maçã.

3. Em uma frigideira pequena, derreta 1 colher de sopa de ghee em fogo médio. Adicione a polpa de maçã. Cozinhe por 3 a 5 minutos ou até amolecer, mexendo ocasionalmente. Retire do fogo; transfira para uma tigela grande. Misture 1 colher de sopa de cidra de maçã, 1 colher de chá de sal, alho em pó, cebola em pó, sálvia, tomilho e pimenta. Deixe a mistura esfriar.

4. Adicione a carne de porco à mistura de maçã na tigela. Mexa delicadamente, tomando cuidado para não misturar demais. Coloque frouxamente a mistura de linguiça nas cascas de maçã. Coloque as maçãs recheadas na assadeira. Asse por 35 a 40 minutos ou até que um termômetro inserido perto do centro do recheio registre 70°C para a carne de porco ou 75°C para o peru.

5. Enquanto isso, para o molho, misture bem 2 colheres de sopa de cidra de maçã e araruta em uma panela pequena. Adicione os ¾ de xícara de cidra de maçã. Cozinhe e mexa em fogo médio até borbulhar. Reduza o calor; cozinhe e mexa por 1 minuto.

6. Para servir, misture a abóbora manteiga cozida com a colher de sopa de ghee restante e ½ colher de chá de sal. Divida entre quatro pratos para servir. Coloque as maçãs recheadas na cama de abóbora. Regue com o molho.

Camarão, Bacon e Quiabo com Creme de Couve-flor e Alho

Tempo de preparo: 30 minutos
Serve 4 porções

Para o creme:

3 colheres de sopa de ghee

2 dentes de alho picados

1 colher de chá de coco aminos

½ xícara de caldo de osso básico à base de frango ou caldo de osso de galinha compatível comprado

2 pacotes (340 gramas) de couve-flor congelada em cubos

1 colher de chá de sal grosso

1 colher de chá de pimenta-do--reino moída na hora

Para o camarão:

2 fatias de bacon

1 colher de sopa de ghee

¾ de xícara de cebola amarela picada grosseiramente

¾ de colher de chá de sal grosso

¾ de colher de chá de pimenta moída na hora

1 colher de chá de orégano seco, triturado

½ colher de chá de alho em pó

450 gramas de quiabo fresco, limpo e fatiado ou 1 saco (340 gramas) de quiabo fatiado congelado

450 gramas de camarão médio, descascado e limpo

1 colher de sopa de suco de limão fresco

Salsa fresca picada, para decorar (opcional)

1. Para o creme, derreta a ghee em uma frigideira grande, em fogo médio. Adicione o alho e refogue por 30 segundos. Misture o coco aminos, o caldo e a couve-flor. Tempere com sal e pimenta. Cozinhe, mexendo sempre, por 5 minutos ou até a couve-flor ficar macia. Se desejar, use um mixer manual para processar a couve-flor até ficar quase uniforme. Cubra e mantenha quente.

2. Enquanto isso, para o camarão, em outra frigideira grande, frite o bacon em fogo médio até ficar crocante. Escorra em um prato forrado de papel toalha. Esfarele o bacon quando esfriar. Retire da frigideira toda a gordura, exceto uma colher de sopa. Adicione a ghee à gordura. Adicione a cebola e cozinhe por 8 a 10 minutos ou até ficar macia, mexendo ocasionalmente.

3. Em uma tigela pequena, misture o sal e a pimenta, o orégano e o alho em pó. Adicione o quiabo às cebolas; polvilhe com o tempero. Aumente o fogo para médio-alto. Cozinhe por 3 minutos, mexendo sempre. Adicione o camarão; cozinhe por mais 3 minutos ou até o camarão ficar opaco e o quiabo ficar macio, mexendo sempre. Misture o suco de limão.

4. Divida o mingau entre quatro pratos. Cubra com a mistura de camarão. Decore com salsa, se desejar.

Smoothie de Batata-doce e Tâmara

Tempo de preparo: 5 minutos
Serve 1 porção

½ xícara de fatias de banana congeladas*

⅓ de xícara de cenoura ralada grosseiramente

⅓ de xícara de suco de maçã

2 ou 3 cubos de gelo

2 tâmaras medjool, sem caroço e picadas

⅔ de xícara de batata-doce cozida, amassada e resfriada

Uma pitada de canela em pó

1. Em um liquidificador, misture as fatias de banana, a cenoura ralada, o suco de maçã, os cubos de gelo e as tâmaras. Tampe e misture até ficar quase homogêneo.

2. Adicione a batata-doce. Cubra e misture até ficar homogêneo. Despeje em um copo. Polvilhe com canela.

*NOTA: Para manter as fatias de banana congeladas à mão, descasque algumas bananas e corte-as em fatias de 1,5 centímetro. Misture-as em uma pequena quantidade de suco de laranja para que não escureçam. Escorra as fatias de banana e congele em uma única camada em uma assadeira forrada de papel manteiga. Quando congeladas, armazene as fatias de banana em um recipiente para congelar bem coberto ou em um saco plástico para congelar que possa ser fechado novamente.

Almoços Elimin8

Tabule de Couve-flor e Brócolis

Preparação: 10 minutos
Resfriamento: 30 minutos
Serve 4 porções

3 colheres de sopa de azeite de oliva, e mais para servir

2 pacotes (280 ou 340 gramas) de couve-flor e brócolis congelados

em cubos ou cerca de 5 xícaras de couve-flor em cubos

1 colher de chá de sal kosher, dividida

3 colheres de sopa de suco de limão fresco

¼ de xícara de azeitonas Kalamata sem caroço

1 pepino médio picado

2 cebolinhas em fatias finas

¼ de xícara de hortelã fresca picada

½ xícara de salsa fresca picada

Fatias de limão (opcional)

1. Em uma frigideira grande, aqueça o azeite em fogo médio-alto. Adicione a couve-flor e ½ colher de chá de sal. Cozinhe por 5 minutos ou até ficar crocante, mexendo ocasionalmente. Espalhe a couve-flor em um pedaço grande de papel alumínio ou papel manteiga para esfriar.*

2. Em uma tigela grande, misture a ½ colher de chá de sal restante e o suco de limão. Adicione a couve-flor, as azeitonas, o pepino, a cebolinha, a hortelã e a salsa; mexa delicadamente para misturar.

3. Sirva com fatias de limão, se desejar, e regue com o azeite adicional.

*NOTA: A couve-flor pode ser preparada no dia anterior; cubra e leve à geladeira até que seja usada.

Sopa de Frango com Macarrão de Abobrinha

Tempo de preparo: 30 minutos
Serve 4 porções

450 gramas de peito de frango sem osso e sem pele

3 colheres de sopa de azeite de oliva, dividido

1 cebola média, picada

2 talos de salsão em cubos

1 cenoura média, picada

4 xícaras de caldo de osso básico de frango ou caldo de osso de galinha compatível comprado

2 xícaras de água

½ colher de chá de tomilho seco

½ colher de chá de sal kosher

¼ de colher de chá de pimenta-do-reino moída na hora

2 xícaras de macarrão de abobrinha embalado

2 colheres de sopa de salsa fresca picada

1. Seque o frango com papel toalha. Em uma panela grande, aqueça 2 colheres de sopa de azeite em fogo médio-alto. Adicione o frango e refogue por 6 a 8 minutos ou até dourar, virando uma vez. (O frango não será cozido neste momento.) Transfira o frango para uma tábua e corte em cubos; reserve.

2. Aqueça a colher de sopa de óleo restante na mesma panela em fogo médio. Adicione a cebola, o salsão e a cenoura. Refogue e mexa por 4 minutos ou até a cebola começar a amolecer. Adicione o caldo, a água, o tomilho, o sal e a pimenta. Ferva. Adicione o frango. Tampe e cozinhe por 6 a 8 minutos ou até que o frango esteja cozido. Adicione o macarrão de abobrinha. Tampe e cozinhe por 1 a 2 minutos ou até o macarrão ficar macio. Misture a salsa.

Sopa de Peixe e Limão com Ervas e Verduras

Preparação: 10 minutos
Cozimento: 10 minutos
Serve 2 porções

3 xícaras de caldo de osso básico de frango ou caldo de osso de galinha compatível comprado

1 colher de chá de raspas de limão

¼ de colher de chá de sal kosher

220 gramas de filetes de bacalhau (ou outro peixe branco firme)

½ xícara de couve-flor picada

2 colheres de chá de suco de limão fresco

2 xícaras de rúcula baby, sem as hastes

½ xícara de cenoura ralada

2 colheres de sopa de folhas de hortelã fresca em fatias muito finas

1 cebolinha em fatias finas (partes brancas e verdes)

1. Em uma panela média, misture o caldo e as raspas de limão. Cozinhe o caldo. Abaixe o fogo para que o caldo cozinhe lentamente, mas sem ferver. Adicione o sal, o peixe e a couve-flor picada e cozinhe por cerca de 5 minutos, até que o peixe e a couve-flor fiquem macios. Retire o peixe do caldo e divida em pedaços pequenos. Misture o suco de limão no caldo.

2. Divida o caldo em duas tigelas. Junte o peixe, a rúcula, a cenoura, a hortelã e a cebolinha.

Salada de Salmão, Beterraba e Erva-doce

Tempo de preparo: 15 minutos
Serve 4 porções

1 pacote (140 gramas) de couves misturadas

1 bulbo de erva-doce, limpo, sem semente, em fatias finas

1 pacote (225 gramas) de beterrabas baby cozidas inteiras e refrigeradas, picadas

340 gramas de salmão cozido, em flocos

¼ de xícara de azeite extravirgem ou óleo de abacate

¼ de xícara de suco de laranja fresco

2 colheres de sopa de vinagre balsâmico compatível

1 colher de sopa de chalota picada

¼ de colher de chá de sal kosher

¼ de colher de chá de pimenta-do-reino moída na hora

1. Arrume as verduras em uma travessa ou em pratos individuais. Cubra com a erva-doce, a beterraba e o salmão.

2. Em uma tigela pequena, misture o óleo, o suco de laranja, o vinagre, a chalota, o sal e a pimenta. Despeje um pouco do molho sobre a salada.

3. Cubra e refrigere qualquer molho restante para outro uso.

Bolinhos de Camarão e Salada Cremosa de Repolho com Endro

Tempo de preparo: 30 minutos
Serve 2 porções

Para a salada de repolho:

½ xícara de maionese sem ovos

1 colher de sopa de vinagre de maçã

½ colher de chá de endro seco

½ colher de chá de sal kosher

Pimenta-do-reino moída na hora

4 xícaras de repolho e cenoura ralados

1 cebolinha fatiada

Para os bolinhos de camarão:

225 gramas de camarão cru, descascado (caudas removidas) e limpos

2 colheres de sopa de pó de araruta

2 colheres de sopa de cebola roxa picada

2 colheres de sopa de salsão em cubos finos

1 colher de sopa de salsa fresca picada

2 colheres de sopa de maionese sem ovo

1 colher de sopa de suco de limão fresco

¼ de colher de chá de sal kosher e mais, conforme necessário

¼ de colher de chá de alho em pó

Pimenta-do-reino moída na hora

½ xícara de farinha de coco

2 colheres de sopa de ghee

Fatias de limão, para servir (opcional)

1. Para a salada, misture a maionese, o vinagre, o endro, o sal e a pimenta a gosto em uma tigela pequena. Coloque a salada de repolho e a cebolinha em uma tigela média. Regue com o molho. Misture bem. Leve à geladeira enquanto faz os bolinhos de camarão.

2. Para os bolinhos de camarão, seque-os com uma toalha de papel e coloque em um processador de alimentos equipado com uma lâmina de metal. Processe até o camarão ser picado. Transfira para uma tigela média e adicione o pó de araruta, cebola, salsão, salsa, maionese, suco de limão, sal, alho em pó e pimenta a gosto. Misture delicadamente.

3. Em um prato pequeno, misture a farinha de coco com 1/8 de colher de chá de sal e pimenta. Meça a mistura de camarão em um ⅓ de um copo medidor e coloque-a em um prato separado. Usando as mãos, forme um bolinho achatado. Passe o bolinho na farinha de coco, reserve em um prato e repita com a mistura restante (forme 4 bolinhos).

4. Em uma frigideira grande, derreta a ghee em fogo médio-alto. Quando quente, coloque os bolinhos na frigideira. Frite por 3 minutos, vire com cuidado e frite por outros 2 a 3 minutos.

5. Sirva os bolinhos de camarão com a salada de repolho e as fatias de limão, se desejar.

Maionese Sem Ovos

No liquidificador ou processador de alimentos, misture a polpa de 1 abacate médio, ¼ de xícara de azeite de oliva, 1 colher de sopa de manteiga de coco, 1 colher de sopa de vinagre de maçã ou suco de limão fresco, ¼ de colher de chá de alho em pó e ¼ de colher de chá de sal. Tampe e misture na potência máxima até ficar homogêneo. Armazene em um recipiente hermético na geladeira por até 1 semana. Mexa antes de usar.

Tigela de Macarrão de Cenoura e Bife com Molho Chimichurri

Tempo de preparo: 30 minutos
Serve 4 porções

Para o molho chimichurri:

1 xícara de salsinha

2 colheres de sopa orégano fresco

4 dentes de alho descascados

3 colheres de sopa de vinagre de vinho tinto

1 colher de sopa de suco de limão fresco

½ colher de chá de sal kosher

½ xícara de azeite extravirgem

Para a tigela de macarrão:

450 gramas de fraldinha orgânica, de gado alimentado no pasto

½ colher de chá de sal kosher e mais conforme necessário

¼ de colher de chá de pimenta- -do-reino moída na hora, e mais conforme necessário

1 colher de sopa de azeite de oliva

1 pacote de macarrão de cenoura congelado

4 xícaras de rúcula ou espinafre

1. Para o molho chimichurri, processe a salsa, o orégano e o alho em um processador de alimentos até os ingredientes ficarem picados. Adicione o vinagre, suco de limão, sal e óleo; processe para misturar.

2. Preaqueça uma assadeira com grelha. Posicione a grade do forno de 10 a 12 centímetros acima da fonte de calor.

3. Para a tigela de macarrão, marque os dois lados do bife em um padrão de diamante, fazendo cortes diagonais rasos em intervalos de 2,5 centímetros. Tempere o bife com sal e pimenta. Coloque o bife na grelha não aquecida de uma assadeira com grelha. Grelhe por 13 a 16 minutos em média (60°C), virando uma vez na metade do tempo. Transfira o bife para uma tábua de cortar. Cubra com papel alumínio; deixe descansar por 5 minutos. Corte o filé em fatias finas contra as fibras, e depois corte-as em pedaços pequenos.

4. Enquanto isso, aqueça o óleo em uma frigideira grande em fogo médio. Adicione macarrão de cenoura à frigideira. Cozinhe por 6 a 8 minutos ou até ficar macio, mexendo com frequência. Desligue o fogo. Adicione a rúcula; mexa até murchar. Tempere a gosto com sal e pimenta.

5. Divida o macarrão de cenoura entre tigelas rasas; cubra com o bife e regue com o molho chimichurri.

Wrap Vegetariano de Coco com Purê de Abacate

Tempo de preparo: 10 minutos
Serve 2 porções

1 abacate pequeno maduro, descascado, sem caroço e cortado em pedaços

1 colher de sopa de suco de limão fresco

¼ de colher de chá de sal kosher

¼ de colher de chá de cominho em pó

1 xícara de sobras de legumes assados (como couve-flor, brócolis, beterraba, cebola, couve-de-bruxelas, batata-doce ou cenoura)

2 wraps de coco compatíveis

Brotos

1. Em uma tigela média, misture o abacate, o suco de limão, o sal e o cominho. Amasse com um garfo até que os ingredientes estejam bem misturados.

2. Se desejar, aqueça os legumes no micro-ondas de 30 a 45 segundos.

3. Espalhe 2 a 3 colheres de sopa de purê de abacate* em cada wrap de coco. Monte metade dos vegetais no centro. Cubra com os brotos e sirva.

*NOTA: Leve à geladeira o restante do purê e use-o como molho ou patê.

Jantares Elimin8

....

Vieiras Grelhadas Amanteigadas com Alho, Estragão e Salada de Aspargo Ralado

Tempo de preparo: 20 minutos
Serve 4 porções

Para a salada:

2 colheres de sopa de azeite extravirgem

4 colheres de chá de suco de limão fresco

2 colheres de chá de chalota picada

⅛ de colher de chá de sal kosher

⅛ de colher de chá de pimenta-do--reino moída na hora

450 gramas de aspargos, sem as extremidades inferiores

Para as vieiras:

540 gramas de vieiras frescas ou congeladas, já descongeladas

½ colher de chá de sal kosher

¼ de colher de chá de pimenta-do--reino moída na hora

1 colher de sopa de azeite de oliva

3 colheres de sopa de ghee, divididas

2 dentes de alho em fatias finas

1 colher de sopa de suco de limão fresco

4 colheres de chá de estragão fresco picado

1. Para a salada, misture o azeite, o suco de limão, a chalota, o sal e a pimenta em uma tigela média. Use um descascador de legumes para cortar os aspargos em tiras longas e finas. Coloque as tiras e as pontas que caírem na tigela com o molho; misture bem.

2. Para as vieiras, seque-as com papel toalha. Polvilhe com sal e pimenta. Em uma frigideira grande e pesada, aqueça o azeite e 1 colher de sopa de ghee em fogo médio-alto. Adicione as vieiras; cozinhe por 3 minutos ou até dourar no fundo. Vire e cozinhe por 2 a 3 minutos ou até dourar no exterior e ficar quase opaco. Transfira as vieiras para um prato grande. Reduza o fogo para médio.

3. Adicione as 2 colheres de sopa restantes de ghee à frigideira quente. Adicione o alho e o suco de limão. Cozinhe por 1 a 2 minutos ou até que o alho fique cheiroso e dourado. Misture o estragão. Despeje o molho de manteiga de alho sobre as vieiras. Sirva com a salada de aspargos.

Lo Mein de Frango e Legumes

Tempo de preparo: 30 minutos
Serve 4 porções

1 a 1,2 quilos de abóbora espaguete, cortada ao meio, sem sementes

¼ de xícara de coco aminos

2 colheres de sopa de vinagre de maçã

1 colher de sopa de suco de abacaxi

4 colheres de sopa de óleo de coco, dividido

450 gramas de peito ou coxa de frango desossado e sem pele, cortado em pedaços de 2,5 centímetros

½ colher de chá de sal kosher

¼ de colher de chá de pimenta-do-reino moída na hora

3 dentes de alho picados

1 colher de sopa de gengibre fresco ralado

1 xícara de cebola picada

2 pacotes de cogumelos shiitake fatiados

1 xícara de salsão em fatias finas

2 cabeças de acelga chinesa baby, em fatias finas

2 cebolinhas, cortadas

¼ de xícara de coentro fresco picado

1. Coloque as metades da abóbora espaguete (uma de cada vez, se necessário) com o lado cortado para baixo em uma forma de vidro ou de cerâmica que possa ir ao micro-ondas. Encha o prato com cerca de 2,5 centímetros de água. Coloque no micro-ondas em potência alta por 15 minutos ou até ficar macio. Transfira o prato para uma grade e deixe a abóbora esfriar um pouco. Use um garfo para raspar os fios de abóbora por dentro (você deve obter cerca de 6 xícaras).

2. Em uma tigela pequena, misture o coco aminos, o vinagre e o suco de abacaxi. Reserve o molho.

3. Em uma frigideira bem grande, derreta 2 colheres de sopa de óleo de coco em fogo médio-alto. Adicione o frango e refogue, sem mexer, por 2 minutos ou até ficar opaco. Mexa e tempere com sal e pimenta. Misture o alho e o gengibre. Cozinhe por mais 3 minutos ou até ficar completamente cozido. Transfira o frango para uma tigela.

4. Na mesma frigideira, derreta as 2 colheres de sopa restantes de óleo de coco em fogo médio-alto. Adicione a cebola e refogue por 2 minutos para amolecer, mexendo ocasionalmente. Adicione os cogumelos, o salsão e a acelga chinesa. Cozinhe por 3 a 4 minutos ou até os legumes ficarem macios, mexendo sempre.

5. Retorne o frango à frigideira; misture o molho. Cozinhe apenas até aquecer. Sirva sobre a abóbora espaguete. Cubra cada porção com cebolinha e coentro.

Sopa Cremosa de Abóbora, Coco e Gengibre

Tempo de preparo: 30 minutos
Serve 4 porções

2 colheres de sopa de ghee

1 xícara de cebola picada grosseiramente

1 pera madura, como a Williams, descascada, cortada ao meio, sem caroço e picada grosseiramente

2 pacotes (450 gramas) de abóbora congelada (4 xícaras)

1 colher de sopa de gengibre fresco ralado

1 colher de chá de açafrão em pó

⅛ de colher de chá de cravo em pó

1 colher de chá de sal kosher

¼ de colher de chá de pimenta-do--reino preta moída na hora

1 lata (350 a 400 gramas) de leite de coco sem açúcar

2 xícaras de Caldo de Osso Básico de Frango ou caldo de osso de galinha compatível

Bacon cozido esfarelado ou Chips de Prosciutto (opcional)

1. Em uma panela de ferro fundido, derreta a ghee em fogo médio. Adicione a cebola e refogue, mexendo ocasionalmente, por 8 a 10 minutos ou até ficar macia e caramelizada. Adicione a pera e a abóbora; cozinhe até a abóbora dourar levemente e a pera ficar macia. Misture o gengibre, o açafrão, o cravo, o sal, a pimenta, o leite de coco e o caldo. Cozinhe, mexendo sempre, até aquecer.

2. Usando um mixer manual, processe cuidadosamente a sopa até ficar completamente homogênea. (Ou deixe a sopa esfriar um pouco, transfira-a aos poucos, com cuidado, para um processador de alimentos ou liquidificador; processe até ficar completamente homogênea.) Se a sopa estiver muito grossa, adicione água, 2 colheres de sopa por vez, até que a consistência desejada seja alcançada.

3. Cubra cada porção com o bacon esfarelado ou o Chips de Prosciutto, se desejar.

Tacos de Peixe e Jícama

Tempo de preparo: 30 minutos
Cozimento: 4 a 6 minutos para cada 1,5 centímetro de espessura
Serve 4 porções (4 tacos cada)

Para o peixe:

450 gramas de filé de bacalhau

¼ de xícara de óleo de abacate

3 colheres de sopa de cebolinha ou cebola roxa cortada em fatias finas

1 dente de alho picado

1 colher de chá de raspas de limão

2 colheres de sopa de suco de limão fresco

2 colheres de sopa de suco de laranja fresco

1 colher de chá de orégano seco

¼ de colher de chá de sal marinho

⅛ de colher de chá de pimenta-do--reino moída na hora

Para os tacos:

1 jícama grande, descascada

Alface romana picada

Coberturas: manga em cubos, pepinos em cubos, abacate em cubos, rabanetes fatiados, cebola roxa picada e/ou coentro fresco picado

Fatias de limão

1. Para o peixe, preaqueça uma grelha em fogo médio-alto. Meça a espessura dos filés de peixe. Coloque o peixe em um saco abre--fácil de plástico grande. Em uma tigela pequena, misture o óleo, a cebolinha, o alho, as raspas e o suco de limão, o suco de laranja, o orégano, o sal e a pimenta. Despeje a marinada sobre o peixe;

sele o saco. Vire-o para cobrir uniformemente o peixe. Marine em temperatura ambiente por 15 minutos.

2. Enquanto isso, para os tacos, corte a jícama ao meio. Apare as bordas, mantendo a forma redonda, em torno de 10 centímetros de diâmetro ou até que a jícama caiba em uma mandolina. Use o mandolin na sua configuração mais fina ou use a lâmina que faz as fatias mais finas e corte a jícama em 16 fatias grandes e redondas. Se você não tiver mandolin, use uma faca para fazer fatias muito finas — elas devem ser finas o suficiente para serem dobradas e enroladas em torno dos recheios. Cubra e reserve as fatias de jícama. Cubra e refrigere a jícama restante; reserve-a para outro uso.

3. Retire o peixe da marinada. Grelhe o peixe, destampado, diretamente sobre o calor, de 4 a 6 minutos para cada 1,5 centímetro de espessura ou até que o peixe lasque com facilidade, virando-o no meio do processo de cozimento. Transfira o peixe para uma travessa e divida em lascas grandes.

4. Para montar os tacos, cubra cada fatia de jícama com alface, peixe e as coberturas desejadas. Sirva com fatias de limão.

Linguado Grelhado com Salada de Couve-rábano, Cenoura e Maçã

Tempo de Preparo: 30 minutos
Serve 4 porções

Para a salada:

3 colheres de sopa de azeite de oliva extravirgem

1 colher de sopa de suco de limão fresco

2 colheres de chá de cebolinha picada

2 colheres de chá de tomilho fresco

⅛ de colher de chá de sal kosher

⅛ de colher de chá de pimenta-do--reino moída na hora

1 couve-rábano média, descascada e cortada em pedaços do tamanho de palitos de fósforo (2 xícaras)

1 xícara de cenoura ralada

1 maçã, descascada e cortada em pedaços do tamanho de palitos de fósforo

Para o linguado:

1 colher de sopa de ervas de Provence

1 colher de chá de cebola em pó

1 colher de chá de sal kosher

½ colher de chá de pimenta-do--reino moída na hora

2 colheres de sopa de azeite de oliva e mais, se necessário

4 (170 gramas) filés de linguado sem pele

1. Para a salada, misture o azeite, o suco de limão, a cebolinha, o tomilho, o sal e a pimenta em uma tigela grande. Adicione a couve-rábano, a cenoura e a maçã; misture bem.

2. Para o linguado, misture as ervas de Provence, a cebola em pó, o sal e a pimenta em uma tigela pequena.

3. Em uma frigideira grande e pesada, aqueça o azeite em fogo médio-alto. Adicione o peixe e cozinhe por 5 minutos. Vire os filés, adicionando mais azeite, se necessário. Polvilhe o peixe com o tempero e cozinhe por mais 5 a 7 minutos ou até que o centro do filé fique opaco.

4. Sirva o peixe com a salada.

Costelas de Porco Assadas com Azeitonas e Uvas

Tempo de preparo: 10 minutos
Cozimento: 20 minutos
Serve 4 porções

1 xícara de uvas sem sementes vermelhas ou roxas, algumas cortadas ao meio

⅓ de xícara de azeitonas Kalamata sem caroço, algumas cortadas ao meio

1 colher de sopa de cebolinha picada grosseiramente

4 colheres de chá de azeite de oliva, divididas

¾ de colher de chá de sal kosher, dividido

2 (340 a 400 gramas) bistecas ou fatias de lombo de porco, cortadas com 7 a 14 centímetros de espessura

½ colher de chá de mix de pimentas moídas

2 colheres de chá de folhas de alecrim frescas picadas

¼ de colher de chá de tomilho seco,
   amassado

1. Retire as bistecas de porco da geladeira 15 minutos antes de cozinhar. Preaqueça o forno a 180°C.

2. Em uma tigela pequena, misture as uvas, as azeitonas e a cebolinha. Regue com 2 colheres de chá de óleo e polvilhe com ¼ de colher de chá de sal. Misture até que as uvas e as azeitonas estejam uniformemente cobertas.

3. Seque as bistecas com toalhas de papel. Esfregue os dois lados da carne com as 2 colheres de chá de azeite restantes; tempere os dois lados das bistecas com a ½ colher de chá de sal restante e o mix de pimentas moídas.

4. Aqueça uma frigideira grande de ferro fundido em fogo médio-alto. Quando estiver quente, adicione as bistecas e sele os dois lados. Coloque a mistura de uvas em torno das bistecas na frigideira. Polvilhe a mistura de uvas e a carne com alecrim e tomilho. Transfira a frigideira para o forno e asse de 15 a 25 minutos ou até que um termômetro inserido perto do centro de cada bisteca registre 60°C.

5. Transfira as bistecas e a mistura de uva para uma travessa. Cubra com papel alumínio. Deixe descansar por 3 minutos antes de servir.

Hambúrgueres de Carne Temperada com Repolho Roxo Agridoce

Tempo de preparo: 25 minutos
Cozimento: 45 minutos
Serve 4 porções

Para o repolho:

2 colheres de sopa de azeite

1 xícara de cebola roxa picada

6 xícaras de repolho roxo em fatias finas

2 maçãs-verdes, descascadas, sem semente e cortadas em cubos

¾ de xícara de suco de maçã

3 colheres de vinagre de cidra de maçã

⅛ de colher de chá de cravo em pó

¼ de colher de chá de gengibre em pó

⅛ de colher de chá de canela em pó

½ colher de chá de pimenta-do--reino moída na hora

½ colher de chá de sal kosher

Para os hambúrgueres:

450 gramas de carne moída orgânica de animal alimentado com capim

¼ de xícara de cebola picada em pedaços finos

1 colher de chá de raspas de limão

¾ de colher de chá de pimenta-do--reino moída na hora

½ colher de chá de sal kosher

½ colher de chá de pimenta-da--jamaica em pó

1 colher de sopa de azeite de oliva

½ xícara de Caldo de Osso Básico à base de carne ou caldo de osso bovino compatível

1. Para o repolho, aqueça o azeite em fogo médio-baixo em uma panela grande. Adicione a cebola e refogue de 6 a 8 minutos ou até ficar macio e dourado. Adicione o repolho e cozinhe de 6 a 8 minutos ou até que ele esteja macio. Adicione as maçãs, o suco de maçã, o vinagre, o cravo, o gengibre, a canela, a pimenta e o sal. Ferva; abaixe o fogo. Tampe e cozinhe por 30 minutos, mexendo ocasionalmente. Retire a tampa e cozinhe até reduzir o caldo.

2. Enquanto isso, para os hambúrgueres, misture a carne moída, a cebola, as raspas de limão, o sal e as pimentas em uma tigela grande. Mexa delicadamente até que os ingredientes estejam bem incorporados. Modele a mistura em quatro hambúrgueres de 1,5 centímetro de espessura.

3. Em uma frigideira grande, aqueça o azeite em fogo médio-alto. Frite os hambúrgueres por cerca de 8 minutos ou até cozinhar a carne e dourar, virando uma vez. Transfira os hambúrgueres para um prato e cubra com papel alumínio. Adicione o caldo à frigideira, mexendo para raspar o fundo dela. Cozinhe por 4 minutos ou até reduzir pela metade.

4. Regue os hambúrgueres com o caldo reduzido na frigideira e sirva com o repolho.

Lanches Elimin8

....

Rolinhos Vegetarianos Crocantes com Molho Ranch Caseiro

Tempo de preparo: 20 minutos
Serve 10 porções

1 pacote (170 gramas) de peru ou rosbife compatível em fatias*

1 pepino pequeno, descascado e cortado em 10 palitos

½ jícama pequena, descascada e cortada em 10 palitos

1 cenoura média, descascada e cortada em 10 palitos

Molho Ranch Caseiro (veja a seguir)

1. Coloque uma fatia de peru ou carne em uma superfície de trabalho limpa. Coloque um palito de pepino, um palito de jícama e um palito de cenoura em cima do peru ou da carne. Enrole envolvendo os legumes. Sirva com molho. Leve à geladeira qualquer sobra de molho em um recipiente hermético por até 1 semana.

*NOTA: Para fazer uma versão vegana deste lanche, utilize folhas de alface baby no lugar de fatias de peru ou rosbife.

Molho Ranch Caseiro

Em uma tigela média, misture 1 xícara de maionese sem ovo (consulte a página 229), ½ xícara de leite de coco enlatado,* ½ colher de chá de cebola em pó, ¼ de colher de chá de alho em pó, ¼ de colher de chá de pimenta-do-reino moída na hora, 1 colher de sopa de endro fresco picado finamente ou 1 colher de chá de endro seco, 1 colher de sopa de cebolinha fresca picada finamente e 2 colheres de chá de suco de limão fresco. Misture bem.

*NOTA: O leite de coco se separa na lata; esvazie-o em uma tigela pequena e misture bem antes de medir.

Bocados de Salmão Defumado e Pepino com Endro

Tempo de preparo: 15 minutos
Resfriamento: 30 minutos
Serve 8 porções

¼ de xícara de maionese sem ovos

2 colheres de chá de endro fresco picado, mais para decorar

¼ de colher de chá de raspas de limão

¼ de colher de chá de suco de limão fresco

⅛ de colher de chá de alho em pó

⅛ de colher de chá de pimenta-do-reino branca moída na hora

170 gramas de salmão defumado compatível picado*

1 pepino pequeno ou 8 folhas pequenas de endívias de Bruxelas

1. Em uma tigela pequena, misture a maionese, o endro, as raspas e o suco de limão, o alho em pó e a pimenta-do-reino branca. Adicione o salmão e misture até que os ingredientes estejam bem integrados. Cubra e leve à geladeira de 30 a 60 minutos para incorporar os sabores.

2. Enquanto isso, corte 8 fatias do pepino em diagonal (cubra e leve o restante à geladeira).

3. Para servir, espalhe a mistura de salmão nas fatias de pepino ou nas folhas de endívia de Bruxelas com uma colher. Decore com endro fresco.

*NOTA: Leia o rótulo do salmão defumado. Algumas variedades contêm açúcar e outros ingredientes indesejáveis. O salmão defumado, que contém apenas salmão, sal e fumaça de lenha, está disponível na maioria dos mercados orgânicos.

Tapenade de Figo e Azeitona

Tempo de preparo: 10 minutos
Serve de 6 a 8 porções

⅓ de xícara de figos secos picados

½ xícara de azeitonas de Kalamata sem caroço

⅓ de xícara de azeitonas verdes sem caroço

1 a 2 colheres de sopa de azeite de oliva extravirgem

2 colheres de chá de vinagre balsâmico compatível

½ colher de chá de alecrim picado

¼ de colher de chá de tomilho fresco picado

1 dente de alho pequeno picado

Chips de Prosciutto (página 242)

1. Coloque os figos em um processador de alimentos. Tampe e processe até ficar bem picado. Adicione as azeitonas Kalamata, as azeitonas verdes, 1 colher de sopa de azeite, vinagre, alecrim, tomilho e alho. Tampe e processe até que as azeitonas estejam picadas fininhas. Se necessário, adicione o restante do azeite até atingir a consistência desejada.

2. Sirva com Chips de Prosciutto.*

*NOTA: Não tempere os chips de Prosciutto após o cozimento se eles forem servidos com este tapenade. Para fazer uma versão vegana deste prato, sirva com chips de legumes ou de banana-da-terra.

Fritas de Pastinaca com Limão e Tomilho

Preparo: 5 minutos
Repouso: 10 minutos
Cozimento: 30 minutos
Serve 4 porções

450 gramas de pastinacas pequenas a médias, descascadas

2 colheres de sopa de azeite de oliva ou óleo de abacate

½ colher de chá de sal kosher

¼ de colher de chá de pimenta-do--reino moída na hora

1 colher de sopa de tomilho fresco

1 colher de chá de raspas de limão

Molho ranch caseiro

1. Preaqueça o forno a 230°C. Forre uma assadeira grande com papel manteiga.

2. Corte as pastinacas à julienne de 7,5 × 0,5 centímetros (palitos de fósforo). Coloque as pastinacas em uma tigela grande de água gelada; deixe de molho por 10 minutos. Escorra as pastinacas e seque com papel toalha. Coloque as pastinacas em uma tigela grande. Regue com o azeite; mexa para cobrir. Polvilhe com sal e pimenta; misture. Disponha as pastinacas em uma camada uniforme na assadeira. Asse as pastinacas por 30 minutos ou até ficarem macias e começando a dourar, mexendo ocasionalmente.

3. Polvilhe as fritas com o tomilho fresco e as raspas de limão. Sirva com o molho ranch caseiro.

Chips de Prosciutto, Três Receitas

Tempo de preparo: 5 minutos
Cozimento: 10 minutos
Serve 4 porções

1 pacote (85 a 115 gramas) de presunto de Parma em fatias muito finas

Tempero de sua escolha (veja as opções a seguir)

1. Coloque uma prateleira no centro do forno. Preaqueça o forno a 180°C.

2. Forre uma assadeira grande com papel manteiga. Coloque o presunto em uma única camada na assadeira. Asse de 10 a 15 minutos ou até começar a ficar crocante; confira sempre para evitar queimar. Os chips ficarão mais crocantes à medida que esfriarem.

3. Transfira os chips para uma grade com papel alumínio, papel manteiga ou toalha de papel por baixo. Polvilhe os chips com o tempero de sua escolha.

Tempero 1: Alho em pó e pimenta-do-reino moída na hora

Tempero 2: Tomilho fresco e raspas de limão

Tempero 3: Ervas de Provence

NOTA: Os chips também podem ser esfarelados e polvilhados sobre sopas ou saladas.

Picles Vegetariano Prático

Preparo: 25 minutos
Resfriamento: 24 horas
Serve 16 porções (¼ de xícara cada)

Legumes suficientes para encher dois potes de 450 gramas com tampa, como beterraba fatiada, cenoura, pepino, cebola roxa, rabanete e bulbos de erva-doce cortados em fatias finas

10 grãos de pimenta-do-reino

2 dentes de alho descascados e triturados

2 fatias de 0,5 centímetro de gengibre fresco descascado

1 xícara de vinagre de cidra de maçã

1 xícara de suco de maçã puro

1 colher e ½ de chá de sal kosher

1. Coloque os legumes desejados em camadas nos dois potes de 450 gramas. Divida os grãos de pimenta, o alho e o gengibre entre os dois potes.

2. Em uma panela pequena, misture o vinagre, o suco de maçã e o sal. Ferva. Retire do fogo e despeje a mistura de vinagre sobre os legumes nos potes. Deixe esfriar por 1 hora. Cubra os potes com as tampas e leve à geladeira por pelo menos 1 dia ou até 3 semanas.

Minialmôndegas Italianas

Preparo: 20 minutos
Cozimento: 25 minutos
Serve 16 porções (2 almôndegas cada)

340 gramas de carne moída orgânica de animal alimentado com capim

250 gramas de carne de porco orgânica moída

2 colheres de sopa de levedura nutricional

3 colheres de sopa de Caldo de Osso Básico à base de carne ou caldo de osso compatível

2 colheres de sopa de farinha de coco

2 dentes de alho picados

1 colher de chá de sal kosher

1½ colheres de chá de tempero italiano	1 colher de sopa de salsa fresca picada
	Pimenta-do-reino moída na hora

1. Preaqueça o forno a 180°C. Em uma tigela grande, misture a carne bovina, a carne de porco, a levedura nutricional, o caldo, a farinha de coco, o alho, o sal, o tempero italiano, a salsa e a pimenta a gosto. Usando as mãos, misture delicadamente até incorporar bem.

2. Forme 32 almôndegas de 2,5 centímetros e coloque em uma assadeira forrada com papel alumínio.

3. Asse por 25 minutos ou até estar cozido e dourado.

ELIXIRES E CALDOS

Esses elixires medicinais são perfeitos para uma pausa no meio da manhã (quem precisa de café quando essas bebidas fazem um excelente trabalho?), ou a qualquer momento em que você precise de seus poderes terapêuticos. Há mais aqui do que os listados no plano de refeições, porque eu quis oferecer o maior número possível de opções terapêuticas. Espero que experimente todos, ou pelo menos todos os que lidam com seus problemas específicos.

Esses elixires são compatíveis com os programas Core4 e Elim in8. Chás e leite de açafrão também são excelentes para ser tomados antes de deitar, para relaxar e dormir tranquilamente. Observe que muitos dos ingredientes nessas receitas podem parecer incomuns e difíceis de encontrar em sua loja de conveniência. Muitos deles também estão incluídos nas caixas de ferramentas do Capítulo 3. Você pode encontrar a maioria desses ingredientes em lojas de produtos naturais bem abastecidos, e todos eles devem estar disponíveis para compra online em empresas renomadas de produtos e suplementos naturais.

NOTA: Se você não tiver uma centrífuga, poderá fazer qualquer um dos sucos em um liquidificador de alta velocidade com água filtrada suficiente para obter um resultado completamente liquefeito

— a quantidade pode variar, portanto basta adicionar cerca de 1/4 de xícara de água por vez e misturar até obter o resultado desejado.

Todos esses elixires levam apenas alguns minutos para ser feitos e todas as receitas rendem uma porção, mas podem ser dobradas para servir duas.

Suco de Especiarias Tropicais

Feita à base de abacaxi, esta deliciosa bebida é cheia de benefícios, perfeita para quem sofre de problemas inflamatórios. O abacaxi está cheio de bromelaína, um composto conhecido por seu poder enzimático natural, que pode ser útil para a digestão, assim como para dores nas articulações, alergias e asma. A bromelaína é excelente na redução da dor e da inflamação, e o açafrão também é um anti-inflamatório bem conhecido, graças ao seu alto teor de curcumina. O toque de canela neste suco ajuda a adicionar um pouco de "tempero", enquanto regula os níveis de açúcar no sangue e reduz seu apetite — perfeito para quem procura receitas de sucos para perda de peso.

15 pedaços de raiz de açafrão fresca (cerca de 7,5 centímetros cada — você pode encontrá-las em supermercados ou lojas de alimentos naturais)

1 colher de sopa de canela em pó

2 pepinos

1 abacaxi

Coloque todos os ingredientes na centrífuga ou no liquidificador e bata com um pouco de água.

O Suco da Rainha Verde

Doce e nutritivo, este suco verde é muito saudável e perfeito para aqueles com problemas inflamatórios. A couve é uma ótima fonte de tiamina, proteína, ácido fólico, riboflavina, magnésio, ferro e fósforo — mas também é uma ótima fonte de vitaminas A, K, C e B6. Todas essas vitaminas produzem excelentes efeitos anti-inflamatórios. Ao mesmo tempo, o gengibre é uma maneira saborosa de aliviar a dor, e os limões são ricos em vitamina C, que é particularmente poderosa no combate às causas de inflamações desnecessárias.

1 maço de couve	1 fatia de limão
2 kiwis	1 fatia de gengibre

Processe todos os ingredientes na centrífuga ou liquidificador adicionando um pouco de água. Se utilizar o liquidificador, descasque os kiwis antes.

Suco Explosão de Mirtilo

Este mix de suco verde e mirtilos pode ser a bebida ideal para consumir antes dos treinos, pois ajuda a reduzir a inflamação e lhe dá uma explosão de energia. Quando se trata de antioxidantes, os mirtilos são talvez as frutas vermelhas mais poderosas. Seu conteúdo rico de antocianina ajuda a reduzir a inflamação e oferece uma gama de benefícios adicionais à saúde.

2 laranjas, descascadas e sem sementes	2 xícaras de folhas de espinafre
	2 xícaras de mirtilos

Processar todos os ingredientes na centrífuga ou no liquidificador adicionando água.

Suco Rejuvenescedor de Salsão

Por mais simples que pareça, é poderoso. O salsão contém muitos minerais e nutrientes que são ótimos para o seu intestino. Já vi essa solução simples fazer maravilhas em milhares de pacientes quando consumida de forma consistente. Com o tempo, o suco pode ajudar a restaurar o ácido natural do estômago, HCL, ajudando na digestão saudável e no equilíbrio da microbiota. Recomendo beber até 450ml de suco de salsão fresco pela manhã, com o estômago vazio. Vá devagar — esse suco tem alto poder purificador e, se você exagerar, poderá passar muito tempo no banheiro.

1 a 2 maços de salsão orgânico

Processe o salsão na centrífuga ou no liquidificador com água.

Chá Calmante do Intestino de Gengibre e Ulmus Rubra

O gengibre e o ulmus rubra são ambos anti-inflamatórios e curativos para o revestimento intestinal.

1 colher de chá de gengibre fresco

2 xícaras de água purificada

1 colher de chá de ulmus rubra em pó

Rale a raiz de gengibre fresca diretamente no seu bule de chá. Despeje 2 xícaras de água e ferva. Coe. Dissolva a ulmus rubra em pó no chá.

Chá Gelado Refrescante para o Equilíbrio Adrenal

Essas ervas medicinais adaptogênicas ajudam a acalmar as inflamações e são particularmente poderosas no equilíbrio do eixo cérebro-adrenal (HPA).

1 colher de chá de ashwagandha em pó

1 colher de chá de canela

1 colher de chá de tulsi em pó

1 colher de chá de rhodiola rosea em pó

Despeje 1 a 2 xícaras de água quente sobre as ervas. Deixe em infusão por 15 minutos. Adicione gelo.

Smoothie de Cura Intestinal do Dr. Will Cole

Este smoothie é uma terapia para o seu intestino. Eu bebo um smoothie desses quase todos os dias.

1 xícara de leite de coco integral

2 colheres de sopa de colágeno marinho ou de animal alimentado com capim

1 colher de sopa de óleo de coco extravirgem

½ colher de chá de probiótico em pó

1 colher de chá de alcaçuz desglicirrizado (DGL)

1 colher de chá de zinco-carnosina

1 colher de sopa de L-glutamina em pó

2 xícaras de couve picada

½ xícara de frutas vermelhas orgânicas congeladas

Misture os ingredientes no liquidificador e bata até ficar homogêneo.

Smoothie Adaptogênico para Equilíbrio Adrenal

4 castanhas-do-pará (excluir em conformidade com o Elimin8)

1 xícara de leite de coco integral

1 xícara de frutas vermelhas orgânicas congeladas

1 xícara de espinafre

1 colher de chá de ashwagandha em pó

1 colher de sopa de óleo de coco ou óleo MCT

1 colher de sopa de maca peruana em pó

1 colher de chá de rhodiola rosea em pó

1 concha de peptídeos de colágeno

Misture todos os ingredientes no liquidificador e bata até ficar homogêneo.

Smoothie para Impulsionar a Tireoide

Este smoothie tem como alvo a sua tireoide, melhorando sua funcionalidade e reduzindo a inflamação. Se estiver usando a caixa de ferramentas hormonais, este é um ótimo complemento.

1 xícara de leite de coco integral

1 concha de proteína de colágeno

1 colher de sopa de óleo de coco extravirgem

1 xícara de verduras mistas

2 castanhas-do-pará (excluir em conformidade com o Elimin8)

1 abacate

1 talo de salsão

2 colheres de sopa de flocos de dulse

1 colher de sopa de maca peruana em pó

1 xícara de frutas vermelhas orgânicas congeladas

Misture todos os ingredientes no liquidificador e bata até ficar homogêneo.

Smoothie Fortalecedor das TRegs

As células T reguladoras (TRegs) são a casa de máquinas do equilíbrio de inflamações do seu corpo. Auxilie-as com este smoothie de superalimentos.

- 1 xícara de leite de coco integral
- 3 punhados de verduras
- 1 punhado de frutas vermelhas congeladas
- 1 colher de chá de astrágalo
- 1 colher de chá de óleo de semente de cominho
- 1 colher de chá de unha de gato
- 1 colher de chá de cacau em pó puro
- 1 colher de chá de cúrcuma

Misture todos os ingredientes no liquidificador e bata até ficar homogêneo.

Elixir Potencializador dos Hormônios Sexuais

Dê aos seus hormônios um impulso com este elixir, rico em gorduras boas e ervas medicinais.

- 1 xícara de leite de coco integral
- 1 colher de chá de cacau em pó
- 1 colher de chá de *Mucuna pruriens*
- 1 colher de chá de shilajit em pó
- ½ colher de chá de canela

Coloque todos os ingredientes no liquidificador e misture bem. Ponha em uma panela e aqueça de 3 a 5 minutos em fogo médio até ficar morno.

Latte Sereia Verde-azulada para Embelezamento

Não apenas os tons aquáticos das algas verde-azuladas e da espirulina diminuem a inflamação, como também protegem suas células e contêm uma variedade única de antioxidantes que ajudam a manter a pele e o corpo com uma aparência mais jovem.

1 xícara de leite de coco integral

1 colher de chá de algas verde-
-azuladas ou espirulina em pó

½ colher de chá de canela

½ colher de chá de extrato de
baunilha orgânico

Coloque todos os ingredientes em uma panela e aqueça até ficar morno e os ingredientes se dissolverem. Sirva em uma caneca e saboreie com um pouco de canela em pó.

Tônico de Lavanda para Pele Radiante

No reino dos adaptogênicos, a pérola é a rainha da beleza. É uma fonte poderosa de aminoácidos que fortalecem seus cabelos e unhas e nutrem sua pele. Além disso, a lavanda ajuda a acalmar a pele de dentro para fora.

1 ½ xícaras de água

1 colher de chá de suco de limão

1 colher de chá de pó de pérola

2 a 3 gotas de óleo essencial de
lavanda (não se esqueça de
conferir se é comestível)

Coloque o suco de limão, o pó de pérola e o óleo essencial de lavanda em água e mexa até misturar.

Leite Anti-inflamatório de Açafrão (Leite Dourado)

Açafrão é ótimo para apagar as chamas da inflamação. Seus benefícios são amplificados e se tornam mais biodisponíveis quando misturado a gorduras como a do coco e especiarias como a pimenta-do-reino. O gengibre é outra ótima ferramenta anti-inflamatória e cicatrizante para o intestino. Esta bebida é ótima de manhã, mas eu também a recomendo à noite, especialmente se você está acostumado a comer um lanche antes de dormir.

- 1 xícara de leite de coco
- 1 colher de chá de açafrão
- ½ colher de chá de canela
- ¼ de colher de chá de gengibre em pó
- 1 pitada de pimenta-do-reino moída na hora

Coloque todos os ingredientes no liquidificador e misture bem. Coloque em uma panela e aqueça de 3 a 5 minutos em fogo médio até ficar morno.

Caldo de Osso Básico

Caldo de osso, o super-remédio intestinal, contém muitos dos elementos constitutivos dos enterócitos, que são as células que revestem seu intestino. A mistura natural de gelatina, juntamente com glucosamina, glicina e minerais, pode ajudar a acalmar um sistema reativo e inflamado. O caldo de osso pode ser uma ferramenta terapêutica para a síndrome do intestino permeável, diarreia, constipação e sensibilidades alimentares. Se você luta contra a intolerância à histamina, recomendo cozinhar os ossos no caldo por um período curto — em torno de 8 horas em vez de 48 horas. Uma panela de pressão fará o trabalho ainda mais rápido, com o mínimo de acúmulo de histamina. Faço isso com frequência e sempre guardo um pouco no meu freezer para fazer sopa.

Normalmente produz cerca de 4,5 litros, dependendo da quantidade de água adicionada

Escolha um desses ingredientes:

- 1 frango orgânico inteiro ou carcaça/ossos
- 1 peru orgânico pequeno inteiro, peito de peru ou a carcaça/ossos
- 1,3 a 2,2 quilos de ossos de carne de bovino alimentado a pasto
- 450 gramas de espinhas de peixe, cascas de camarão ou outras conchas de crustáceos (mexilhões, amêijoas, caranguejos etc.)

Para o caldo:

6 dentes de alho

1 cebola

2 cenouras grandes, escovadas e cortadas

3 a 4 talos de salsão orgânico, picado

1 raiz de gengibre de 2,5 centímetros, descascada, em lâminas

¼ de xícara de vinagre de cidra de maçã

1 colher de chá de açafrão em pó ou um pedaço de 7,5 centímetros da raiz do açafrão

1 colher de sopa de salsa fresca picada

1 colher de chá de sal do Himalaia

1. Lave os ossos e coloque em uma panela grande para sopa ou em uma panela de ferro fundido, uma panela elétrica ou de pressão. Encha três quartos da panela com água (ou até a linha de enchimento máximo) e adicione as ervas e os legumes. Siga estas instruções, de acordo com o seu método de cozimento:

2. **No fogão,** cozinhe em fogo médio-alto até ferver, reduza para fogo baixo e deixe ferver tampado por, pelo menos, 8 horas, adicionando mais água conforme necessário para manter os ossos sempre cobertos.

   Na panela elétrica, coloque no mínimo e tampe. Cozinhe por pelo menos 8 horas, mas não mais que 10 horas.

   Na panela de pressão, siga as instruções do fabricante para caldo ou sopa.

3. Após o cozimento, deixe o caldo esfriar e, então, passe-o em uma peneira de malha fina para uma tigela grande; descarte os sólidos. Transfira para potes de vidro para guardar na geladeira ou em recipientes adequados para o freezer, para armazenar por períodos longos.

Caldo de Galanga

Não deve ser confundida com o gengibre. A galanga é um tipo próprio de raiz, mas ainda faz parte da família de rizomas, o que faz com que sua aparência seja muito semelhante à do gengibre. Mas, embora pareçam iguais, cada um tem sabor e textura únicos. Ao contrário do gengibre comum, a galanga só pode ser fatiada, não ralada, devido ao seu exterior mais rígido. A galanga também tem um sabor muito mais forte do que o sabor picante do gengibre — a galanga é uma explosão nas papilas gustativas com seu sabor acentuado, extracítrico, de pinho. A galanga também é conhecida como gengibre tailandês devido à sua popularidade na culinária da Tailândia, Malásia e Indonésia e tem sido usada há séculos na medicina ayurvédica e em remédios em outras culturas asiáticas. Na falta de colágeno e outros nutrientes encontrados apenas no caldo de osso, a calanga compensa com outros compostos poderosos que trabalham para curar o intestino por meios distintos. Sem dúvida, o caldo de galanga é uma das minhas principais maneiras de melhorar a saúde intestinal. Galanga fresca pode ser encontrada em mercados de alimentos saudáveis e também é vendida online. Se você não encontrar galanga fresca, também pode comprar a variedade seca em pó. Geralmente, para cada colher de sopa de galanga fresca, use um quarto de colher de chá de galanga em pó.

Rende 3 a 4 litros

12 xícaras de caldo de legumes

1 pedaço de galanga de 2,5 centímetros, cortada em rodelas

3 talos de capim-limão

3 cebolinhas, picadas

3 talos de salsão, incluindo as folhas

4 folhas de limão kaffir

½ colher de chá de sal marinho

1 colher de chá de pimenta-do-reino moída na hora

3–4 raminhos de coentro, para decorar

1. Aqueça o caldo de legumes em uma panela grande em fogo médio a alto até ferver.

2. Adicione a galanga, o capim-limão, a cebolinha, o salsão e as folhas de limão kaffir.

3. Deixe ferver por 10 minutos.

4. Retire do fogo e deixe descansar por 20 minutos para permitir que o caldo absorva os nutrientes e sabores.

5. Coe o caldo, descarte os sólidos e tempere com sal e pimenta.

6. Decore com o coentro fresco e sirva quente.

NOTA: Quando esfriar, o caldo pode ser armazenado em potes e congelado para uso posterior.

7

REINTEGR8: TESTANDO SEUS FAVORITOS DE ANTIGAMENTE

Agora que você aprendeu como é viver sem os alimentos que achava que amava, é hora de testar se o seu corpo também os ama — ou se suas preferências antes de iniciar a fase de eliminação estão em desacordo com a sua biologia. Você passará por uma reintrodução sistemática dos alimentos que espera trazer de volta à sua vida, mas isso é muito mais do que um período de testes. Este é um momento de autorreflexão. Não presuma que ainda deseje tudo o que costumava comer, nem que alguns desses alimentos tenham o mesmo sabor ou evoquem a mesma resposta corporal que antes. Pense profundamente nos alimentos que fizeram parte da sua vida diária ou semanal. Você sente falta deles ou se sente melhor sem eles?

É comum, após a fase de eliminação, experimentar uma mudança nas preferências. Considerando que costumava desejar doces, batatas fritas ou um frappuccino de caramelo da Starbucks, pode perceber que agora essas coisas não parecem tão atraentes. Podem até parecer desagradáveis. Você passou por uma limpeza intensa do paladar, bem como uma limpeza profunda do corpo inteiro, assim, ao reintroduzir os alimentos, pode achar que as coisas que costumava comer, talvez até sem pensar, agora têm um sabor estranho, muito doce, oleoso ou artificial. Confie na sua reação atual mais do que na sua inclinação anterior, porque seu corpo está mais centrado e exigente após a fase de eliminação. O gosto da comida para você hoje é *o seu gosto real*, agora que seu corpo reduziu a inflamação e seus sentidos estão mais apurados. Este é o momento de testar suas verdadeiras reações.

Mas não deixe sua consciência recém-criada morrer na primeira mordida. Observe um efeito cascata em todo o corpo a cada alimento novo testado. Como é o sabor da comida à medida que continua mastigando ou come novas porções? Que sensações percebe imediatamente depois de comer? Como se sente quinze minutos depois? Uma hora depois? Um dia depois? É isso que exploraremos neste capítulo.

Um por um e passo a passo, reintroduziremos alguns dos alimentos que eliminou — os que deseja trazer de volta à sua vida — e você avaliará as respostas do seu corpo à medida que avança. Vou explicar exatamente como fazer isso para que saiba quando está reagindo a alguma coisa e quando não está. Se achar que algumas coisas não são reativas para você e quiser comê-las novamente, mostrarei como reintroduzi-las em sua vida de maneiras novas e diferentes.

O QUE VOCÊ QUER TRAZER DE VOLTA?

A maioria dos meus pacientes tem pelo menos alguns alimentos que desejam reintegrar — mas, ao avaliar aqueles que pode ou não viver sem, pense em como se sente agora e como se sentia antes. Compare essa consciência com seus sentimentos sobre certos alimentos. Talvez você possa ficar sem glúten, mas torce para conseguir comer grãos sem glúten, como arroz integral e milho. Talvez se sinta bem sem açúcar, mas gostaria de poder comer manteiga de amendoim, feijão preto ou ovos mexidos novamente. Talvez queira saber se, caso realmente tenha vontade de comer queijo de cabra, tomate fresco, batata assada, sopa de lentilha ou um punhado de amêndoas, satisfará seu desejo sem ficar doente ou sofrer com a recorrência dos sintomas passados. Todos esses alimentos podem ser opções excelentes, ricas em nutrientes que podem beneficiar sua saúde... *se* seu corpo também amá-los.

Ou talvez, se estiver sentindo alívio de seus sintomas antigos, você não queira trazer *nada* de volta neste momento. Para algumas pessoas, oito semanas (ou mesmo quatro semanas) sem café, queijo, chocolate ou qualquer outra coisa parecem uma eternidade, mas, para outras, oito semanas passam e, quando digo que é hora de começar a reintrodução, elas olham para mim em pânico. Ainda não estão prontas.

Se você sente que seu corpo está um pouco mais lento para reagir, se mudou para o Elimin8 no meio do caminho do Core4 e ainda está fazendo progresso ou se não se sente mentalmente pronto para deixar esse lugar de cura e de alimentação ultralimpa, continue por mais tempo. Não há problema algum! Você não precisa viver com medo de certos alimentos, mas os alimentos que come neste programa estão nutrindo seu corpo, aproximando-o de seus objetivos de saúde e ensinando-lhe mais sobre o que funciona e o que não funciona para você. Isso é uma coisa boa e quero que continue a explorá-la se achar que é o certo a fazer. Não reintegre nenhum alimento até se sentir pronto e ter certeza de que o deseja de volta em sua vida. Não há razão para não continuar com a fase de eliminação deste programa pelo tempo que achar necessário. Se estiver se sentindo bem e quiser continuar, pode passar doze, dezesseis e até vinte semanas antes de reintegrar qualquer coisa. Na verdade, você pode permanecer na fase de eliminação para sempre, se quiser. Ela é nutricionalmente rica e completa, que é exatamente o que seu corpo precisa em longo prazo. Se optar por permanecer com seu programa Core4 ou Elimin8 por mais tempo, mantenha-se focado em obter muitos vegetais diferentes, gorduras saudáveis e proteínas limpas. A reintrodução é apenas para as pessoas que desejam trazer de volta alguns de seus alimentos eliminados. É opcional para todos os alimentos com os quais está vivendo bem sem.

No entanto, como eu disse, também não há problema em tentar trazer de volta os alimentos de que sente falta e realmente quer comer daqui para frente. Quero ajudá-lo a encontrar a melhor maneira possível de fazer isso com a reintrodução adequada.

SE VOCÊ AINDA ESTIVER COM ALGUNS SINTOMAS

De vez em quando, alguém passa pela fase de eliminação deste programa e ainda tem alguns sintomas. Não deixe que isso o desanime. Você pode precisar apenas de alguns ajustes e otimizações no seu plano. O bem-estar é uma jornada. Se esse é o seu caso, pode ser necessário continuar um pouco mais na fase de eliminação ou pode ser que tenha sensibilidades menos comuns que ainda não identificamos. Não tem certeza? Reveja a lista dos oito sintomas mais incômodos que você fez no início, após o questionário. Alguns deles ainda persistem? Nesse caso, é possível que você tenha sensibilidade a:

1. Histaminas

2. Salicilatos

3. FODMAPs

4. Oxalatos

Após a fase de eliminação, se os seus sintomas persistentes se relacionarem com problemas de digestão, problemas de pele, alterações de humor, sintomas neurológicos, problemas de congestão ou qualquer sinal de inflamação, eles também podem ser um sinal dessas sensibilidades. (Se não forem essas opções, verifique as informações no final desta seção sobre como obter atendimento individualizado.) Vamos analisá-los com mais detalhe.

Histaminas

Histaminas (e outras aminas) são compostos produzidos pelo sistema imunológico que desencadeiam uma defesa contra alérgenos (e também funcionam como neurotransmissores). Quando são liberadas inadequadamente ou em excesso, podem causar muitos tipos de sintomas em pessoas com sensibilidades — desde sintomas de alergia, como coceira na garganta e nariz entupido, até sintomas na pele, problemas digestivos, dor nas articulações e sintomas neurológicos. Se notar algum desses sintomas após comer carne curada ou alimentos fermentados como kombucha, vinho ou chucrute, isso pode ser um sinal de sensibilidade à histamina.[1] Nesse caso, tente eliminar todos os alimentos ricos em histamina por mais duas semanas antes de começar a fase de reintrodução e veja se faz diferença. Se fizer, reduza ou elimine esses alimentos até ver as mudanças que deseja na sua saúde. Isso pode significar a remoção permanente ou em longo prazo desses alimentos, dependendo da sua jornada de cura e de como isso afeta o seu corpo. Problemas intestinais como o SBID (supercrescimento bacteriano do intestino delgado) podem ser os culpados pela intolerância à histamina (e intolerância aos FODMAPs; veja a seguir). Identificar SBID é um passo para algumas pessoas com intolerância à histamina ou aos FODMAPs.

ALIMENTOS COM ALTO TEOR DE HISTAMINA

Aqui estão os alimentos com o maior conteúdo de histamina, podendo gerar uma sobrecarga:

- Álcool (principalmente cerveja e vinho)
- Caldo de osso
- Comida enlatada
- Queijo, especialmente queijo curado
- Chocolate
- Berinjela
- Alimentos fermentados (kefir, kimchi, iogurte, chucrute)
- Leguminosas (especialmente soja fermentada, grão-de-bico e amendoim)
- Cogumelos
- Castanhas, especialmente castanha-de-caju e nozes
- Alimentos processados
- Marisco
- Produtos à base de carne defumada (bacon, salame, salmão, presunto)
- Espinafre
- Vinagre

ALIMENTOS QUE LIBERAM HISTAMINA

Estes alimentos são baixos em histaminas, mas podem desencadear a liberação de histamina, criando problemas para pessoas com intolerância a ela:

- Abacates
- Bananas
- Frutas cítricas (limões, limas, laranjas, toranjas)
- Morangos
- Tomates

BLOQUEADORES DA ENZIMA DE DIAMINA OXIDASE (DAO)

Estes alimentos bloqueiam a enzima que controla a histamina, o que pode gerar níveis mais altos dela em algumas pessoas:

- Álcool
- Bebidas energéticas
- Chás (preto, verde, erva-mate)

Salicilatos

Salicilatos são compostos encontrados em analgésicos como aspirina, bem como em produtos de beleza e pele, mas no contexto dos alimentos, os salicilatos são naturalmente encontrados em muitos vegetais. Em certos vegetais, os salicilatos atuam como um mecanismo de defesa para proteger a planta. Os sintomas da intolerância ao salicilato[2] podem ser semelhantes aos da intolerância à histamina: reações neurológicas, digestivas ou cutâneas. Se você acha que pode ter essa intolerância, tente eliminar esses alimentos ricos em salicilato e veja se isso ajuda:

- Amêndoas
- Damascos
- Abacates
- Amora silvestre
- Cerejas
- Óleo de coco
- Tâmaras
- Frutas secas

- Endívia
- Pepinos
- Uvas
- Azeitonas verdes
- Goiabas
- Mel
- Solanáceas (pimentão, berinjela, tomate, batata)

- Azeite
- Laranjas
- Abacaxi
- Ameixas/ameixas secas
- Tangelos
- Tangerinas
- Castanhas-d'água

FODMAPs

Se notar sintomas gastrointestinais ao comer frutas com alto teor de frutose, bem como certos vegetais, legumes, adoçantes e grãos — especialmente trigo —, seu problema pode ser uma sensibilidade a oligossacarídeos fermentáveis, dissacarídeos, monossacarídeos e polióis ou FODMAPs. Esse é um grupo de carboidratos que pode causar sintomas parecidos com a síndrome do intestino irritável (como prisão de ventre, diarreia, cólicas estomacais e inchaço) em algumas pessoas.[3] Se isso acontece com você, tente eliminar as fontes mais potentes de FODMAPs por duas semanas e veja se isso ajuda. Nesse caso, considere diminuir os FODMAPs reduzindo ou eliminando a maioria desses alimentos e reintroduzindo-os lentamente, um de cada vez (usando as técnicas de reintrodução deste capítulo). Você pode tolerar alguns FODMAPs, mas não outros, por isso é bom testá-los um por vez (ou em pequenos grupos, pois a lista é longa) para ver se seus sintomas melhoram:

- Alcachofra
- Aspargos
- Bananas
- Beterraba

- Repolho
- Castanha-de-caju
- Alfarroba em pó
- Couve-flor

- Água de coco
- Lacticínios, todos os tipos de derivados do leite de vaca: queijo, leite, creme, sorvete, creme de leite, iogurte
- Sucos de frutas de qualquer tipo
- Alho
- Glúten — todos os produtos que contêm trigo, cevada, centeio ou espelta
- Vagem
- Frutos ricos em frutose (todos, exceto frutas, limas, limões e melões)
- Mel
- Leguminosas
- Cogumelos
- Cebola, todos os tipos (incluindo chalotas e cebolinha)
- Ervilhas
- Chucrute
- Soja
- Álcoois de açúcar (geralmente usados em produtos doces sem açúcar, incluem inulina, isomalte, maltitol, manitol, sorbitol, xilitol)

Oxalatos

Os oxalatos são compostos vegetais que podem se ligar a minerais para formar oxalato de cálcio e oxalato de ferro. Isso pode acontecer no trato digestivo, nos rins ou no trato urinário. Em pessoas sensíveis ao oxalato, ele pode causar inflamação nessas áreas.[4]

Os alimentos com alto teor de oxalatos incluem:

- Beterraba
- Cacau
- Couve
- Beterraba-sacarina
- Amendoim
- Espinafre
- Batatas-doces

Cozinhar legumes pode diminuir o seu teor de oxalato.

QUANDO CONSULTAR UM PROFISSIONAL DE MEDICINA FUNCIONAL

Se nenhum desses esforços de eliminação resolver seu problema e você ainda estiver com dificuldades, se não estiver vendo o nível de mudança que deseja, ou se tiver um problema de saúde grave, pode ser que precise de uma intervenção mais personalizada do que posso oferecer em um livro. Sugiro consultar um profissional de medicina funcional qualificado que possa se sentar com você, avaliar seus sintomas, fazer perguntas e trabalhar pessoalmente para chegar à raiz dos seus problemas. Atendemos pessoas em todo o mundo por meio de uma consulta por webcam (www.drwillcole. com [conteúdo em inglês]).

CRIANDO SEU PLANO REINTEGR8

Está na hora do teste! Você estudou? Brincadeirinha — você tem "estudado" para este teste nas últimas quatro ou oito semanas, e agora é hora de descobrir a pontuação. Depois de eliminar quatro ou oito itens alimentares, chegou a hora de testá-los, um de cada vez, em uma ordem muito específica — dos menos potencialmente inflamatórios e problemáticos aos mais potencialmente inflamatórios — monitorando suas reações a cada um deles.

Cada teste leva três dias. Lembre-se: não é hora de ter pressa. Você está experimentando, e essa é a melhor maneira de realizar um experimento preciso. Os alimentos precisam voltar um de cada vez. Se você começar a comer tudo o que deseja de uma só vez — uma pizza de pepperoni, por exemplo — e tiver uma dor de estômago terrível, dor de cabeça ou dor nas articulações depois, não saberá se foi por causa dos grãos ou dos ovos da massa, do queijo lácteo ou do molho de tomate. Você deve isolar esses gatilhos inflamatórios um de cada vez e talvez descubra que *pode* comer pizza, desde que a massa não contenha glúten, ou o queijo não seja lácteo, ou que o molho seja branco em vez de vermelho. Esse é um processo que não pretende ser frustrante e lento, mas um reflexo preciso das reações do seu corpo. Seja paciente com seu corpo e consigo mesmo durante esse período e colherá as recompensas de todo o seu trabalho árduo. À medida que você realiza seus testes, continue a manter todos os outros aspectos de seu programa. Lembre-se de que está trazendo de volta apenas *um* alimento eliminado por vez.

Como as reações podem levar alguns dias para aparecer, é preciso respeitar a cronologia para obter as informações mais precisas. Você pode não reagir imediatamente a uma comida, mas pode sofrer um refluxo terrível na manhã seguinte ou uma dor de cabeça violenta no segundo dia, ou uma cascata de outras reações nos próximos dias. Felizmente, por causa de sua diligência nas semanas anteriores, você está muito mais preparado para lidar com isso, portanto, seja introspectivo e observador. Você está prestes a iniciar uma conversa longa, descontraída e prolongada com seu corpo sobre seu futuro mútuo. "Ei, corpo. Eu estava pensando em sopa de lentilha. Vamos tentar algumas lentilhas, ver se gostamos delas e podemos discutir. Então talvez possamos conversar sobre queijo de cabra." Com todos os alimentos reintroduzidos, você acompanhará cuidadosamente quaisquer reações. Todo mundo reage de maneira diferente à comida, então essa é a melhor maneira de testar para saber como se sente depois de introduzir cada ingrediente.

COMO SABER SE VOCÊ ESTÁ REAGINDO?

Quando sua inflamação está alta e você tem sintomas o tempo todo, pode ser difícil avaliar quando ou se está reagindo a algum alimento ou influência em particular. Agora será mais fácil. Seu organismo está centrado, limpo e calmo, e é provável que você tenha uma reação mais drástica a certos alimentos do que antes de iniciar a fase de eliminação. Quando você tiver uma reação, considere isso como um protesto do seu corpo — uma mensagem de que ele não gosta dessa comida. Agora que você está ouvindo, leve seu corpo a sério.

Existem muitos alimentos deliciosos e, se seu corpo reagir mal a alguns deles, você será mais feliz e saudável se deixá-los para trás.

As reações podem ocorrer de várias formas. Quando você começa a testar os alimentos, qualquer um dos seguintes sintomas conta como reação e você deve registrá-los, mesmo se não tiver total certeza de que foram causados pelo alimento consumido:

- Qualquer agravamento ou recorrência dos sintomas passados que desapareceram nas últimas quatro ou oito semanas

- Dores de cabeça ou enxaquecas

- Quaisquer sintomas digestivos (inchaço, náusea, prisão de ventre, diarreia, azia, dor abdominal)

- Quaisquer problemas de pele (prurido, erupções cutâneas, urticária, acne, aparecimento repentino de pele seca e escamosa)

- Comichão, irritação ou ardência nos olhos ou na boca, especialmente logo após comer um alimento

- Congestão nasal, coceira ou coriza súbitas, especialmente logo após comer um alimento

- Aumento da frequência cardíaca: coração acelerado, palpitações, arritmias

- Dor ou rigidez nas articulações, especialmente nos dois lados do corpo ao mesmo tempo ou em todo o corpo

- Dores musculares generalizadas ou músculos rígidos

- Sensação de febre

- Sintomas de confusão mental, como dificuldade de concentração, foco ou lembrança de coisas, especialmente se diminuíram nas últimas oito semanas e, de repente, voltaram ou ficaram visivelmente piores

- Fadiga repentina

- Mudanças repentinas de humor — depressão, ansiedade, pânico, nervosismo, sensação de desgraça

- Retenção de água — os membros e o rosto parecem inchados, os anéis não servem, as roupas deixam marcas na pele

- Ganho de peso repentino de 0,5 a 1 quilo

- Sono irregular ou incapacidade de adormecer ou permanecer adormecido

Lembre-se de que seu corpo deve ter a palavra final e, se você reagir a algum dos alimentos testados, espero que continue disposto a abrir mão dele, para sempre possivelmente — ou pelo menos por mais oito semanas, e então poderá testá-lo novamente. Pode ser que apenas precise de mais tempo para curar.

Se você testar um alimento e se sentir bem e sem sintomas, não tenha medo de reintegrá-lo. Seu corpo lhe disse que não tem nenhum problema.

Agora é hora de tomar algumas decisões. Pense no que quer ter em sua vida e do que pode abrir mão. Assinale os itens que gostaria de testar para a reintegração, ficando atento ao fato de que qualquer um dos alimentos que selecionar pode ser reativo e seu teste de reintegração pode não produzir o resultado que deseja. Não há problema em checar apenas um ou todos eles.

Core4

- ☐ **Grãos.** Muitos reagem a eles, mas nem todos. Deseja tentar trazer de volta os grãos para poder comer pão, tortilhas de farinha, bagels, biscoitos salgados e todos esses velhos padrões? Nesse caso, você trará de volta os grãos sem glúten primeiro (como arroz, milho, quinoa) e, por último, os grãos que contêm glúten, especialmente trigo. Ao fazer isso, ouça atentamente o seu corpo. Não descarte a recorrência dos sintomas apenas porque acha que realmente precisa de pão.

☐ **Lacticínios.** Se não estiver satisfeito com as versões à base de plantas e quiser colocar creme no café novamente ou comer queijo ou sorvete de verdade, marque o campo de lacticínios. Você começará testando manteiga e creme e trabalhará a partir daí. Pode ser que tolere produtos lácteos feitos com leite de cabra ou ovelha, mas não leite de vaca, ou pode tolerar apenas produtos lácteos com caseína A2. (Para mais informações, consulte a página 91).

☐ **Adoçantes adicionados.** Recomendo evitá-los, exceto em ocasiões especiais, mas talvez você precise evitá-los o tempo todo. Se quiser tentar trazê-los de volta, comece testando os adoçantes naturais primeiro, como xarope de bordo puro, mel cru e açúcar de tâmara ou coco. Esses podem ser melhores para você, e o açúcar branco não. Se você se der bem com eles, pode optar por testar o açúcar branco, mas, mesmo se não reagir a ele, por favor, restrinja seu consumo. Com o tempo, é quase garantido que o excesso de açúcar refinado aumentará sua inflamação novamente, independentemente de seus padrões inflamatórios. Não recomendo trazer alimentos que contenham xarope de milho com alto teor de frutose ou adoçante artificial — nem se preocupe em testá-los. Considere-os em sua lista proibida permanentemente. Eles não são bons para ninguém.

☐ **Óleos inflamatórios.** Assim como o açúcar, recomendo usá-los com moderação, mesmo que não reaja a eles. Se você não quer se preocupar em consumir ocasionalmente óleo de sementes industrializado em uma refeição de restaurante ou em alimentos prontos, veja como reage a itens como óleo de canola, de milho, de soja e óleo vegetal. Talvez você possa consumi-los em pequenas quantidades.

Elimin8

Se você fez o programa Elimin8, pode tentar reintegrar qualquer um dos quatro alimentos na lista Core4 mencionados anteriormente, bem como qualquer um dos quatro seguintes. Muitos desses alimentos são bastante saudáveis e podem ser consumidos com frequência, *se você não for reativo a eles*. Se for, considere estes como exemplos de alimentos potencialmente saudáveis para algumas pessoas, mas que não funcionam para você.

- ☐ **Nozes e sementes.** Deliciosas como lanches e como ingredientes de muitos pratos, de entradas a sobremesas, nozes e sementes têm nutrientes valiosos, mas algumas pessoas podem ter dificuldade em digeri-las. Se quiser introduzi-las, marque este campo. Você testará uma variedade de cada vez, começando com versões deixadas de molho, que são sempre uma escolha mais saudável e mais digerível para todos. Na sequência, tentará consumi-las cruas e depois assadas, se quiser ter a possibilidade de apreciá-las de vez em quando. Você pode descobrir que algumas nozes e sementes funcionam para você, e outras não. Por exemplo, muitas pessoas podem comer amêndoas ou nozes sem problemas, mas têm reações a castanha-de-caju ou pistache. Você também pode achar que se dá bem com certa quantidade, mas, se comer demais, acaba gerando alguns sintomas.

- ☐ **Clara de ovos ou ovos inteiros.** Se você marcar este campo, reintroduzirá as gemas primeiro e, se ficar tudo bem, poderá experimentar o ovo inteiro. Muitas pessoas se dão bem com ovos, mas nem todos, portanto, se gosta de ovos no café da manhã, investigue sua reação. Você pode perceber que pode comer gemas de ovos sem problemas, mas as claras causam mais problemas de inflamação. Ovos de pato geralmente são mais bem tolerados do que ovos de galinha.

- ☐ **Solanáceas.** Mais problemáticas para aqueles que sofrem de muita inflamação nas articulações e na pele, além de problemas digestivos, as solanáceas normalmente são boas para outras pessoas, além de serem uma boa fonte de antioxidantes. Se você sentir falta de molho, pimentão ou berinjela em sua pizza, marque este campo.

☐ **Leguminosas.** Se conseguir tolerá-las bem, as leguminosas podem ser uma boa fonte de proteínas e fibras. Algumas pessoas não gostam delas, mas, se você as ama e prefere extrair uma porção maior de suas proteínas das leguminosas, marque este campo. Ao reintegrá-las, você experimentará primeiro as lentilhas e o feijão mungo, pois normalmente são mais bem tolerados do que outras leguminosas. Em seguida, tente outras leguminosas que gosta, como feijão preto, feijão carioca ou feijão branco. Experimente a soja por último, se realmente quiser desfrutá-la daqui em adiante. Se você é tolerante à soja, também pode ser que tolere edamame, leite de soja e tofu, mas sempre escolha produtos que não sejam transgênicos, de preferência produtos orgânicos. Independentemente da sua reação, sugiro continuar evitando produtos de soja processados, como "cachorros-quentes vegetarianos" e "hambúrgueres vegetarianos", que não são feitos na hora.

Estes são os alimentos que eu mais quero reintroduzir em minha dieta (você pode ter menos de oito):

1. _____

2. _____

3. _____

4. _____

5. _____

6. _____

7. _____

8. _____

Acompanhando sua Reação

Cada teste leva três dias e você introduzirá cada alimento da seguinte maneira:

- Registre seu alimento testado na planilha do teste de reintrodução (veja a página 278).

- Experimente uma mordida do alimento testado. Ele não deve incluir mais nada, tampouco fazer parte de um prato complexo. Por exemplo, experimente o molho de tomate sozinho, não o molho em um espaguete ou na pizza.

- Aguarde 15 minutos. Veja se tem alguma reação física, como as listadas nas páginas 265–266. Se tiver, registre.

- Após os 15 minutos, consuma 1/4 de xícara do alimento (se apropriado) ou três bocados.

- Aguarde mais 15 minutos. Registre qualquer reação adicional ou agravamento da reação inicial. Se estiver se sentindo mal neste momento, pare. Suponha que seu corpo não gosta dessa comida agora. Retire-a de sua dieta por pelo menos mais trinta dias e teste-a novamente.

- Se ainda se sentir bem, consuma 1/2 xícara a mais desse alimento, ou seis bocados, e aguarde 2 horas. Preste muita atenção em como se sente durante essas 2 horas e registre quaisquer sintomas. Se tiver sintomas, pare. Suponha que você esteja reagindo a esse alimento. Retire-o de sua dieta por trinta dias e teste-o novamente — ou retire-o para sempre, se desejar. Pode ser necessário reduzir ainda mais sua inflamação antes que seu corpo possa lidar com esse alimento.

- Se tudo estiver tranquilo após 2 horas, consuma uma porção completa (a quantidade que normalmente comeria) do alimento e aguarde três dias. Não coma esse alimento novamente por três dias. Durante esses três dias, registre qualquer reação. *Não teste nenhum outro alimento.* Sua dieta deve permanecer a mesma que era durante a fase de eliminação de quatro ou oito semanas. Você está isolando esse alimento, portanto, não confunda o teste com introduções adicionais de comida, ou a causa de qualquer sintoma não ficará clara.

- Se depois de três dias você ainda não tiver reação, seu teste foi bem-sucedido. Reintroduza esse alimento à sua dieta. Se você teve sintomas durante os três dias, esse alimento é suspeito. Remova-o novamente por pelo menos trinta dias, e poderá testá-lo novamente se quiser tentar mais uma vez. Seu corpo está lhe dizendo que não gosta dessa comida, portanto, é melhor dizer adeus a ela e se concentrar em todos os outros alimentos que fazem você se sentir incrível.

- Comece o próximo teste com o próximo alimento.

NOTA: As quantidades listadas aqui não se aplicam a sementes de chia, linhaça, manteiga ou temperos. Use o mesmo processo para esses alimentos, mas introduza-os em quantidades menores e aumente gradualmente até a quantidade que normalmente comeria durante qualquer refeição.

Lembre-se de que esse processo consiste em ver como o seu corpo responde à reintegração desse item alimentar. Pode ser fácil se deixar levar quando provar pela primeira vez algo de que sentia falta, então atenha-se às porções de reintrodução como especificadas.

Ordem de Reintegração

Você testará primeiro os alimentos que geralmente são mais leves e menos reativos, e, por último, os alimentos que são mais comumente reativos na maioria das pessoas. Se você fez o programa Elimin8, comece com o número 1. Pessoal do Core4, comece com o número 5. É muito importante seguir essa ordem. Se não deseja reintegrá-los, passe para o próximo.

1. Nozes e sementes (na ordem do que é menos provável ao que é mais provável de ser inflamatório).

- Leites de sementes sem açúcar, como leite de cânhamo

- Manteigas de sementes, como manteiga de girassol sem açúcar e tahine .

- Sementes de linhaça e/ou chia deixadas de molho, adicionadas a um smoothie (elas ficam gelatinosas quando retiradas do molho, é melhor adicioná-las a algo — caso contrário, a textura pode não ser atraente).

- Outras sementes, deixadas de molho por pelo menos 8 horas ou durante a noite, enxaguadas e secas em um desidratador ou forno, colocadas em temperatura baixa até que fiquem crocantes novamente. Faça o teste.

- Sementes cruas não deixadas de molho (embora idealmente, acho que todas as sementes devem ser colocadas de molho para quebrar as lectinas e tornar seus nutrientes mais biodisponíveis — mas esse teste o ajudará a saber se pode lidar com elas dessa maneira ocasional)

- Sementes torradas não deixadas de molho, como sementes de girassol, abóbora e gergelim. Coma com moderação, mesmo que não haja reações.

- Leites de nozes sem açúcar e sem aditivos, como leite de amêndoa e avelã. Eles são mais fáceis de digerir. Não tente o leite de castanha-de-caju ainda.

- Manteigas de nozes lisa (sem pedaços). Também são mais fáceis de digerir — tente manteiga de amêndoa e noz. Não tente manteiga de castanha-de-caju ainda.

- Nozes cruas inteiras. Deixe de molho por pelo menos 8 horas, enxágue, seque, coloque-as em um desidratador ou em um forno em temperatura baixa até que fiquem crocantes novamente, teste na sequência.

- Nozes cruas não deixadas de molho — embora, idealmente, todas as nozes, assim como as sementes, devem ser colocadas de molho.

■ Nozes torradas não deixadas de molho, como amêndoas, nozes, nozes-pecã, avelãs e macadâmia. Assim como as sementes torradas, coma-as com moderação, mesmo que não haja reações. Elas são o tipo mais inflamatório de nozes.

■ Teste os pistaches e as castanhas-de-caju por último, pois eles tendem a ser os mais inflamatórios de todas as nozes.

2. Ovos. Quando testar os ovos, coma apenas as gemas primeiro. Três dias depois, você pode testar o ovo inteiro. Ovos de pato tendem a ser mais tolerados que ovos de galinha.

3. Solanáceas. Introduza-as na seguinte ordem (testando apenas as que você tem certeza de que deseja reintroduzir):

■ Pimentão (ou qualquer pimento)

■ Batatas brancas, roxas, vermelhas ou amarelas, descascadas

■ Batatas brancas, roxas, vermelhas ou amarelas, com casca

■ Berinjelas

■ Tomates crus

■ Molho de tomate

■ Temperos de solanáceas, como pimenta-caiena e páprica (introduza uma de cada vez)

■ Pimenta Chili (ou qualquer pimenta picante)

4. Leguminosas. Experimente-as uma de cada vez, nesta ordem:

■ Lentilhas e/ou feijão mungo. Estes devem ficar de molho por pelo menos 8 horas e lavados antes de serem cozidos ou colocados em uma panela de pressão para quebrar as lectinas. Por conveniência, certas marcas enlatadas usam panela de pressão.

■ Qualquer outro tipo de feijão (como preto, carioca, branco, azuki etc.), deixado de molho por pelo menos 8 horas e enxaguado antes de cozinhar ou ser colocado em uma panela de pressão para quebrar as lectinas.

- Conservas de feijão orgânico, lavadas antes do aquecimento.

- Amendoim orgânico, incluindo torrado e manteiga de amendoim sem aditivos. Os amendoins valência tendem a ser os mais facilmente tolerados.

Agora experimente soja, nesta ordem (observe que nunca recomendo alimentos de soja transgênica, não orgânica, de qualquer tipo):

- Edamame

- Produtos fermentados de soja orgânica não transgênica: tempeh, missô, natto, tamari (e não molho de soja comum, que contém glúten)

- Produtos não fermentados e minimamente processados de soja orgânica não transgênica: tofu fresco, leite de soja fresco

- Produtos orgânicos preparados contendo soja, mas sem outros ingredientes que você ainda não esteja comendo, como hambúrgueres vegetarianos integrais de alta qualidade. (Não coma produtos que contenham proteína isolada de soja.)

Café e Chá Preto

Nesse momento, você pode tentar reintroduzir café e/ou chá preto, se gosta dessas bebidas. Todos temos tolerâncias diferentes para bebidas com cafeína. Se perceber que está nervoso, ansioso ou apresenta sintomas digestivos ao tomar café ou chá preto (especialmente café), diminua a quantidade consumida. Algumas pessoas não se dão bem com qualquer quantidade de café e se dão melhor com chás verdes, brancos ou outras ervas. Agora você pode testá-los para ver do que seu corpo gosta.

5. Lacticínios. Muitas pessoas reagem de maneira diferente a diferentes tipos de lacticínios, por isso, se você quiser trazê-los de volta, reintroduza-os na seguinte ordem (observe que eu não recomendo a reintrodução do leite de vaca não orgânico convencional):

- Manteiga de origem animal (alimentados a pasto)

- Creme de origem animal (alimentado a pasto)

- Kefir e/ou iogurte fermentados feitos a partir de leite de cabra ou ovelha, alimentadas a pasto

- Kefir e/ou iogurte fermentados feitos a partir do leite de vacas que produzem principalmente caseína A2, alimentadas a pasto

- Kefir e/ou iogurte fermentados feitos a partir do leite de vacas que produzem principalmente caseína A1, alimentadas a pasto

- Queijo de cabra ou ovelha

- Leite e/ou creme de cabra ou ovelha

- Queijo cru orgânico feito com leite de vaca (como mussarela crua)

- Queijo comum orgânico (como queijo cheddar, Gouda, Muenster etc.) feito com leite de vaca

- Leite de vaca convencional orgânico, integral

- Leite de vaca convencional orgânico, semidesnatado

6. Adoçantes adicionados. Embora os tipos naturais contenham alguns micronutrientes e tendam a ser menos prejudiciais ao açúcar no sangue, excesso de adoçante não é uma boa ideia. Se precisar de um pouco mais de doçura em sua vida, teste os adoçantes nesta ordem:

- Comece com adoçantes naturais: estévia, fruta do monge e álcoois de açúcar como xilitol, xarope de bordo, mel, açúcar mascavo, açúcar de coco e xarope de agave. Teste os que acha que teria mais probabilidade de usar. Se sabe que não vai usá-lo, não se preocupe em testá-lo. Você certamente não precisa de adoçantes adicionais em sua dieta. Certifique-se de testar cada um deles separadamente e tenha em mente que muitas pessoas têm reações gastrointestinais aos álcoois de açúcar, portanto, preste muita atenção às suas reações a eles, se quiser reintroduzi-los.

■ Teste o açúcar branco de cana por último.

■ Recomendo nunca consumir xarope de milho com alto teor de frutose ou adoçantes artificiais. Esses produtos altamente refinados e com alto teor de frutose são muito agressivos para o fígado.

7. Óleos inflamatórios. Não recomendo consumi-los com frequência, mesmo que não reaja a eles de maneira óbvia. Teste os tipos que tem maior probabilidade de usar, como óleo de canola ou de milho. Se não planeja usá-lo, não se preocupe em testá-lo. Você certamente não precisa de nada disso em sua dieta.

8. Grãos. Comece com **grãos sem glúten,** como arroz, milho e quinoa, nesta ordem:

■ Arroz branco, deixado de molho e escorrido antes de cozinhar

■ Arroz integral, deixado de molho e escorrido antes de cozinhar

■ Milho fresco

■ Aveia sem glúten transformada em farinha de aveia, sem quaisquer aditivos que ainda não esteja comendo

■ Grãos integrais (como aveia sem glúten, quinoa, milho ou amaranto), deixados de molho e escorridos antes de cozinhar

■ Produtos preparados de milho, como tortilhas, salgadinhos (sem serem fritos em óleos inflamatórios) e polenta (sem aditivos)

■ Produtos de panificação feitos com farinha sem glúten (sem ingredientes adicionados que ainda não está comendo e sem adoçante), como pão sem glúten ou tortilhas feitas com farinha de arroz integral

Em seguida, teste os **grãos e farinhas que contenham glúten** (trigo, centeio, cevada, espelta etc.). Experimente um de cada vez, porque pode reagir a alguns, mas não a outros. Na seguinte ordem:

- Pães fermentados, como fermento integral com o mínimo de ingredientes.

- Grãos integrais orgânicos minimamente processados, como cevada em sopa, trigo bulgur [triguilho] no tabule ou o pão comum de espelta ou centeio.

- Versões refinadas, como baguete francesa ou pão branco de fermentação natural.

- Pão convencional, lanches como pretzels e biscoitos, bagels, muffins ingleses e assados sem ingredientes adicionais que ainda não esteja comendo. Nunca recomendo lanches convencionais que contenham óleos inflamatórios ou gorduras hidrogenadas.

REINTRODUZINDO O ÁLCOOL

Todos sabemos que o álcool, especialmente em excesso, não é bom para você, mas, para algumas pessoas, pequenas quantidades (como um copo ocasional de vinho) podem trazer benefícios à saúde. Se você *precisava* daquele copo de vinho todos os dias depois do trabalho, provavelmente já quebrou esse mau hábito, mas e se quiser trazê-lo de volta com moderação? Descubra se isso funcionará para você em oito dias, seguindo meu processo de reintegração de uma bebida alcoólica ocasional. Quando não estiver testando qualquer outro alimento, desfrute de um copo da sua bebida desejada. Não exceda estas quantidades:

- 170ml de vinho tinto ou branco

- 350ml de cerveja (a maioria das cervejas contém glúten, portanto, se você sabe que não pode consumir glúten, não beba cerveja a menos que seja sem glúten)

- 30ml de destilados (vodca, rum, uísque, tequila etc.)

■ 60ml de licor (os licores podem conter açúcar, por isso, se você souber que não pode consumir adoçantes inflamatórios, não beba licor feito com eles e evite qualquer mistura que contenha xarope de milho com alto teor de frutose)

Se notar alguma reação enquanto bebe, pare imediatamente. Se nenhuma reação ocorrer, aguarde mais sete dias. Se não tiver nenhuma reação nesse período, reintroduza o álcool de volta à sua dieta permanentemente, mas pratique a moderação. Consumir qualquer uma dessas bebidas em excesso será inflamatório.

PLANILHA DO TESTE DE REINTRODUÇÃO

Aqui está uma planilha de exemplo para os alimentos que deseja reintroduzir, copie quantas vezes for necessário.

ALIMENTO EM TESTE	
TESTE	**REAÇÃO**
1 bocado	
Após 15 minutos: 3 bocados ou 1/4 de xícara	
Mais 15 minutos depois: 6 bocados ou 1/2 xícara	
2 horas depois: uma porção inteira	
Porção inteira: Dia Um *Não coma este alimento novamente pelos próximos três dias — estamos acompanhando sua reação a uma única porção.*	
Dia Dois	
Dia Três	
Reintroduzir? S/N	
Anotações	

Finalmente, a verdade! Parabéns por concluir com êxito a parte Reinteg8 deste programa. Agora você sabe quais alimentos funcionam para você e quais não. Sabe quais alimentos seu corpo adora e quais ele simplesmente não gosta. Essa é a base do seu novo estilo de vida — uma vida cheia de comidas deliciosas que você ama e que o amam, e não mais de alimentos que o atormentam, inflamam e fazem com que não se sinta tão bem quanto poderia. No próximo capítulo, eu o ajudarei a reintegrar todas essas informações à sua vida. Porque isso é viver — livre de dietas, de dogmas, livre como um todo.

Se quiser testar mais alimentos além dos oito listados anteriormente, como alimentos ricos em histaminas, salicilatos, FODMAPs, oxalatos ou qualquer alimento novo a que suspeita estar reagindo, continue usando essa mesma técnica. Caso precise dessa ferramenta de novo, poderá usá-la pelo resto da vida, porque às vezes desenvolvem-se sensibilidades alimentares que não estavam presentes antes. Essa é a melhor maneira de se ater aos alimentos que melhoram sua saúde, em vez de comprometê-la.

Agora, para registrar:

Alimentos que reintroduzi com sucesso, sem sintomas — meu corpo os ama!

_____

_____

_____

_____

_____

_____

Alimentos que ainda geram sintomas — meu corpo não gosta deles.

_____

_____

_____

_____

_____

_____

_____

CRE8: COMO PROJETAR SEU NOVO PLANO DE ALIMENTAÇÃO E VIDA PERSONALIZADOS

Você é único e agora tem a prova. Há uma lista de alimentos que são bons para você, mas não necessariamente para outra pessoa. Há uma lista de alimentos que não tolera, independentemente de mais alguém consumi-los ou não. Esse é um conhecimento pessoal que se aplica somente a você. Essas listas também incluem os componentes que pode usar para criar um ambiente alimentar que o nutre e melhora sua saúde. Você não vai mais comer inconscientemente de uma maneira que promova a inflamação. Tem o conhecimento para decidir comer os alimentos que o seu corpo ama e que o fazem prosperar.

Após quatro ou oito dias em um estilo de vida anti-inflamató- rio, e quatro ou oito semanas praticando-o, você também pode ter descoberto que é mais disciplinado do que imaginava. Agora que acabou, é hora de considerar com quais aspectos do programa de- seja continuar e provavelmente precisará dessa disciplina à medida que avança.

CRIE O SEU PLANO DE VIDA PESSOAL

O primeiro conselho que dou aos meus pacientes após a conclu- são bem-sucedida de uma dieta de eliminação é criar um plano de vida personalizado. Esta é a sua lista de alimentos seguros que você sabe que seu corpo ama. Você pode levá-la aonde quer que vá ou colocá-la em algum lugar em que a veja com frequência — no seu smartphone, em um pedaço de papel guardado na carteira ou preso à geladeira. Depois de um tempo, você irá memorizá-la. Comece com a lista que fez no final do último capítulo, de alimentos reintegrados que funcionam bem para você. Adicione todos os bons alimentos que apreciou durante a fase de quatro ou oito semanas de alívio da inflamação. Navegue na lista de alimentos (começando na página 107) para encontrar outras boas possibilidades. Este é o seu plano de vida pessoal. Sempre que precisar encontrar algo para comer, consulte esta lista para continuar nutrindo a sua saúde. Você sempre pode adicionar algo a esta lista à medida que descobre mais alimentos (como novos vegetais, frutas, tipos de peixe etc.). Em caso de dúvida, sempre pode testar novos alimentos, submetendo-os ao mesmo processo da dieta de eliminação.

Também aconselho fazer uma lista dos alimentos que escolheu evitar, para manter sua inflamação sob controle. Você pode escrevê--los no verso do seu plano de vida. Comece com os alimentos que listou no final do último capítulo que não funcionaram para você. Adicione outros alimentos que lhe causem alguma reação, como os que pode ter descoberto ao fazer os testes com histaminas, FOD-MAPs, salicilatos ou oxalatos. Também pode adicionar qualquer alimento que decidir não comer por qualquer outro motivo. Por exemplo, você pode não reagir aos adoçantes adicionados, mas pode evitá-los de qualquer maneira.

Essas listas podem servir de padrão enquanto avança pela vida desfrutando da comida *normalmente*, sem a adesão não natural a um plano de dieta rigoroso ou subserviência ao dogma da dieta. Você está entrando na sua nova vida agora, e a verdade é que pode comer o que quiser — mas também está armado com o conhecimento sobre seu corpo, então suas decisões agora são bem informadas.

É assim que a alimentação na vida real funciona. Seu "plano" é simples. Você tem uma lista de alimentos que sabe que melhoram sua saúde. Coma mais deles. Você também tem uma lista de alimentos que sabe que são inflamatórios. Escolha se quer ou não comê-los, sabendo as consequências. Você está no comando! Em vez de se sentir limitado, considere que tem inúmeras possibilidades pela frente.

CRIE UMA SEMANA PADRONIZADA DE REFEIÇÕES

A próxima coisa que ajudo meus pacientes a fazer é pensar em uma semana padronizada de refeições à qual recorrer sempre que não puderem pensar no que comer ou quando não tiverem tempo para planejar algo complicado. Baseie sua semana padronizada de refeições de acordo com seu plano de vida pessoal. Use um dos formulários em branco do plano de refeições (como o das páginas 126–127) e preencha-o com essas refeições. Deixe os planos e as receitas das refeições deste livro inspirarem você. Do que gostou durante a fase de eliminação? Inventou algo novo com base em novas experiências alimentares? Tem receitas favoritas? Se tem uma lista de cafés da manhã, almoços, jantares e lanches rápidos e fáceis, e sempre tem os ingredientes necessários em sua cozinha, nunca se verá preso e diante de uma situação alimentar que não será nutritiva. Esses são os seus recursos. Anote-os e afixe-os em sua cozinha até que se tornem naturais. Você nunca dirá "Não sei o que comer!" de novo.

SEJA CRIATIVO

Quando tiver mais tempo, continue sendo criativo ao comer. Tente fazer versões anti-inflamatórias dos seus antigos favoritos, reformulados com ingredientes melhores. Quando não tiver certeza do que comer, consulte as receitas do Capítulo 6 para obter ideias e lembretes sobre o que é ideal para o seu corpo. Brinque com suas listas. Seja aventureiro com os vegetais. Expanda seus horizontes culinários.

Alguns de meus pacientes se preocupam em permanecer firmes quando vão a restaurantes, saem de férias ou vão a festas ou à casa de amigos. Nada realmente mudou. Você está vivendo sua vida. A única diferença é que agora sabe que existem certos alimentos que é melhor não comer. Apenas informe a seu anfitrião ou ao garçom suas preferências. Consulte a lista de alimentos a serem evitados. Você não precisa se preocupar muito com isso. Leve um prato que sabe que pode comer a uma festa. Se alguém lhe oferecer uma comida que sabe que causará problemas, tudo o que precisa fazer é recusar educadamente.

O que realmente importa, quando estiver saudável, é que você, na maioria das vezes, promova sua saúde e evite reagentes inflamatórios, sejam eles alimentos ou hábitos de vida. Lembre-se de que a maneira como vive também é importante — com que frequência você se exercita, quanto e quão bem dorme, o quão comprometido está em se conectar com os outros e ter um propósito de vida. Mantenha-se vigilante para perceber caso comece a voltar aos velhos hábitos inflamatórios, como ter uma vida sedentária, ficar tempo demais diante de uma tela, afastar-se das conexões sociais, ficar preso em pensamentos compulsivos ou negligenciar suas paixões. Agora você sabe quais coisas são boas para você e quais não são. Aquilo em que presta atenção cresce e aquilo que ignora diminui, então coloque sua energia nos alimentos e práticas que ama — eles o nutrem e sua saúde continuará a melhorar.

MANTENHA O RUMO

E quanto a "trapaça"? Meus pacientes também me perguntam sobre isso — eles se preocupam em ser perfeitos ou com o que acontecerá se comerem algo "proibido". Quando se trata de comida, o conceito de trapaça é contrário ao bem-estar sustentável. Quero que você se lembre de que nada é proibido. Tudo é uma escolha. Há uma diferença entre saber que um alimento é ruim para você e optar por não comê-lo e proibir-se de consumir um alimento específico. Um é a liberdade alimentar e o outro é a prisão. Não há leis sobre dieta que determinem o que pode ou não comer. Não há vergonha aqui. Existe apenas a sua saúde. Você quer se sentir bem, por isso é lógico que queira comer o que o fará se sentir bem. Deixar de comer algo que o faz se sentir mal não é restritivo — é racional.

Mas, às vezes, você desejará fazer o contrário, e eu lhe direi por quê: tentação, pressão dos colegas, tradição, rituais, velhos hábitos, ocasiões sociais, dinâmica familiar e um bom hedonismo à moda antiga. Às vezes, consumimos alimentos que sabemos que depois nos arrependeremos de comer, mas a consciência que adquiriu fará uma grande diferença na maneira como percebe essas situações. Agora você tem conhecimento, portanto, embora ainda tenha uma escolha, hoje é uma escolha consciente e esclarecida, em vez da alimentação aleatória que costumava ter antes de saber quais alimentos não estavam funcionando para o seu corpo. Você pode decidir comer algo inflamatório, mas, como sabe como reagirá, pode decidir consumir só um pouco. Ou pode decidir que, em uma determinada situação, as consequências valerão a pena. A *decisão é sua*, não minha. E de mais ninguém.

À medida que sua saúde continua a se fortalecer, você também pode descobrir que, de vez em quando, um corpo saudável lida com um alimento que não é bom para ele. Você pode descobrir que uma fatia de bolo de aniversário ou algumas batatas fritas não prejudicam tanto sua saúde. Esse conhecimento também é útil. Apenas tome cuidado com as mudanças na dieta. Um excesso de concessões à qualidade e segurança de suas escolhas alimentares pode impedi-lo de ouvir as mensagens do seu corpo e é então, quando você começa a se afastar involuntariamente de suas melhores intenções, que sua saúde pode começar a declinar novamente. Se não tomar cuidado, os sintomas podem aparecer novamente e talvez você não consiga identificar quais alimentos são os responsáveis.

Para evitar isso, a lição mais importante que pode aprender com este programa é a *conscientização*. Toda vez que você escolhe o que comer, toda vez que não dorme o suficiente, toda vez que fica estressado ou tem um dia sedentário ou fica olhando demais para uma tela ou não procura alguém para se conectar, observe. Preste muita atenção ao feedback do seu corpo e lembre-se de que tudo que consome e todas suas ações que pratica a favor ou contra a sua própria saúde são uma escolha. E, de todas as escolhas feitas durante o seu dia, provavelmente você tem mais controle sobre as que envolvem comida.

Você nunca mais precisará comer algo que o faz se sentir mal. E daí se todo mundo está comendo? E se alguém ou alguma coisa — família, amigos, tradição — ditar que você deva comê-lo? Não precisa ser uma luta. Educadamente, diga não e passe para coisas mais importantes, como conversas, risadas, atividades, diversão e viver a sua vida.

No começo, isso pode parecer impossível. Acredite em mim, eu sei. Eu lembro. Você pode ficar pensando coisas como "Mas não tem como não comer biscoitos no Natal! Não posso evitar a torta de abóbora no Dia de Ação de Graças! Mas todo mundo quer pedir uma pizza! É o aniversário/casamento/festa de formatura dela, e tem aquele bolo! Os doces de Halloween são praticamente obrigatórios, né?"

Lembre-se de que esses são apenas ecos de velhos hábitos. É claro que doces de Halloween não são obrigatórios, assim como nenhuma dessas outras coisas, e você sabe disso. Isso não significa que não possa consumi-los, mas também não significa que deva. Você sabe como seu corpo responde a determinados alimentos, portanto, pode responder a essas questões interiores de maneira mais racional, calma e com provas para apoiá-lo. Quando se sentir tentado a ceder, recorra a esse conhecimento. Se você se sentir ansioso, ou privado de algo, se sentir como se estivesse perdendo alguma coisa, lembre-se desta verdade: comer alimentos que nutrem sua saúde não é privação. É uma imensa liberdade.

> **Comer alimentos que nutrem sua saúde não é privação.**

É a liberdade de acordar se sentindo bem todas as manhãs — livre de confusão mental, de problemas digestivos, de dores nas articulações e nos músculos e de sintomas de doenças crônicas que são um empecilho à vida. É a liberdade que você obtém em todos os aspectos da vida quando sua saúde melhora. Uma vida livre de inflamação está ao seu alcance e é muito maior do que qualquer prazer passageiro que possa ter ao comer algo inflamatório. Mas e os alimentos que seu corpo adora, que fazem você se sentir bem? Essa é sua nova onda.

RE-ELIMIN8?

A vida acontece. A vida, assim como os corpos, a saúde, a bioquímica e a bioindividualidade, são dinâmicos, não estáticos. Embora suas intolerâncias permaneçam as mesmas, é sempre possível que você desenvolva outras e comece a voltar rapidamente para a extremidade ardente do espectro da inflamação. Você pode nem perceber que o estresse e os maus hábitos estão voltando à sua vida ao longo do tempo. Ou pode desenvolver um problema de saúde, apesar dos seus melhores esforços. Sempre existem fatores incontroláveis que podem desencadear um problema de saúde. Mais um motivo para prestar atenção e tomar as melhores decisões possíveis para sua própria saúde — é assim que consegue gerar o melhor resultado possível. Mais importante: ouça seu corpo.

Prestar muita atenção às mensagens do seu corpo sempre será a melhor maneira de acompanhar o seu estado de saúde atual, especialmente quando você passa por momentos estressantes ou experimenta transições hormonais como gravidez, menopausa ou andropausa (isso é a baixa de testosterona, irmãos). Se você achar que parou de escutá-lo por um tempo — ficamos ocupados e sobrecarregados e esquecemos de cuidar de nós mesmos — volte a ouvir as mensagens de seu corpo. Se experimentar algum desses estressores da vida, preste atenção especial. Voltou a ter algum sintoma de inflamação? Os corpos mudam. O tempo muda a todos nós. Onde estamos no espectro da inflamação é sempre apenas o retrato de um momento, mas, com o tempo, essa posição muda constantemente.

Se você sentir necessidade, sempre poderá executar seu programa de eliminação novamente para reduzir qualquer inflamação que possa ter voltado devido ao que está acontecendo em sua vida. Refaça o teste no Capítulo 2. Você pode ter uma recorrência na mesma categoria ou, desta vez, pode obter resultados completamente diferentes. A princípio, talvez, sua área de disfunção fosse digestão ou articulações e músculos, mas agora é seu cérebro ou seus hormônios. Se esse for o caso, faça outra fase do processo anti-inflamatório Core4 ou Elimin8, para ajudá-lo a voltar aos trilhos.

Há outras razões pelas quais você pode querer repetir a fase de eliminação. Talvez queira testar um novo alimento ou tentar uma nova estratégia dietética e descobrir se funciona. Sempre é possível retomá-la enquanto altera, ajusta ou aperfeiçoa sua trajetória.

Mas também é provável que nunca precise da fase de eliminação novamente porque agora tem as ferramentas. Você tem seus alimentos e seus ideais de estilo de vida. E, é claro, sempre o incentivo a consultar um profissional de medicina funcional para obter um programa ainda mais personalizado, a fim de descobrir quaisquer problemas misteriosos que não possa resolver por conta própria.

COMO VOCÊ SE SENTE HOJE?

Após quatro ou oito semanas de vida anti-inflamatória e, em seguida, uma cuidadosa reintrodução de alimentos selecionados, você deve estar se sentindo notavelmente melhor do que quando começou este livro. Vamos quantificar isso reavaliando sua saúde hoje. Pergunte a si mesmo:

- Como está sua energia?

- Como está o seu nível de dor?

- Como está dormindo?

- Como está sua concentração?

- Como está sua digestão?

- O que mudou na sua vida desde que começou essa jornada?

Agora, você se lembra dos oito piores sintomas que anotou na página 54? Como está essa lista agora? Totalmente resolvida? Toca aqui! Quase toda resolvida? Continue explorando, testando, experimentando e mantenha-se atento às mensagens do seu corpo. Pode levar muito tempo para que um desequilíbrio avançado de saúde se corrija, mas você está no caminho certo. Ao reconhecer e nomear as mudanças positivas em sua saúde, terá ainda mais motivação para permanecer fiel ao seu conhecimento e plano de vida recém--adquiridos.

Também sugiro que retorne ao Capítulo 2 e responda aos questionários novamente — especialmente aqueles nos quais obteve a pontuação mais alta. Agora que acalmou significativamente sua inflamação e identificou seus alimentos inflamatórios, sua pontuação deve ser muito menor do que antes. Completar o Questionário do Espectro da Inflamação novamente pode ajudá-lo a ver quantitativamente o quanto melhorou e o quanto mudou o espectro da inflamação em direção à saúde e para longe de doenças crônicas. Isso é algo para comemorar!

Mas agora que está indo na direção certa, como continuará? Tirar alimentos inflamatórios de sua dieta ajudou a clarear seu pensamento e a lutar contra qualquer tendência de dependência alimentar. Os hábitos inflamatórios que abandonou nas últimas quatro ou oito semanas ajudaram a acalmar a inflamação, curando seu estado de espírito e seu relacionamento com seu corpo. Identificar seus gatilhos de inflamação e tirá-los de sua dieta ajudou seu corpo a se restabelecer, curando seu intestino e seus hormônios. Você pode não se sentir totalmente saudável ainda, mas tudo bem também. Na minha experiência, algumas pessoas podem levar pelo menos seis meses para eliminar completamente a inflamação e curar seus efeitos. Para muitas pessoas com problemas crônicos de saúde, pode levar até dois anos depois de fazerem mudanças significativas no estilo de vida até que eu consiga ver mudanças expressivas e permanentes em seu estado. O bem-estar é uma jornada sagrada, portanto, seja paciente e dê graças. Preste atenção à sua mente, aos seus sentimentos sobre o seu corpo e sobre a comida. Tudo faz parte do ato de equilíbrio que é a vida.

Este é o último capítulo deste livro, mas é o começo do seu próximo capítulo. Seu plano em *O Espectro da Inflamação* tem sido seu trampolim para mudanças sustentáveis no estilo de vida, com base em informações reais sobre você. Fique com o que seu corpo ama, viva seu plano de vida pessoal, respeite o que aprendeu, evite as coisas que o prejudicam e observe sua saúde continuar a melhorar.

Agora que você tem um roteiro para o seu corpo, avance com entusiasmo. O que está fazendo não é mais uma dieta. Agora você sabe o que seu corpo ama e precisa para prosperar. Deixou de ser um praticante de dieta para se tornar dono do seu próprio bem-estar. Conhece seu corpo melhor do que qualquer outra pessoa jamais poderia, especialmente agora que aprendeu a escutá-lo.

NOTAS

INTRODUÇÃO

1. Centers for Disease Control and Prevention, infográfico "Chronic Diseases in America", https://www.cdc.gov/chronicdisease/resources/infographic /chronic-diseases.htm.
2. Centers for Disease Control and Prevention, Ficha Técnica de Doença Cardíaca da Division for Heart Disease and Stroke Prevention, https://www.cdc.gov/dhdsp/data_statistics/fact_sheets/fs_heart_disease.htm.
3. Ficha técnica de Câncer da Organização Mundial de Saúde, http://www.who.int/news-room/fact-sheets/detail/cancer.
4. Estatísticas de Doenças Autoimunes da American Autoimmune Related Diseases Association, https://www.aarda.org/news-information/statistics/.
5. Andy Menke et al., "Prevalence of and Trends in Diabetes Among Adults in the United States, 1988–2012", *JAMA* 314, nº. 10 (setembro de 2015): 1021–29. https://jamanetwork.com/journals/jama/fullarticle/2434682.
6. National Institute of Mental Health, Informação Estatística de Doenças Mentais, https://www.nimh.nih.gov/health/statistics/prevalence/any-mental-illness-ami-among-us-adults.shtml.
7. Centers for Disease Control and Prevention Morbidity e Mortality Weekly Report, https://www.cdc.gov/mmwr/volumes/66/wr/mm6630a6.htm.
8. C. Pritchard, A. Mayers e D. Baldwin, "Changing Patterns of Neurological Mortality in the 10 Major Developed Countries — 1979–2010", *Public Health* 127, nº 4 (abril de 2013): 357–68; doi: 10.1016/j.puhe.2012.12.018, https://www.ncbi.nlm.nih.gov/pubmed/23601790.
9. Dados e estatísticas do Centers for Disease Control and Prevention Autism Spectrum Disorder, https://www.cdc.gov/ncbddd/autism/data.html.
10. Irene Papanicolas, Liana R. Woskie e Ashish K. Jha, "Health Care Spending in the United States and Other High-Income Countries." *JAMA* 319, nº 10 (13 de março, 2018): 1024–39; https://jamanetwork.com/journals/jama/article-abstract/2674671.
11. Lisa Girion, Scott Glover e Doug Smith, "Drug Deaths Now Outnumber Traffic Fatalities in U.S., Data Show", *Los Angeles Times*, 17 de setembro, 2011; http://articles.latimes.com/2011/sep/17/local/la-me-drugs-epidemic-20110918.
12. Kelly Adams, Martin Kohlmeier e Steven Zeisel, "Nutrition Education in U.S. Medical Schools: Latest Update of a National Survey", *Academic Medicine* 85, nº 9 (setembro de 2010): 1537–42; https://www.aamc.org/download/451374/data/nutriritoneducationinusmedschools.pdf.
13. Kelly M. Adams, W. Scott Butsch e Martin Kohlmeier, "The State of Nutrition Education at US Medical Schools", *Journal of Biomedical Education* 2015 (2015), Article ID 357627,

7 páginas http://dx.doi.org/10.1155/2015/357627, https:// www.hindawi.com/journals/jbe/2015/357627/.

14. M. Castillo et al., "Basic Nutrition Knowledge of Recent Medical Graduates Entering a Pediatric Residency Program", *International Journal of Adolescent Medicine and Health* 28, nº4 (novembro de 2016): 357–61; doi: 10.1515/ijamh-2015-0019, https://www.ncbi.nlm.nih.gov/pubmed/26234947.

15. Walter C. Willett et al., "Prevention of Chronic Disease by Means of Diet and Lifestyle Changes", em Dean T. Jamision et al., eds., *Disease Control Priorities in Developing Countries*, 2ª ed. (Washington, D.C.: World Bank Publication, 2006); https://www.ncbi.nlm.nih.gov/books/NBK11795/.

CAPÍTULO UM. ANTICIP8

1. L. Cordain et al., "Origins and Evolution of the Western Diet: Health Implications for the 21st Century", *American Journal of Clinical Nutrition* 81, nº. 2 (fevereiro de 2005): 341–54; doi: 10.1093/ajcn.81.2.341, https: www.ncbi.nlm.nih.gov/pubmed/15699220.

2. National Institute of Diabetes and Digestive and Kidney Diseases, Adrenal Insufficiency & Addison's Disease, https://www.niddk.nih.gov/health-information/endocrine-diseases/adrenal-insufficiency-addisons-disease.

3. O. Mocan e D. L. DumitraȘcu, "The Broad Spectrum of Celiac Disease and Gluten Sensitive Enteropathy", *Clujul Medical* 89, no. 3 (2016): 335–42; https://www.ncbi.nlm.nih.gov/pubmed/27547052.

4. E. A. Jeong et al., "Ketogenic Diet-Induced Peroxisome Proliferator-Activated Receptor-Y Activation Decreases Neuroinflammation in the Mouse Hippocampus After Kainic Acid-Induced Seizures", *Experimental Neurology* 232, nº 2 (dezembro de 2011): 195–202; https://www.ncbi.nlm.nih.gov/pubmed/21939657.

5. J. Tam et al., "Role of Adiponectin in the Metabolic Effects of Cannabinoid Type 1 Receptor Blockade in Mice with Diet-Induced Obesity", *American Journal of Physiology-Endocrinology and Metabolism* 306, nº 4 (15 de fevereiro, 2014): E457–68; https://www.ncbi.nlm.nih.gov/pubmed/24381003.

CAPÍTULO TRÊS. INCORPOR8

1. Luana Cassandra Breitenbach Barroso Coelho et al. "Lectins, Interconnecting Proteins with Biotechnological/Pharmacological and Therapeutic Applications", *Evidence-Based Complementary and Alternative Medicine* 2017; doi: 10.1155/2017/1594074; https://www.hindawi.com/journals/ecam/2017/1594074/.

2. Lloyd A. Horrocks e Young K. Yeo, "Health Benefits of Docosahexaenoic Acid (DHA)", *Pharmacological Research* 40, nº 3 (setembro de 1999): 211–25; http:// www.sciencedirect.com/science/article/pii/S1043661899904954.

3. Kathleen A. Page et al., "Medium-Chain Fatty Acids Improve Cognitive Function in Intensively Treated Type 1 Diabetic Patients and Support in Vitro Synaptic Transmission During Acute Hypoglycemia", *American Diabetes Association* 58, nº 5 (maio de 2009): 1237–44; http://diabetes.diabetesjournals.org/content/58/5/1237.short.

4. Puei-Lene Lai et al., "Neurotrophic Properties of the Lion's Mane Medicinal Mushroom, *Hericium erinaceus* (Higher Basidiomycetes) from Malaysia", *International*

Journal of Medicinal Mushrooms 15, nº 6 (2013): 539–54; http://www.dl.begellhouse.com/journals/708ae68d64b17c52,034eeb045436a171,750a15ad12ae25e9.html.

5. R. Katzenschlager et al., "*Mucuna pruriens* in Parkinson's Disease: A Double Blind Clinical and Pharmacological Study", *Journal of Neurology, Neurosurgery & Psychiatry* 75, nº 12 (2004): 1672–77; http://jnnp.bmj.com/content/75/12/1672.

6. Ghazala Hussian e Bala V. Manyam, "*Mucuna pruriens* Proves More Effective Than L-DOPA in Parkinson's Disease Animal Model", *Phytotherapy Research* 11, nº6 (setembro de 1997): 419–23; http://onlinelibrary.wiley.com/doi/10.1002/(SICI)1099-1573(199709)11:6%3C419::AID-PTR120%3E3.0.CO;2-Q/full.

7. Chizuru Konagai et al., "Effects of Krill Oil Containing n-3 Polyunsaturated Fatty Acids in Phospholipid Form on Human Brain Function: A Randomized Controlled Trial in Healthy Elderly Volunteers", *Clinical Interventions in Aging* 8 (setembro de 2013): 1247–57; https://www.ncbi.nlm.nih.gov/pmc/articles/PMC3789637/.

8. Parris Kidd, "Integrated Brain Restoration After Ischemic Stroke—Medical Management, Risk Factors, Nutrients, and Other Interventions for Managing Inflammation and Enhancing Brain Plasticity", *Alternative Medicine Review: A Journal of Clinical Therapeutic* 14, no. 1 (abril de 2009): 14–35; https://www.researchgate.net/publication/24275478_Integrated_Brain_Restoration_after_Ischemic_Stroke_-_Medical_Management_Risk_Factors_Nutrients_and_other_Interventions_for_Managing_Inflammation_and_Enhancing_Brain_Plasticity.

9. Tracy K. McIntosh et al. "Magnesium Protects Against Neurological Deficit After Brain Injury", *Brain Research* 482, nº 2 (março de 1989): 252–60; http://www.sciencedirect.com/science/article/pii/0006899389911888.

10. Inna Slutsky et al., "Enhancement of Learning and Memory by Elevating Brain Magnesium", *Neuron* 65, nº. 2 (janeiro de 2010): 165–77; http://www.sciencedirect.com/science/article/pii/S0896627309010447.

11. Laura D. Baker et al., "Effects of Aerobic Exercise on Mild Cognitive Impairment: A Controlled Trial", *Archives of Neurology* 67, nº 1 (janeiro de 2010): 71–79; https://jamanetwork.com/journals/jamaneurology/fullarticle/799013.

12. Stanley J. Colcombe et al., "Aerobic Exercise Training Increases Brain Volume in Aging Humans", *The Journals of Gerontology: Series A* 61, nº 11 (novembro de 2006): 1166–70; https://academic.oup.com/biomedgerontology/article/61/11/1166/630432/Aerobic-Exercise-Training-Increases-Brain-Volume.

13. Dietmar Benke et al., "GABAA Receptors as *in Vivo* Substrate for the Anxiolytic Action of Valerenic Acid, a Major Constituent of Valerian Root Extracts", *Neuropharmacology* 56, nº 1 (janeiro de 2009): 174–81; https://www.sciencedirect.com/science/article/pii/S0028390808001950.

14. E. J. Huang e L. F. Reichardt, "Neurotrophins: Roles in Neuronal Development and Function", *Annual Review of Neuroscience* 24 (março de 2001): 677–736; https://www.ncbi.nlm.nih.gov/pubmed/11520916.

15. Karl Obrietan, Xiao-Bing Gao e Anthony N. van den Pol, "Excitatory Actions of GABA Increase BDNF Expression via a MAPK-CREB–Dependent Mechanism—A Positive Feedback Circuit in Developing Neurons", *Journal of Neurophysiology* 88, nº 2 (agosto de 2002): 1005–15; https://www.physiology.org/ doi/abs/10.1152/jn.2002.88.2.1005.

16. Pirjo Komulainen et al., "BDNF Is a Novel Marker of Cognitive Function in Ageing Women: The DR's EXTRA Study", *Neurobiology of Learning and Memory* 90, nº 4

(novembro de 2008): 596–603; https://www.sciencedirect.com/science/article/pii/S1074742708001287.

17. S. Parvez et al., "Probiotics and Their Fermented Food Products Are Beneficial for Health", *Journal of Applied Microbiology* 100, nº 6 (junho de 2006): 1171–85; http://onlinelibrary.wiley.com/doi/10.1111/j.1365-2672.2006.02963.x/full.

18. S. Salminen, E. Isolauri e E. Salminen, "Clinical Uses of Probiotics for Stabilizing the Gut Mucosal Barrier: Successful Strains and Future Challenges", *Antonie van Leeuwenhoek* 70, nº 2–4 (outubro de 1996): 347–58; https://link.springer.com/article/10.1007%2FBF00395941?LI=true.

19. L. J. Fooks e G. R. Gibson, "Probiotics as Modulators of the Gut Flora", *British Journal of Nutrition* 88, nº. S1 (setembro de 2002): s39–s49; https://www.cambridge.org/core/journals/british-journal-of-nutrition/article/probiotics-as-modulators-of-the-gut-flora/0ECB99C9BCC4A6217AA70A51471E3BBA.

20. P. Newsholme, "Why Is L-Glutamine Metabolism Important to Cells of the Immune System in Health, Postinjury, Surgery or Infection?", *The Journal of Nutrition* 131, Supp. 9 (setembro de 2001): 2515S–2522S; https://www.ncbi.nlm.nih.gov/pubmed/11533304.

21. Zhao-Lai Dai et al., "L-Glutamine Regulates Amino Acid Utilization by Intestinal Bacteria", *Amino Acids* 45, nº 3 (setembro de 2013): 501–12; https://link.springer.com/article/10.1007/s00726-012-1264-4.

22. L. Langmead et al., "Antioxidant Effects of Herbal Therapies Used by Patients with Inflammatory Bowel Disease: An *in Vitro* Study", *Alimentary Pharmacology and Therapeutics* 16, nº 2 (fevereiro de 2002): 197–205; http://onlinelibrary.wiley.com/doi/10.1046/j.1365-2036.2002.01157.x/full.

23. Marta González-Castejón, Francesco Visioli e Arantxa Rodriguez-Casado, "Diverse Biological Activities of Dandelion", *Nutrition Reviews* 70, nº 9 (1 de setembro, 2012): 534–47; https://academic.oup.com/nutritionreviews/article-abstract/70/9/534/1835513.

24. Marzieh Soheili e Kianoush Khosravi-Darani, "The Potential Health Benefits of Algae and Micro Algae in Medicine: A Review on *Spirulina platensis*", *Current Nutrition and Food Science* 7, nº 4 (novembro de 2011): 279–85; http://www.ingentaconnect.com/contentone/ben/cnf/2011/00000007/00000004/art00007.

25. Ludovico Abenavoli et al., "Milk Thistle in Liver Diseases: Past, Present, Future", *Phytotherapy Research* 24, nº 10 (outubro de 2010): 1423–32; http://onlinelibrary.wiley.com/doi/10.1002/ptr.3207/full.

26. Janice Post-White, Elena J. Ladas e Kara M. Kelly, "Advances in the Use of Milk Thistle (*Silybum marianum*)", *Integrative Cancer Therapies* 6, nº 2 (junho de 2007): 104–109; http://journals.sagepub.com/doi/abs/10.1177/1534735407301632.

27. P. Ranasinghe et al., "Efficacy and Safety of 'True' Cinnamon (*Cinnamomum zeylanicum*) as a Pharmaceutical Agent in Diabetes: A Systematic Review and Meta-analysis", *Diabetic Medicine* 29, nº 12 (dezembro de 2012): 1480–92; http://onlinelibrary.wiley.com/doi/10.1111/j.1464-5491.2012.03718.x/full.

28. Haou-Tzong Ma, Jung-Feng Hsieh e Shui-Tein Chen, "Anti-Diabetic Effects of *Ganoderma lucidum*", *Phytochemistry* 114 (junho de 2015): 109–13; http://www.sciencedirect.com/science/article/pii/S0031942215000837.

29. L. Liu et al., "Berberine Suppresses Intestinal Disaccharidases with Beneficial Metabolic Effects in Diabetic States, Evidences from in Vivo and in Vitro Study", *Naunyn-*

Schmiedeberg's Archives of Pharmacology 381, nº 4 (abril de 2010): 371–81; https://www.ncbi.
nlm.nih.gov/pubmed/20229011.

30. Jun Yin, Huili Xing e Jianping Ye, "Efficacy of Berberine in Patients with Type 2
Diabetes", *Metabolism* 57, nº 5 (maio de 2008): 712–17; https://www.ncbi.nlm.nih.gov/pmc/
articles/PMC2410097/.

31. Noriko Yamabe et al., "Matcha, a Powdered Green Tea, Ameliorates the Progression
of Renal and Hepatic Damage in Type 2 Diabetic OLETF Rats", *Journal of Medicinal
Food* 12, nº 4 (setembro de 2009): 714–21; http://online.liebertpub.com/doi/abs/10.1089/
jmf.2008.1282.

32. J. Larner, "D-Chiro-Inositol—Its Functional Role in Insulin Action and Its Deficit in
Insulin Resistance", *International Journal of Experimental Diabetes Research* 3, nº 1 (2002):
47–60; https://www.ncbi.nlm.nih.gov/pubmed/11900279.

33. F. Brighenti et al., "Effect of Neutralized and Native Vinegar on Blood Glucose and
Acetate Responses to a Mixed Meal in Healthy Subjects", *European Journal of Clinical
Nutrition* 49, nº 4 (abril de 1995): 242–47; C. S. Johnston, C. M. Kim e A. J. Buller, "Vinegar
Improves Insulin Sensitivity to a High-Carbohydrate Meal in Subjects with Insulin
Resistance or Type 2 Diabetes", *Diabetes Care* 27, nº 1 (janeiro de 2004): 281–82; C. S.
Johnston et al., "Examination of the Antiglycemic Properties of Vinegar in Healthy
Adults", *Annals of Nutrition & Metabolism* 56, nº 1 (2010): 74–79; H. Liljeberg e I. Björck,
"Delayed Gastric Emptying Rate May Explain Improved Glycaemia in Healthy Subjects
to a Starchy Meal with Added Vinegar", *European Journal of Clinical Nutrition* 52, nº 5
(maio de 1998): 368–71; M. Leeman, E. Ostman e I. Björck, "Vinegar Dressing and Cold
Storage of Potatoes Lowers Postprandial Glycaemic and Insulinaemic Responses in
Healthy Subjects", *European Journal of Clinical Nutrition* 59, nº 11 (novembro de 2005):
1266–71; Nilgün H. Budak et al., "Functional Properties of Vinegar", *Journal of Food
Science* 79, nº 5 (maio de 2014): R757–R764.

34. El Petsiou et al., "Effect and Mechanisms of Action of Vinegar on Glucose Metabolism,
Lipid Profile and Body Weight", *Nutrition Reviews* 72, nº 10 (outubro de 2014): 651–61;
Brighenti et al., "Effect of Neutralized and Native Vinegar on Blood Glucose and
Acetate Responses to a Mixed Meal in Healthy Subjects"; Andrea M. White e Carol S.
Johnston, "Vinegar Ingestion at Bedtime Moderates Waking Glucose Concentrations
in Adults with Well-Controlled Type 2 Diabetes", *Diabetes Care* 30, nº 11 (novembro de
2007): 2814–15.

35. T. Wolfram e F. Ismail-Beigi, "Efficacy of High-Fiber Diets in the Management of Type 2
Diabetes Mellitus", *Endocrine Practice* 17, nº 1 (janeiro–fevereiro de 2011): 132–42; https://
www.ncbi.nlm.nih.gov/pubmed/20713332.

36. C. L. Broadhurst e P. Domenico, "Clinical Studies on Chromium Picolinate
Supplementation in Diabetes Mellitus—A Review", *Diabetes Technology & Therapeutics* 8,
nº 6 (dezembro de 2006): 677–87; https://www.ncbi.nlm.nih.gov/pubmed/17109600.

37. R. E. Booth, J. P. Johnson e J. D. Stockand, "Aldosterone", *Advanced Physiological Education*
26, nº 1–4 (dezembro de 2002): 8–20; https://www.ncbi.nlm.nih.gov/pubmed/11850323.

38. Z. Lu et al., "An Evaluation of the Vitamin D3 Content in Fish: Is the Vitamin D Content
Adequate to Satisfy the Dietary Requirement for Vitamin D?", *The Journal of Steroid
Biochemistry and Molecular Biology* 103, nº 3–5 (março de 2007): 642–44; http://www.
sciencedirect.com/science/article/pii/S0960076006003955.

39. Joseph L. Mayo, "Black Cohosh and Chasteberry: Herbs Valued by Women for Centuries", *Clinical Nutrition Insights* 6, nº 15 (1998): 1–3; https://pdfs.semanticscholar.org/dcc5/37a8da60cde7b0f5cecb701c2e161b62ac88.pdf.

40. N. Singh et al., "*Withania Somnifera* (Ashwagandha), a Rejuvenating Herbal Drug Which Enhances Survival During Stress (an Adaptogen)", *International Journal of Crude Drug Research* 20, nº 1 (1982): 29–35; http://www.tandfonline.com/doi/abs/10.3109/13880208209083282.

41. Lakshmi-Chandra Mishra, Betsy B. Singh e Simon Dagenais, "Scientific Basis for the Therapeutic Use of *Withania somnifera* (Ashwagandha): A Review", *Alternative Medicine Review* 5, nº 4 (2000): 334–46; https://kevaind.org/down load/Withania%20somnifera%20in%20Thyroid.pdf.

42. L. Schäfer e K. Kragballe, "Supplementation with Evening Primrose Oil in Atopic Dermatitis: Effect on Fatty Acids in Neutrophils and Epidermis", *Lipids* 26, nº 7 (1991): 557–60; https://www.ncbi.nlm.nih.gov/pubmed/1943500.

43. Eric D. Withee et al., "Effects of MSM on Exercise-Induced Muscle and Joint Pain: A Pilot Study", *Journal of the International Society of Sports Nutrition* 12, Supp. 1 (2015): P8, https://www.ncbi.nlm.nih.gov/pmc/articles/PMC4595302/; P. R. Usha e M. U. Naidu, "Randomised, Double-Blind, Parallel, Placebo-Controlled Study of Oral Glucosamine, Methylsulfonylmethane and Their Combination in Osteoarthritis", *Clinical Drug Investigation* 24, nº 6 (2004): 353–63, https://www.ncbi.nlm.nih.gov/pubmed/17516722; Marie van der Merwe e Richard J. Bloomer, "The Influence of Methylsulfonylmethane on Inflammation-Associated Cytokine Release Before and Following Strenuous Exercise", *Journal of Sports Medicine*, https://www.ncbi.nlm.nih.gov/pmc/articles/PMC5097813/.

44. G. S. Kelly, "The Role of Glucosamine Sulfate and Chondroitin Sulfates in the Treatment of Degenerative Joint Disease", *Alternative Medicine Review: A Journal of Clinical Therapeutic* 3, nº 1 (fevereiro de 1998): 27–39; http://europepmc.org/abstract/med/9600024.

45. Fredrikus G. J. Oosterveld et al., "Infrared Sauna in Patients with Rheumatoid Arthritis and Ankylosing Spondylitis", *Clinical Rheumatology* 28 (janeiro de 2009): 29; https://link.springer.com/article/10.1007/s10067-008-0977-y.

46. Kevin P. Speer, Russell F. Warren e Lois Horowitz, "The Efficacy of Cryotherapy in the Postoperative Shoulder", *Journal of Shoulder and Elbow Surgery* 5, nº 1 (janeiro–fevereiro 1996): 62–68; http://www.sciencedirect.com/science/article/pii/S1058274696800322.

47. Barrie R. Cassileth e Andrew J. Vickers, "Massage Therapy for Symptom Control: Outcome Study at a Major Cancer Center", *Journal of Pain and Symptom Management* 28, nº 3 (setembro de 2004): 244–49; http://www.sciencedirect.com/science/article/pii/S0885392404002623.

48. L. Kalichman, "Massage Therapy for Fibromyalgia Symptoms", *Rheumatology International* 30, nº 9 (julho de 2010): 1151–57; https://www.ncbi.nlm.nih.gov/pubmed/20306046.

49. J. Manzanares, M. D. Julian e A. Carrascosa, "Role of the Cannabinoid System in Pain Control and Therapeutic Implications for the Management of Acute and Chronic Pain Episodes", *Current Neuropharmacology* 4, nº 3 (julho de 2006): 239–57, https://www.ncbi.nlm.nih.gov/pmc/articles/PMC2430692/; A. Holdcroft et al., "A Multicenter Dose-Escalation Study of the Analgesic and Adverse Effects of an Oral Cannabis Extract

(Cannador) for Postoperative Pain Management", *Anesthesiology* 104, nº 5 (maio de 2006): 1040–46, https://www.ncbi.nlm.nih.gov/pubmed/16645457.

50. B. Richardson, "DNA Methylation and Autoimmune Disease", *Clinical Immunology* 109, nº 1 (outubro de 2003): 72–79; https://www.ncbi.nlm.nih.gov/pubmed/14585278.

51. Andrzej Sidor e Anna Gramza-Michalowska, "Advanced Research on the Antioxidant and Health Benefit of Elderberry (*Sambucus nigra*) in Food—A Review", *Journal of Functional Foods* 18, Part B (outubro de 2015): 941–58; http://www.sciencedirect.com/science/article/pii/S1756464614002400.

52. Nieken Susanti, "Asthma Clinical Improvement and Reduction in the Number of CD4+CD25+foxp3+Treg and CD4+IL-10+ Cells After Administration of Immunotherapy *House Dust Mite* and Adjuvant Probiotics and/or *Nigella Sativa* Powder in Mild Asthmatic Children", *IOSR Journal of Dental and Medical Sciences* 7, nº 3 (maio–junho de 2013): 50–59; http://www.iosrjournals.org/iosr-jdms/papers/Vol7-issue3/J0735059.pdf.

53. B. Wang et al., "Neuroprotective Effects of Pterostilbene Against Oxidative Stress Injury: Involvement of Nuclear Factor Erythroid 2-Related Factor 2 Pathway", *Brain Research* 1643 (15 de julho, 2016): 70–79; https://www.ncbi.nlm.nih.gov/pubmed/27107941.

54. T. Furuno e M. Nakanishi, "Kefiran Suppresses Antigen-Induced Mast Cell Activation", *Biological and Pharmaceutical Bulletin* 35, nº 2 (2012): 178–83; https://www.ncbi.nlm.nih.gov/pubmed/22293347.

55. M. Hatori et al., "Time-Restricted Feeding Without Reducing Caloric Intake Prevents Metabolic Diseases in Mice Fed a High-Fat Diet", *Cell Metabolism* 15, nº 6 (6 de junho, 2012): 848–60; https://www.ncbi.nlm.nih.gov/pubmed/22608008.

CAPÍTULO QUATRO. INITI8

1. S. Guyenet, "Grains and Human Evolution", *Whole Health Source*, 10 de julho de 2008; http://wholehealthsource.blogspot.com/2008/07/grains-and-human-evolution.html.

2. Oana Mocan e Dan L. Dumitraşcu, "The Broad Spectrum of Celiac Disease and Gluten Sensitive Enteropathy", *Clujul Medical* 89, nº 3 (2016): 335–42; https:// www.ncbi.nlm.nih.gov/pmc/articles/PMC4990427/.

3. Jessica R. Biesiekierski e Julie Iven, "Non-Coeliac Gluten Sensitivity: Piecing the Puzzle Together", *United European Gastroenterology Journal* 3, nº 2 (abril de 2015): 160–65; https://www.ncbi.nlm.nih.gov/pmc/articles/PMC4406911/.

4. Jessica R. Jackson et al., "Neurologic and Psychiatric Manifestations of Celiac Disease and Gluten Sensitivity", *Psychiatric Quarterly* 83, nº 1 (março de 2012): 91–102; https://www.ncbi.nlm.nih.gov/pmc/articles/PMC3641836/.

5. S. Lohi et al., "Increasing Prevalence of Coeliac Disease over Time", *Alimentary Pharmacology & Therapeutics* 26, nº 9 (1 de novembro , 2007): 1217–25; https://www.ncbi.nlm.nih.gov/pubmed/17944736.

6. David L. J. Freed, "Do Dietary Lectins Cause Disease?", *BMJ* 318, nº 7190 (17 de abril, 1999): 1023–24; https://www.ncbi.nlm.nih.gov/pmc/articles/PMC 1115436.

7. Pedro Cuatrecasas e Guy P. E. Tell, "Insulin-Like Activity of Concanavalin A and Wheat Germ Agglutinin—Direct Interactions with Insulin Receptors", *Proceedings of the National Academy of Sciences of the USA* 70, nº 2 (fevereiro de 1973): 485–89; https://www.ncbi.nlm.nih.gov/pmc/articles/PMC433288/.

8. Tommy Jönsson et al., "Agrarian Diet and Diseases of Affluence—Do Evolutionary Novel Dietary Lectins Cause Leptin Resistance?", *BMC Endocrine Disorders* 5 (10 de dezembro, 2005): 10; https://bmcendocrdisord.biomedcentral.com/articles/10.1186/1472-6823-5-10.

9. J. L. Greger, "Nondigestible Carbohydrates and Mineral Bioavailability", *The Journal of Nutrition* 129, nº 7 (julho de 1999): 1434S–1435S; doi: 10.1093/jn/129.7.1434S.

10. I. T. Johnson et al., "Influence of Saponins on Gut Permeability and Active Nutrient Transport in Vitro", *The Journal of Nutrition* 116, nº 11 (novembro de 1986): 2270–77; https://www.ncbi.nlm.nih.gov/pubmed/3794833.

11. Albano Beja-Pereira et al., "Gene-Culture Coevolution Between Cattle Milk Protein Genes and Human Lactase Genes", *Nature Genetics* 35 (23 de novembro, 2003): 311–13; https://www.nature.com/articles/ng1263.

12. S. Pal et al., "Milk Intolerance, Beta-Casein and Lactose", *Nutrients* 7, nº 9 (31 de agosto, 2015): 7285–97; https://www.ncbi.nlm.nih.gov/pubmed/26404362.

13. "New Studies Show Sugar's Impact on the Brain, and the News Is Not Good", *Forbes*, 8 de novembro de 2016; https://www.forbes.com/sites/quora/2016/11/08/new-studies-show-sugars-impact-on-the-brain-and-the-news-is-not-good/#337151c1652d.

14. "Latest SugarScience Research", *SugarScience, University of California, San Francisco*; http://sugarscience.ucsf.edu/latest-sugarscience-research.html #.WY4UllGGOkw.

15. Julie Corliss, "Eating Too Much Added Sugar Increases the Risk of Dying with Heart Disease", *Harvard Health Blog*, 6 de fevereiro , 2014; https://www.health.harvard.edu/blog/eating-too-much-added-sugar-increases-the-risk-of-dying-with-heart-disease-201402067021.

16. Kelly McCarthy, "Artificial Sweeteners Linked to Weight Gain over Time, Review of Studies Says", *ABC News*, 17 de julho, 2017; http://abcnews.go.com/Health/artificial-sweeteners-weight-gain-time-review-studies/story?id=48676448.

17. "Dietary Guidelines for Americans Shouldn't Place Limits on Total Fats", *Tufts Now* notícia, 23 de junho, 2015; https://now.tufts.edu/news-releases/dietary-guidelines-americans-shouldn-t-place-limits-total-fat.

18. Steven R. Gundry, "Abstract P354: Elevated Adiponectin and Tnf-alpha Levels Are Markers for Gluten and Lectin Sensitivity", *Circulation* 129, Supp. 1 (2018): AP354; http://circ.ahajournals.org/content/129/Suppl_1/AP354.

19. T. Erik Mirkov et al., "Evolutionary Relationships Among Proteins in the Phytohemagglutinin-Arcelin-α-Amylase Inhibitor Family of the Common Bean and Its Relatives", *Plant Molecular Biology* 26, nº 4 (novembro de 1994): 1103–13; https://link.springer.com/article/10.1007/BF00040692#page-1.

20. Richard D. Cummings e Marilynn E. Etzler, "Antibodies and Lectins in Glycan Analysis", em Ajit Varki et al., eds., *Essentials of Glycobiology*, 2ª ed. (Cold Spring Harbor, NY: Cold Spring Harbor Laboratory Press, 2009); https://www.ncbi.nlm.nih.gov/books/NBK1919/.

21. Steven R. Gundry, "Abstract P354: Elevated Adiponectin and Tnf-alpha Levels Are Markers for Gluten and Lectin Sensitivity", *Circulation* 129, Supp. 1 (2018): AP354; http://circ.ahajournals.org/content/129/Suppl_1/AP354.

22. Ibid.

CAPÍTULO CINCO. ELIMIN8 OU CORE4

1. Environmental Working Group Consumer Guides: www.ewg.org/foodnews/.
2. Keith M. Diaz et al., "Patterns of Sedentary Behavior and Mortality in U.S. Middle-Aged and Older Adults: A National Cohort Study", *Annals of Internal Medicine* 167, nº 7 (3 de outubro, 2017): 465–75; http://annals.org/aim/article-abstract/2653704/patterns-sedentary-behavior-mortality-u-s-middle-aged-older-adults.
3. Christina M. Puchalski, "The Role of Spirituality in Health Care", *Baylor University Medical Center Proceedings* 14, nº 4 (outubro de 2001): 352–57; https:// www.ncbi.nlm.nih.gov/pmc/articles/PMC1305900.
4. Ozden Dedeli e Gulten Kaptan, "Spirituality and Religion in Pain and Pain Management", *Health Psychology Research* 1, nº 3 (setembro de 2013): e29.
5. Gaétan Chevalier et al., "Earthing: Health Implications of Reconnecting the Human Body to the Earth's Surface Electrons", *Journal of Environmental and Public Health* (13 de janeiro, 2012): 291541; https://www.ncbi.nlm.nih.gov/pmc/articles/PMC3265077/.
6. "The Health Benefits of Volunteering: A Review of Recent Research", *Corporation for National and Community Service*, 2007; https://www.nationalservice.gov/sites/default/files/documents/07_0506_hbr.pdf.
7. Jacqueline Howard, "Americans Devote More Than 10 Hours a Day to Screen Time, and Growing", CNN, 29 de Julho, 2016; https://www.cnn.com/2016/06/30/health/americans-screen-time-nielsen/index.html.
8. Aviv Malkiel Weinstein, "Computer and Video Game Addiction—A Comparison Between Game Users and Non-Game Users", *The American Journal of Drug and Alcohol Abuse* 36, nº 5 (junho de 2010): 268–76; http://www.tandfonline.com/doi/abs/10.3109/00952990.2010.491879.
9. Victoria L. Dunckley, "Gray Matters: Too Much Screen Time Damages the Brain", *Psychology Today*, 27 de fevereiro, 2014; https://www.psychologytoday.com/blog/mental-wealth/201402/gray-matters-too-much-screen-time-damages-the-brain.
10. "Prolonged Television Viewing Linked to Increased Health Risks", *Harvard Gazette*, 6 de julho, 2011; http://news.harvard.edu/gazette/story/newsplus/prolonged-television-viewing-linked-to-increased-health-risks/.
11. Julie Taylor, "Are Computer Screens Damaging Your Eyes?", *CNN Health*, 12 de novembro, 2013; http://www.cnn.com/2013/11/12/health/upwave-computer-eyes/index.html.
12. Meg Aldrich, "Too Much Screen Time Is Raising Rate of Childhood Myopia", *Keck School of Medicine of USC*, 22 de Janeiro, 2019; http://keck.usc.edu/too-much-screen-time-is-raising-rate-of-childhood-myopia/.
13. Joanne Cavanaugh Simpson, "Digital Disabilities—Text Neck, Cellphone Elbow—Are Painful and Growing", *The Washington Post Health & Science*, 13 de junho, 2016; https://www.washingtonpost.com/national/health-science/digital-disabilities--text-neck-cellphone-elbow-are-painful-and-growing/2016/06/13/df070c7c-0afd-11e6-a6b6-2e6de3695b0e_story.html?utm_term=.fad03116a6af.
14. Nicholas Carr, *The Shallows: What the internet is doing to our brains* (Nova York: W. W. Norton, 2011).
15. "Body Burden—The Pollution in Newborns: A Benchmark Investigation of Industrial Chemicals, Pollutants, and Pesticides in Human Umbilical Cord Blood", *Environmental*

Working Group, julho de 2005; https://web.archive.org/web/20050716022737/http://www.
ewg.org:80/reports/bodyburden2/execsumm.php.

16. James W. Daily, Mini Yang e Sunmin Park, "Efficacy of Turmeric Extracts and Curcumin
for Alleviating the Symptoms of Joint Arthritis: A Systematic Review and Meta-Analysis
of Randomized Clinical Trials", *Journal of Medicinal Food* 19, nº 8 (agosto de 2016): 717–29;
https://www.ncbi.nlm.nih.gov/pmc/articles/PMC5003001.

17. J. Paul Hamilton et al., "Depressive Rumination, the Default-Mode Network, and the
Dark Matter of Clinical Neuroscience", *Biological Psychiatry* 78, nº 4 (15 de agosto, 2015):
224–30; https://www.ncbi.nlm.nih.gov/pmc/articles/PMC4524294/.

18. Shimon Saphire-Berstein et al., "Oxytocin Receptor Gene (*OXTR*) Is Related to
Psychological Resources", *Proceedings of the National Academy of Sciences* 108, nº 37 (13 de
setembro, 2011): 15118–122; https://www.ncbi.nlm.nih.gov/pm c/articles/PMC3174632/.

19. Lissa Rankin, "Scientific Proof That Negative Beliefs Harm Your Health",
MindBodyGreen, maio de 2013; https://www.mindbodygreen.com/0-9690/scientific-proof-
that-negative-beliefs-harm-your-health.html.

20. Quora, "This Is What Negativity Does to Your Immune System, and It's Not Pretty",
Forbes, 24 de junho, 2016; https://www.forbes.com/sites/quora/2016/06/24/this-is-what-
negativity-does-to-your-immune-system-and-its-not-pretty/#421d55e9173b.

21. Lisa R. Yanek et al., "Effect of Positive Well-Being on Incidence of Symptomatic
Coronary Artery Disease", *American Journal of Cardiology* 112, nº 8 (outubro de 2013):
1120–25; https://www.ncbi.nlm.nih.gov/pmc/articles/PMC3788860/.

22. Angela K. Troyer, "The Health Benefits of Socializing", *Psychology Today*, 30 de junho,
2016; https://www.psychologytoday.com/blog/living-mild-cognitive-impairment/201606/
the-health-benefits-socializing.

23. Eliene Augenbraun, "How Real a Risk Is Social Media Addiction?", *CBS News*, 22
de agosto de 2014; https://www.cbsnews.com/news/how-real-a-risk-is-social-media-
addiction/.

24. Susan Greenfield, *Mind Change: How digital technologies are leaving their mark on our brains*
(Nova York: Random House, 2015).

25. Roxanne Nelson, "Higher Purpose in Life Tied to Better Brain Health",
Reuters, 7 de abril, 2015; http://www.reuters.com/article/us-stroke-risk-attitude-
idUSKBN0MY25Q20150407.

CAPÍTULO SETE. REINTEGR8

1. Isabel J. Skypala et al., "Sensitivity to Food Additives, Vaso-Active Amines and
Salicylates: A Review of the Evidence", *Clinical and Translational Allergy* 5 (2015): 34;
https://www.ncbi.nlm.nih.gov/pmc/articles/PMC4604636/.

2. Ibid.

3. Jessica R. Biesiekierski et al., "No Effects of Gluten in Patients with Self- Reported Non-
Celiac Gluten Sensitivity After Dietary Reduction of Fermentable, Poorly Absorbed,
Short-Chain Carbohydrates", *Gastroenterology* 145, nº 2 (agosto de 2013): 320–28.e3; http://
www.gastrojournal.org/article/S0016-5085(13)00702-6/fulltext.

4. M. S. Baggish, E. H. Sze e R. Johnson, "Urinary Oxalate Excretion and Its Role in Vulvar
Pain Syndrome", *American Journal of Obstetrics and Gynecology* 177, nº 3 (setembro de
1997): 507–11; https://www.ncbi.nlm.nih.gov/pubmed/9322615.

ÍNDICE